中医调养膏方丛书

丛书主编　巴元明

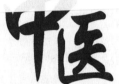

中医调养膏方

肾脏病证

主编　巴元明

副主编　王林群　张馨

长江出版传媒

湖北科学技术出版社

图书在版编目（CIP）数据

中医肾脏病证调养膏方 / 巴元明主编. -- 武汉 ：
湖北科学技术出版社，2021.8
　　（中医调养膏方丛书 / 巴元明主编）
　　ISBN 978-7-5706-0953-6

　　Ⅰ．①中… Ⅱ．①巴… Ⅲ．①肾病（中医）－膏剂－方
书 Ⅳ．①R289.51

中国版本图书馆 CIP 数据核字(2020)第 233658 号

策　　　划：赵襄玲 兰季平 王小芳

责任编辑：王贤芳　　　　　　　　　　　　封面设计：曾雅明

出版发行：湖北科学技术出版社　　　　　　电话：027-87679468

地　　址：武汉市雄楚大街 268 号　　　　　邮编：430070
　　　　　（湖北出版文化城 B 座 13-14 层）

网　　址：http://www.hbstp.com.cn

印　　刷：武汉邮科印务有限公司　　　　　　　　　邮编：430205

700×1000　　　　　1/16　　　　　　　24.5 印张　　310 千字

2021 年 8 月第 1 版　　　　　　　　　2021 年 8 月第 1 次印刷

　　　　　　　　　　　　　　　　　　　　　定价：58.00 元

"中医调养膏方丛书"编委会

主　编　巴元明

编　委　（以姓氏笔画为序）

丁　霈	于晓林	万　君	王　平	王　芳	王　玲	王　爽
王　敏	王元元	王文广	王亦宸	王安锋	王志宏	王林群
王闻婧	王甜甜	王琦苑	王紫琳	尹绪文	邓阿黎	甘爱萍
左新河	龙剑文	卢园园	叶　松	田　曼	乐　芹	皮先明
朱　晶	朱光建	任　朦	华　川	华　丽	向庆伟	向希雄
刘　洋	刘　煜	刘　静	刘汉玉	刘进进	刘夏清	刘晓鹰
刘嘉敏	关　冰	祁正亮	许方雷	杜俊峰	李　卉	李　扬
李　鸣	李　恒	李玉婷	李成银	李伟男	李贤炜	李金彩
李恒飞	李晓东	李路扬	杨　波	杨　琳	杨　琼	杨海涛
肖红慧	肖金凤	吴　双	吴　伟	吴辉坤	何堂清	余昇昇
余新健	邹银水	张　恒	张　萌	张　群	张　馨	张仁谦
张远梅	张金金	张思沅	张雪荣	陈　延	陈　瑶	陈伟栋
陈宏慈	陈继东	陈雪莲	林雪娇	罗俊华	罗接红	牧亚峰
岳维真	金　实	金　晶	周　易	周　毅	周忠明	周珊珊
郑明明	房璁璁	赵　勇	赵井苓	赵易平	赵诗超	胡　勇
胡刚明	胡锦庆	柳　阳	柳　强	柳　慧	柳弘汉	段云雁
姜惠中	秦丹梅	夏　晶	夏方妹	夏新红	钱　蓉	倪慧敏
徐　琦	徐　静	徐忆芳	徐克菲	徐敏芳	徐婧文	郭　逸
郭　琳	唐卓婷	黄　超	黄　鹤	黄正德	黄金铃	黄晓琳
梅应兵	曹秋实	龚　甜	龚红卫	章　炯	梁禄灵	彭　真
彭　朗	彭文静	喻秀兰	程　伟	程淑玲	鲁艳芳	鲁晓斌
谢　敏	谢立寒	蔡精灵	裴　迅	漆文杰	谭子虎	潘　力
潘丹烨	薛　雪	霍文丽	鞠梦莹			

世界卫生组织（WHO）在《迎接 21 世纪的挑战》报告中指出："21 世纪的医学，不应继续以疾病为主要研究对象，而应以人类健康作为医学研究的主要方向。"当今医学发展的趋势已由"以治病为目的的对高科技的无限追求"，转向"预防疾病与损伤，维持和提高健康水平"。对于我们每个人来说，健康是根本，是实现自我价值和社会价值的基石，拥有健康就拥有希望、拥有未来、拥有幸福，失去健康就失去了一切。随着医学目的和医学模式的转变，以及人们的健康意识进一步增强，"治未病"的理念与实践被提到前所未有的高度。

"治未病"是中医学重要的预防思想，体现了中医学先进和超前的医学理念，在几千年来的中医药防治疾病实践中，始终焕发着活力和光辉。中医学理论奠基之作《黄帝内经》中有这样一段著名的论述："圣人不治已病治未病，不治已乱治未乱，此之谓也。"这里的"治"，并不单纯指治疗，还含有管理、治理、研究等内容。"治未病"的理念，重在指导人们做到防患于未然，平时就要防病，有了小病就要注意阻止其酿成大患，在病变来临之际要防止其进一步恶化，这样才能掌握健康的主动权，即所谓"消未起之祸，治未病之疾，医之于无事之前，不追于既逝之后"。

在中医学漫长的发展进程中，"治未病"实践一直贯穿始终，总结了大量的养生保健和预防疾病的方法及手段，具有鲜明的特色和显著的优势。历代医家均强调以养生为要务，认为养生保健是实现"治未病"的根本手段，"与其救疗于有疾之后，不若摄养于无疾之先"，形成了独具特色的中华养生文化。对此，英国学者李约瑟说："在世界文化当中，唯独中国人的养生学是其他民族所没有的。"在药物养生方面，从古至今亦积累了丰富的经验。我国最早的药物专著《神农本草经》中载有大量延缓衰老的药物。以后葛洪的《肘后备急方》、孙思邈的《备急千金要方》等，都载有许多益寿延年的方剂。

　　鉴于此，为确保本丛书质量，我们组织了编委会，分为10个分册出版，各分册主编都是该领域的权威和专家，编写人员也都是经验丰富的临床工作者。

　　我衷心地希望此丛书对广大读者能有所帮助，是为序。

膏方，又叫膏剂，以其剂型为名，属于中医学丸、散、膏、丹、酒、露、汤、锭八种剂型之一。

膏的含义较广：如指物，以油脂为膏；如指形态，以凝而不固称膏；如指口味，以甘姜滑腴为膏；《山海经》中曾说"言味好皆滑为膏"；如指内容，以为物之精粹；如指作用，以滋养膏润为长。膏剂有外敷和内服两种，外敷膏剂是中医外治法中常用药物剂型，除用于皮肤、疮疡等疾患以外，还在内科和妇科等病症中使用。内服膏剂，后来又称为膏方，因其起到滋补作用，也有人称其为滋补药，广泛地使用于内、外、妇、儿、骨伤、眼耳口鼻等科疾患及大病后体虚者。由于篇幅限制，本书膏方特指内服膏剂，即"膏滋"。

膏方一般由20味左右的中药组成，属大方、复方范畴，且服用时间较长。因此，制订膏方更应注重针对性。所谓针对性，是指应该针对患者的疾病性质和体质类型，经辨证后配方制膏，一人一方，量体用药。

膏方具有补虚扶弱、纠正亚健康状态的作用。我国民间素有冬令进补的习惯，有道是"三九补一冬，来年少病痛""冬令进补，来春打虎"。从现代医学角度来看，冬天气温低，热量耗散多，胃肠道功能相对较其他季节强，生理机能的代谢速度减慢，此时适当补养，可调节和改善人体各器官的生理功能，增强抵抗力，达到防病治病的作用。《素问·生气通天论》曰："阴平阳秘，精神乃治。"病邪有阴邪、阳邪，人体正气也有阴阳之气，疾病的发生就是阴阳失去相对平衡，出现阴阳偏盛或阴阳偏衰的结果。膏方用药，既要考虑"形不足者，温之以气""精不足者，补之以味"，又应根据病者的症状，针对瘀血等病理产物，适当加以行气、活血之品，疏其血气，令其条达，而致阴阳平衡，气血条畅。

当今社会，随着人们健康理念及疾病谱的改变，生物—医学的模式正向着预防医学转化，医学服务的对象和范畴在不断扩大。社会已步入老龄化的进程，追求长寿、提高生活质量已成为一种趋势，膏方成为一个医学与保健的热点。笔者为全国名老中医药专家邵朝弟教授的学术经验继承人，总结出邵朝弟教授"肾病多虚，阴虚多见"的学术思想，并据此研制了"六味维肾膏"和"九味维肾膏"，长期致力于慢性肾脏和亚健康状态膏方调理的研究。湖北省中医院开展"冬令进补膏方节"多年，深受广大患者的喜爱。为共享中医药精粹，指导广大中医爱好者量身打造祛病养生膏方，特编纂此书。在本书编写的过程中，我们特别注意有毒性药物的使用，特别是药物品种和剂量，譬如本书所载木通非关木通，特此说明。

在本书的编写过程中，我们参考了诸多医家的名方和验方，在此一并致以诚挚的感谢。如有不妥遗漏之处，希望各位同仁批评指正。

编者

2021 年 8 月

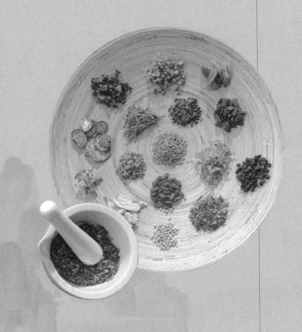

第一章

膏方与肾脏病

第一节　膏方概述

膏方又称膏剂或膏滋，含滋补、涵养之意，系指药材用水煎煮，取煎煮液浓缩，加炼蜜或糖（转化糖）制成的半流体制剂，是传统丸、散、膏、丹、酒、露、汤、锭八种剂型之一。"膏"者，《说文解字》有"肥也"的释义，而《释文》又言"用以润物曰膏"。前者道起肥厚脂溢的性状，后者论其荣润滋养之作用。秦伯未先生称"膏方备盖煎熬药汁成脂液而所以营养五脏六腑之枯燥虚弱者也，故俗亦称膏滋药"。又说："膏方非单纯补剂，乃包含救偏却病之义，"此为对膏方含义的恰当诠释。其分为内服和外用两种。膏方依据传统中医的理法，辨证用药，体现疗效与养生结合，充分反映了鲜明的中医特色。

一、膏方的起源和发展

春秋战国时期：膏方有相当长的发展历史，早在《五十二病方》中就具有膏剂三十余方，制作时加用膏糊剂而称为"膏之"。其中记载"治病毋时，二、三月十五日到十七日取鸟卵……而乾，不可以涂身，少取药，足以涂施者，以美醯之于瓦鬵中，渍之可和，稍如恒。煮胶，即置其于火上，令药已成而发之"。这种胶状剂与传统的胶剂阿胶、鹿角胶不同，类似于现代煎膏剂的一种，即将药材加水煎煮，去渣浓缩后加入糖、蜂蜜等制成的稠厚状半流体剂型。这说明在春秋时期就有了膏的相关制作和使用。而到战国时期的《养生方》和《杂疗方》中，记载了用煮烂大枣捣烂成泥状制成的枣膏。

汉、唐时期：汉唐的"煎"同现在的膏方相似。虽汉唐有"膏"

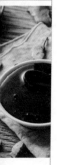

中医
肾脏病证
调养膏方

002

的称谓，不过还是以治疗为主，分成内服和外用两类；而"煎"则多用于内服，不但用于治疗，还常常作为调补之剂。《黄帝内经》中记载有2个膏。《灵枢·痈疽》中的豕膏，用以治疗猛疽化脓和米疽，为猪脂入膏的应用扩大了思路。在《灵枢·经筋》中，有"颊筋有寒，则急引颊移口，有热则筋弛纵缓不胜收，故僻。治之以马膏……"的马膏应用。公认的膏方内服的最早记录，当推《金匮要略·腹满寒病宿食病脉证并治》中所记载的大乌头煎，其煮水得膏的这种制膏与现代膏方的制作工艺比较相似。目前能查到首次黑膏药制备的记载，见于《肘后备急方》。其中所载的膏剂多以苦酒（即醋）与猪油为溶剂，除了外用，也不乏内服膏剂。南北朝时，陈延之所著《小品方》中所载地黄煎，是以单味生地黄煎制而成，有补虚除热的作用，是最早的滋补膏方。唐宋时膏方已开始向补益方向转变，最负盛名者当属《洪氏集验方》中"万神俱足，五脏盈溢，髓实血满，发白变黑，返老还童，行如奔马……神识高迈，夜无梦想"之琼玉膏。唐代孙思邈的《备急千金要方》中有个别"煎"方与现代膏滋方非常相似，制剂上多采用水煎去渣、取汁、浓缩的工序。如《备急千金要方·卷第十八·大肠腑方》之苏子煎，法按"上五味，捣苏子，以地黄汁、姜汁浇之，以绢绞取汁，更捣，以汁浇，又绞令味尽，去滓，熬杏仁令黄黑，治如脂，又向汁浇之，绢绞往来六七度，令味尽，去滓纳蜜合和，置铜器中，于汤上煎之，令如饴，一服方寸匕，日三夜一"，可见制法讲究，起养阴润肺、降气化痰的效用，主要治疗阴虚之咳喘。在妇人美容上，《千金翼方·卷第十二·养性》中有"生地黄五十斤，捣之，以水三升搅取汁，澄去渣，微火上煎减半。即纳好白蜜五升，枣脂一升，搅令相得乃止，每服鸡子大一枚，日三服，令人肥白美色"的论述。王焘的《外台秘要》卷三十一载"古今诸家煎方六首"，皆是调补身体，滋养却病的膏方，包括《广济》的阿魏煎、鹿角胶煎、蒜煎方、地黄煎，《小品》的单地黄煎、《近效》的地黄煎。

宋、金、元时期：宋、金、元时期，膏、煎称谓上无明确分别，但有膏逐渐取代煎的趋势。如北宋《太平圣惠方》卷二十六治虚劳羸瘦无力的地黄煎、卷二十七治虚劳渴、四体虚乏、羸瘦的栝楼煎。而其后的《圣济总录》所载栝楼根膏，以"膏"命名，含生栝楼根和黄牛脂共同制成，有养胃生津之效。南宋《洪氏集验方》中用以治虚劳干咳的琼玉膏，有生地黄、人参、茯苓和白蜜合方，至今仍广为沿用。此外，尚有许叔微的宁志膏和国老膏、《东垣试效方》的清空膏、《丹溪心法》的藕汁膏等，皆是却病养身之品。

明清时期：明清时期为膏方发展的成熟阶段。在膏方的名称上，多以"某某膏"的方式命名，且多从功用、意象等角度出发。如明代王肯堂《证治准绳》中"通声膏"以效为名，取窍开声通之意，以治气阴耗伤之咳嗽气促、胸中满闷、语声不出之证。此时"膏"已成为滋润补益类方剂的专用名；至于"煎"，则指水煎剂。如明代《景岳全书》所载两仪膏，气血双用，两仪相生，主治气血两亏、嗜欲劳伤、胃败脾弱、下元不固诸证。明代在内服膏方的运用上更注重养生，如《寿世保元》中载有"益荣卫，生血悦颜色，延年益寿"功效的枸杞膏；《摄生众妙方》中载有"轻身益气，令人不饥，延年不老"功效的天门冬膏及"至百岁身轻气壮，积年不废，可以羽化"的金髓煎。清朝时期，膏方至清代已趋成熟，上至宫廷下至民间，出现了许多滋补养生、却老全形的著名膏方，如《慈禧光绪医方选议》中具有"平补脾元，调理胃气"功效的资生健脾膏，具有"先后天皆补，气血双理"功效的扶元益阴膏；《医宗金鉴》中具有"大补精髓益气养神"功效的龟鹿二仙胶等。膏方应用更加受到重视，并且更加灵活。如叶天士的《叶氏医案存真》卷一，记载其取培实孔窍法治精血五液衰夺、阳亢化风之证，方用熟地黄、枸杞子、藕汁、河车胶、紫石英、甘菊炭、茯苓、人乳粉，熬膏下用蜜，可见此时已经随证选方，定制膏药了。再如吴尚先的《理瀹骈文》提出："膏方取法，不外于汤丸，凡汤丸之有效者皆可熬膏。"

虽言外用，却着实为选方入膏提供了新思路。到了晚清名医张聿青，其所著《膏方》中所载的膏方用药往往达二三十余味，有的甚至更多，他认为膏方配置必须是建立在辨证的基础上，万不可妄投补益之品。这个时期所记载的膏方在数量上要远远超出前几个时期。如明代方贤著的《奇效良方》，他汇集了宋明医方，其中收载的膏方甚多，如补精膏、黄精膏等。洪基著《摄生总要》，内含多种膏方，纂辑了诸如"龟鹿二仙膏"等著名膏方，并被广泛使用。在制作上，明清时期已基本固定：用水多次煎熬，浓缩药液，最后加蜂蜜等成膏。明代缪希雍《先醒斋医学广笔记》谓："膏者，熬成稠膏也，"而明代倪朱漠所著《本草汇言》中亦有膏滋的详细制备方法。

近现代时期：进入近现代，膏方的运用研制飞速发展。首先，结合现代科学技术研究膏方，为膏方的科学应用提供了依据；其次，现代加工工具的运用，为膏方的制作更加便捷，节约时间，降低成本，为其推广成为可能；再次，膏方被应用于西医疾病，特别在慢性病的治疗上，起了重要作用，诸如治疗高血压的降压膏，治疗支气管扩张症的支扩膏等；最后，也是最重要的就是，在秉承先辈经验基础上，膏方数量有所增多，许多专著得到相继面世。历史悠久的中药店，如北京同仁堂、杭州胡庆余堂、上海雷允上、童涵春堂等均有自制膏滋药，如首乌延寿膏、八仙长寿膏、葆春膏、参鹿补膏等，制合方法，皆有其独特之长，在临床被广泛应用，在国内外都享有一定的声誉。许多著名中医专家，均有配制和应用膏滋防治疾病的经验体会，如秦伯未秦老，在运用膏方上卓有成效。蒲辅周老中医，在调理慢性病时，喜用膏丸缓图，临床治验甚多。近代名家丁甘仁亦擅长以膏论治，颇具影响。1929 年出版了秦伯未的《膏方大全》，并于 1938 年又出版了《谦斋膏方案》；1962 年出版的《全国中药成药处方集》中载膏方 58 首，为当时载膏方最多。到了 1989 年出版的《全国中成药产品集》，所收膏方增至 152 首。

近年来，随着人们生活水平的提高，越来越重视养生保健，膏方的应用也不断扩大。过去主要是我国南方应用膏方，现在北方对膏方的应用也多起来，许多医院成立了未病预防治疗中心，体现了膏方的应用优势。随着时代的发展，疾病谱发生改变，由不良生活习惯和不良环境等因素导致的疾病在上升。传统膏方内涵难以守旧，山楂、虎杖、蒲黄、黄芩、黄连、大黄等药物进入膏方中已经十分普遍。故膏方的含义已经演变成对人体生理功能的调整，临床应当立足在"调"治上下功夫，才能有所作为。

二、膏方的特点

膏方是养生保健中常用的中药剂型。其理论基础是平衡阴阳，治病求本，五脏病，重脾肾，精、气、神三位一体。膏方通常用以滋补强身，保养脏腑，祛除病邪，消除病痛。适宜于年老体弱、久病体虚、慢性病及亚健康状态者。膏方与汤剂相比，主要优点在于服用方便，服用量小，减少了汤剂每天煎煮的麻烦，且口感较好，又具有扶正祛邪的功效；辨证论治、量体施方是其不可或缺的内涵，这也是膏方长盛不衰的缘故。

膏滋可用于纠正亚健康、补虚扶弱、延年益寿、防病治病。膏方的确定，需要以中医整体观为指导，根据个体身体健康状态，通过辨证论治，全面综合考虑后制定。由于膏方的使用与一般治疗药不同，其组成药物的数量和剂量较大，多为 20~30 味药材，服用时间较长，一般一料膏方药物用量为平时处方的 10~20 倍以上。

三、膏方的作用与适应证

由于膏滋方以补虚纠偏，平衡阴阳，调和气血，协调脏腑功能为主要目的，所以多用于虚证、慢性病缓解期或稳定期、亚健康、更年期综合征、老年脏气功能衰退等。

1. 补虚扶正

凡五脏亏虚、气血不足、阴阳虚损、体质虚弱者均可服用。如外科手术之后、妇女产后以及大病、重病、慢性消耗性疾病处于恢复阶段出现各种虚弱症候，均为适应证。可通过膏方调补、滋养，有效改善虚弱症候，恢复健康，增强体质，提高生活质量。一般的汤剂虽然也可以起到滋补、调理的作用，但因为汤剂容易变质，不可能长期保存，加上口感不好，服用者很难长期坚持。而膏方中多以血肉有情之品的胶质收膏，滋补的力量显著增强，非草木类药剂所及。

2. 抗衰延年益寿作用

中年早衰或年老体弱者均为膏方适应证。老年人脏气衰退，精力不足；中年人脏器功能日渐下降，加上工作、家庭与社会等压力较大，容易导致未老先衰，若在冬令进补膏滋药，可以抗衰延年。如头发早白、头晕眼花、齿摇耳鸣、腰膝酸软、神疲乏力、心悸失眠、记忆衰退等衰老现象，均可通过膏滋方来强肾补体，抗衰延年。

3. 调理亚健康

膏方的滋补目的着重在于调节人体的阴阳平衡，以此纠正亚健康状态，使人体恢复到最佳状态。可使上班族因节奏过快、压力过大导致的亚健康状态得到较好恢复，防患于未然。

4. 防病治病

针对患者不同病症开列的膏方确能防病治病，如对慢性支气管炎、肺气肿、肺心病、冠心病、贫血、消瘦、糖尿病和中风后遗症等疾病，在缓解期与稳定期服用，对提高机体免疫能力、改善心脑血管供血,减少急性发作有一定的作用,有的可与治疗用药错时服用，治病与防病并举，不失为一种较好的选择。也有认为对处于康复期的癌症病人，在冬令服食扶正膏滋药，不仅能提高免疫功能，而且能在体内贮存丰富的营养物质，有助于防复发、抗转移。

5. 美容养颜益智

可以通过补肾调肝、益精补血来调节冲任，对中年及更年期妇女有一定的美容养颜作用。脑为髓海，通过补肾填精，达到一定的益智健脑作用。

四、膏方配制工艺

1. 配料

根据成方膏滋和临方膏滋的处方配料。处方主要分君药和臣药，君药是补益药，具体有补气药、补血药、补阴药、补阳药。臣药为辅助和治疗药物，根据病情的需要选择，以祛除病邪，减轻或消除症状，达到充分发挥膏方的补益目的。

2. 浸泡

一般饮片浸泡时间约1夜，使饮片浸透，便于有效成分充分提出。一些特殊药材需包煎（如车前子、蚕沙、旋覆花等），否则，难以滤过。

3. 浸胶

将胶类（阿胶、龟板胶、鳖甲胶、鹿角胶等）置入适量黄酒中1昼夜，可适当加热，直至其完全融化，待用。

4. 粉碎

对于处方中的贵重药材，为保证疗效，减少损耗，不能与其他饮片一起粉碎，可用小型粉碎机粉碎备用。如能将物料进行超微粉碎，生物利用度会更好，临床疗效更好。

5. 煎煮

煎药容器最好选用陶器、瓷制品，其次是不锈钢或铝锅，不能用生铁锅、铜锅，目前生产量大的膏方选用不锈钢容器的较多。把药材放入煎药容器中，第一次煮沸后再煎2小时，滤出药液，再加冷水煎煮，第二次煎煮1小时，滤出药液。如有需要可煎煮3次，然后合并所有药液，静置过夜，过滤，去除沉淀物。

6. 浓缩、收膏

将滤液置锅内，用大火煮沸，浓缩至清膏，加入炼蜜，待浓缩至药液起"鱼眼泡"。

7. 存放

膏方制作的工艺很重要，同时收藏也是重要的一环。膏方的贮

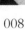

存容器以瓷罐为宜，放置于阴凉干燥的环境中。随着现代制剂及包装技术的进步，从使用、存放、稳定等方面考虑，膏方的包装形式也多样化，出现了一次性的单剂量包装。

五、膏方制备要点

（1）膏方药味较多，从几味到几十味不等，原料的选择尤为关键，应严格按照处方要求选材，要保证药材的质量。

（2）在煎煮之前，先将药材浸泡一定时间，以利于煎煮。浸泡时间的确定，一般根据季节变化选择，冬季气温低，浸泡时间可稍长。但浸泡时间也不宜过久，避免造成药物破坏或霉变。

（3）煎煮药材注意事项。①煎煮容器。历代医家对煎煮器均很重视，李时珍说："煎药并忌用铜铁器、宜银器、瓦罐。"应用最为广泛的煎药器具是性质较稳定、价格相对便宜的陶器、砂锅，但易损坏。不锈钢材料的容器正在广泛使用，它具有稳定、易清洗等优点。②加水量、煎煮次数。煎药的加水量和煎煮次数对膏方的质量至关重要，应根据中药材性质，尤其质地，选择适宜加水量、煎煮次数。③浓缩药汁。将过滤后药汁合并，先用武火加热至沸腾，然后用文火保持沸腾，为防焦煳底，需要不断搅拌，浓缩至符合要求的清膏。④辅料用量。糖或蜂蜜起矫味和稳定滋膏的作用，用量根据具体处方而定，一般用1~2倍清膏的量，或按原料的1/5计算用量。

六、膏方服用事项

1. 服用时间

膏滋药一般在冬至前1周至立春前服用。由于膏方多为滋腻补益药，因此通常适宜空腹服用，以利于药物吸收。若是用于胃肠道疾病或空腹服用易引起腹部不适或食欲下降者，则应把服药时间放在饭后1小时左右。治疗心、肺等疾病的药一般放在饭后半小时服用；而养心安神的药则宜睡前服用。

2. 服用方法

分为冲服、调服和噙化3种。

（1）冲服。为较常用的方法，即取适量药膏放在杯中，用白开水冲入搅匀使之溶化后服下。

（2）调服。病情需要或膏方胶质稠黏难化，可以把膏方加黄酒或水，用碗、杯隔水炖热，调匀后服下。

（3）噙化。又称"含化"，即将药膏含在口中融化，慢慢下咽，以发挥药效，如治疗慢性咽喉炎的膏方可以用这种方法。

3. 服用剂量

初服每天早晨空腹一汤匙，约30g，一周后可增至早晚各一汤匙。病重、体弱的人对有滋补作用、药性平和的药可多服些；病轻、老人、妇女、儿童可少服些；药性毒、烈的药应从小剂量开始，逐步增加。

4. 服用禁忌及不良反应

服膏滋药期间应忌食生冷、油腻、辛辣等不易消化及有较强刺激性的食物。在服膏滋药时不宜饮浓茶。特别注意要避免不易消化的食物，以免有碍脾胃消化功能，影响膏滋的吸收。服含有人参的膏滋药要忌食萝卜，服含首乌膏滋药要忌猪、羊血及铁剂。

服用膏滋药期间发生发热、咳嗽多痰时，应暂停服用，待治愈后再继续服用。症状轻微者，在治疗同时，可酌情减量服用膏滋药。

服用膏滋药期间若发生胃肠炎或呕吐、腹泻、厌食，应暂停服用。急性疾病和有发热者、慢性疾病发作期和活动期、脘腹疼痛、腹泻、胆囊炎、胆石症发作者、慢性肝炎活动期均不适宜服用膏滋方，以免使邪气稽留，使原发病情加重。

出现不良反应如口干、面颧潮红、上腹饱胀、食欲下降、大便干结，可能是补阳药过多，耗损阴液；如大便溏泻、腹部胀满、食欲下降，可能补阴药过多，滋腻碍胃；如果皮疹，可能是阿胶等血肉有情之品所含蛋白质成分过敏。也有见秋用服膏到春夏之际厌食、困倦的远期反应。必要时及时就医。

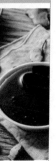

综观古今，膏方发展历经千年，源远流长，在传统中医学治疗中起着重要作用，实为我国传统医药学的一大瑰宝。而膏方发展至今，虽越趋成熟，在辨证论治用药上更加合理，但仍然面临许多问题，这些依然有待我们去解决。诸如现今膏方药物种类较多，往往有几十种，而其中又由多方组成。而药物配伍，讲究君臣佐使，这当中如何去辨识，如何去指导选药入膏，分清用药主次，各家看法不一；再如膏方乃滋补之品，用药时如何权衡攻补问题等，诸类问题仍有待我们去研究。古为今用，创新开拓，作为一种财富，我们应当更好地继承、整理、研究它，使其为人类的健康做出更大贡献。

第二节　肾脏病症与膏方

一、肾病的概念

肾病的范围很广，中西医对肾病的认识亦不相同，西医是以肾脏发生器质性病变所出现的疾病为名，如急慢性肾炎、肾盂肾炎、肾功能不全、肾结核等等；而中医的肾病既指肾脏器质性病变的疾病，还包括肾脏功能失常出现的多种症状，如腰膝酸痛、疲劳无力、头昏健忘、耳鸣耳聋、少寐多梦、遗精滑精、阳痿早泄、性功能减退等等。

一般认为肾病多属虚证，即便有实证，也属虚实夹杂证。有时也可以完全出现实证，如肾炎水肿、肉眼血尿、蛋白尿等，在发病初期多数以实为主，即使到了肾功能衰竭出现恶心呕吐、口有秽味、大便偏干等症时亦属本虚标实证。这些均应祛邪治标，待邪去始可护肾，根据邪正虚实主次而辨证治疗。对中医所谓的肾虚证，当予补肾调理，但亦往往夹有气滞、血瘀、湿浊、湿热等邪，因此在补肾的基础上应加入顺气、活血、化湿、清热等药配合调治，严重者暂宜先从标治。

二、冬令调补肾病的优越性

一年四季都可补肾，为什么特别强调在冬令补肾呢？中医学强调"天人合一"、五脏与五时之气是相互通应的。《素问·六节藏象论》指出："肝通于春气，心通于夏气，肺通于秋气，肾通于冬气，脾通于土气。"故有"应春温之气以养肝，应夏热之气以养心，应长夏之气以养脾，应秋凉之气以养肺，应冬藏之气以养肾"的养生原则。冬季气候寒冷，万物进入冬藏阶段，也是人体养精蓄髓的大好时期，饮食精微及营养药品易于吸收，充实肾精。肾是人体先天之本，也是脏腑阴阳之本，肾的精气旺盛，可以营养脏腑、经络、四肢骨骼，激发全身气血的运行，使体质增强、体力充沛，因而肾病患者冬令进补更具有针对性，其效尤著，补肾可提高机体免疫功能，预防疾病，稳定病情，促进健康。

三、膏方调补肾病的适应证

膏方是集治病与培本为一体的大复方，一人一方，具有较强的个性化特征，经加工煎成糊状的膏滋，服用方便，疗效可靠，历年来成为冬令进补最热门的话题，受到广大群众的欢迎，更受到服膏滋得益者的厚爱。膏方调补肾病的适应证有：

（1）急慢性肾炎、肾盂肾炎、早期慢性肾功能不全、糖尿病肾病、肾结核、肾肿瘤手术后，凡病情稳定，尚须服中药调治者。

（2）常有小便频数，甚则失禁，各项检查未发现异常，属肾虚膀胱失约者。

（3）无明显器质性疾病，常觉体力不支，不能胜任工作，表现为亚健康状态者。

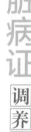

（4）有明显的肾虚症候，时有腰酸腰痛、头昏目眩、思维能力下降、阳痿遗精、性功能减退、畏寒肢冷、头发早白或脱发等以上肾阳虚肾阴虚证。

（5）中老年人，虽无明显器质性或功能性疾病，为保持正常健康状态，减少疾病的发生，可用膏方平补调理。

四、不宜采用膏方调补的肾病

以下几类暂不宜采用单纯调补膏方，而要在有经验医生的指导下，攻补兼施，临床务必重视，切勿误补。

（1）肾盂肾炎之急性发作期。

（2）慢性肾功能不全、尿毒症，有明显胃肠道症状者。

（3）各种肾病或肾虚病情多变阶段。

（4）肾虚兼有舌苔厚腻、腹胀等脾胃功能失健者。

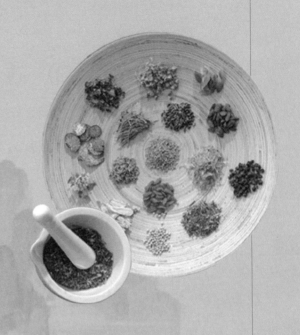

第二章

肾脏的辩证论法

第一节　肾（膀胱）

肾位于腰部脊柱两侧，左右各一。《素问·脉要精微论》说："腰者，肾之府。"肾的主要生理功能是：主藏精，主水，主纳气。由于肾藏有先天之精，主生殖，为人体生命之本原，故称肾为"先天之本"。肾精化肾气，肾气分阴阳，肾阴与肾阳能资助、促进、协调全身脏腑之阴阳，故肾又称为"五脏阴阳之本"。

肾在体合骨，生髓，通脑，其华在发，在窍为耳及二阴，在志为恐，在液为唾。足少阴肾经与足太阳膀胱经相互络属于肾与膀胱，相为表里。肾在五行属水，为阴中之阴，与自然界冬季元气相通应。

一、主要生理功能

（1）主藏精，主生长发育、生殖与脏腑气化。肾藏精，是指肾具有贮存、封藏精气的作用，是肾最主要的生理功能，精得藏于肾，发挥其生理效应而不无故流失，依赖于肾气的闭藏作用和激发作用的协调。《素问·六节脏象论》说："肾者主蛰，封藏之本，精之处也。"精，又称精气，是构成人体、促进人体生长发育和维持人体生命活动的最基本物质，是生命之源，故《素问·金匮真言论》说："夫精者，生之本也。"就精气来源而言，有先天、后天之分：先天之精来源于父母的生殖之精，是禀受于父母的生命遗传物质，与生俱来，藏于肾中。出生之前，是形成生命（胚胎）的重要物质，是生命的构成本原；出生之后，则是人体生长发育和生殖的物质基础。如《灵枢·本神》说："生之来，谓之精。"《灵枢·决气》说："两神相搏，合而成形，常先身生，是谓精。"后天之精来源于脾胃化生的水谷之精。人出生后，机体由脾胃的运化作用从饮食物中摄取的营养物质，称为"后天之精"。后天之精经脾气的转输作用以"灌四傍"，则为脏腑之精。各脏腑之精化为各脏腑之气，以推动和调控该脏腑的生理功能。各脏腑之精支持其生理功能后的剩余部分，则输送并贮藏在肾中，充养先天之精，如《素问·上古天真论》说："肾者主水，受五脏六腑之精而藏之。"因此，肾精的构成，是以先天之精为基础，加之部分后天之精的充养而化成。先天之精是肾精的主体成分，后天之精仅起充养作用，因而肾精所化的肾气，也主要属先天之气，即元气。

先、后天之精相互资助，相互为用，同归于肾。出生之后，"后天之精"有赖于"先天之精"的活力资助，即有赖于肾气及肾阴肾阳对脾气及脾阴、脾阳的推动和资助，才能不断地化生，以输布全身，营养脏腑及其形体官窍；先天之精也须依赖脾胃所化后天之精的不断培育和充养，才能日渐充盛，以充分发挥其生理效应。此外，当机体发育到一定阶段，生殖功能成熟时，肾精又可化为生殖之精以施泄。如果肾气虚衰，闭藏精的功能减退，可导致精的无故流失，出现遗精、早泄等失精的病理变化，称为肾失封藏。但若肾气的激发作用减退，或肝气的疏泄功能失常，可致生殖之精不得化生和排泄的精瘀病变。

（2）主管一身阴阳。所谓肾主管一身阴阳是指肾具有主宰和调节全身阴阳，以维持机体阴阳动态平衡的功能，是通过肾精、肾气作用而实现的。

肾气由肾精所化，肾精和肾气合称为肾中精气。产生了肾阴和肾阳两种不同的生理效应。凡是对人体脏腑具有滋润和濡养作用者称为肾阴，其具有凉润、宁静、抑制、凝结的特性；凡是对人体脏腑组织具有温煦和推动作用者称为肾阳，其具有温煦、推动、兴奋、宣散的特性。

肾阳为全身诸阳之本，"五脏之阳气，非此不能发"。肾阳充盛，则各脏腑之阳均得到温煦，各形体官窍的功能活动均得以促进和推动，各种生理活动得以正常发挥，同时机体代谢旺盛，产热增加，精神振奋。若肾阳虚衰，则脏腑诸阳俱衰。其温煦、推动等功能减退，机体的新陈代谢减缓，产热不足，精神不振，发为虚寒性病症。肾阴为全身诸阴之本，"五脏之阴气，非此不能滋"。肾阴充足，脏腑形体官窍得以濡润，其功能活动得以调控而不亢奋，同时机体代谢减缓，产热减少，精神宁静内守。若肾阴不足，抑制、宁静、凉润等功能减退，则致脏腑功能虚性亢奋，新陈代谢相对加快，产热相对增多，精神虚性躁动，发为虚热性病症。

肾阴又称为元阴、真阴，肾阳称为元阳、真阳。肾因藏先天之精而倍受重视，故将肾精、肾气及其分化的肾阴、肾阳称为机体生命活动的根本，肾阴、肾阳又称为"五脏阴阳之本"。

（3）肾主水。肾主水，是指肾气具有主持和调节全身水液代谢的功能。《素问·逆调论》说："肾者水藏，主津液。"水液代谢的输布和排泄是一个十分复杂的过程，主要体现在以下两方面：

肾气对参与水液代谢脏腑的促进作用。肾气及肾阴肾阳对水液代谢过程中各脏腑之气的功能，尤其是脾肺之气的运化和输布水液的功能，具有促进和调节作用。水液代谢过程中，胃、小肠、大肠中的水液，经脾气的运化转输作用，吸收并输送至肺，再经肺气的宣发肃降作用输布周身，以发挥滋润和濡养作用，并将宣发至皮毛肌腠的水液化为汗液排泄；脏腑形体官窍代谢后所产生的浊液（废水），由肺的肃降作用输送到肾或膀胱，再经肾气的蒸化作用，吸收可再利用者，而将剩余的化为尿液排泄。可见，机体水液的输布与排泄，是在肺、脾、肾、胃、大肠、小肠、三焦、膀胱等脏腑的共同参与下完成的。但各脏腑之气必须在其阴阳协调平衡的状态下才能正常参与水液代谢，而肾气分化的肾阴、肾阳是各脏腑阴阳的根本。肾气、肾阴及肾阳通过对各脏腑之气及其阴阳的资助和促进作用，主司和调节着机体水液代谢的各个环节。

肾气的生尿和排尿作用。尿的生成和排泄是水液代谢的一个重

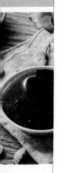

要环节。水液代谢产生的浊液（废水），通过三焦水道下输于肾或膀胱，在肾气的蒸化作用下，分为清浊：清者回吸收，由脾气的转输作用通过三焦水道上腾于肺，重新参与水液代谢；浊者则化为尿液，在肾与膀胱之气的推动作用下排出体外。可见，只有肾阴、肾阳协调平衡，肾气的蒸化和推动作用发挥正常，输于肾或膀胱的水液才能升清降浊，化生尿液和排泄尿液。

（4）主纳气。肾主纳气，是指肾气有摄纳肺所吸入的自然界清气，保持吸气的深度，防止呼吸表浅的作用，才能保证体内外气体的正常交换。人体的呼吸功能，由肺所主，其中呼气主要依赖肺气的宣发作用，吸气主要依赖肺气的肃降作用，但要维持清气一定的吸入深度，必须依赖肾气的纳气功能。故《难经·四难》说："呼出心与肺，吸入肾与肝。"清代林珮琴《类证治裁·喘证》说："肺为气之主，肾为气之根。"因此，无论是肾气虚衰，摄纳无权，气浮于上，还是肺气久虚，久病及肾，均可导致肾气的纳气功能失常，出现呼吸表浅，或呼多吸少，动则气喘等病理表现，称为"肾不纳气"。

对于肾的各种功能，肾藏精是其基本功能。其主生长发育和生殖，主水及主纳气等功能，都是其藏精功能的延伸。肾精化肾气，肾精与肾气主司人体的生长发育和生殖；肾气分阴阳，肾阴与肾阳是脏腑阴阳的根本，对脏腑气化具有促进和调节作用，并主持和调节全身水液代谢；肾气的封藏与摄纳作用，维持呼吸的深度，以利气体交换。

二、生理特性

肾的主要生理特性是主蛰守位。主蛰，是指肾有潜藏、封藏、闭藏之生理特性，是对其藏精功能的高度概括。肾的藏精、主纳气、主生殖、主二便等功能，都是肾主蛰藏生理特性的具体体现。肾气封藏则精气盈满，人体生机旺盛，若肾气封藏失职，则会出现滑精、喘息、遗尿，甚则小便失禁、多汗、大便滑脱不禁及女子带下、崩漏、滑胎等。宋代钱乙《小儿药证直诀·脉证治法·五脏所主》云："肾主虚，无实也，"充分体现了肾主封藏生理特性的临床意义。

守位，是指肾中相火(肾阳)涵于肾中，潜藏不露，以发挥其温煦、推动等作用。相火与君火相对而言：君火，即心之阳气，心之生理之火，又称心火；相对于心火，其他脏腑之火皆称为相火，生理状态下是各脏腑的阳气，又称"少火"，病理状态下是各脏腑的亢盛之火，又称"壮火"。相火以其所在脏腑的不同而有不同的称谓：肝之相火称为"雷火"，肾之相火称为"龙火"。君火与相火的关系是："君火以明，相火以位"(《素问·天元纪大论》)。即君火在心，主发神明，以明著为要；相火在肝肾，禀命行令，以潜藏守位为要，即所谓"龙潜海底，雷寄泽中"(肝之相火寓于肝阴中，肾之相火藏于肾阴中)。心神清明，机体的生命活动有序稳定，相火自然潜藏守位以发挥其温煦、推动功能；肾阴充足，涵养相火，相火则潜藏于肾中而不上僭。

三、肾与形、窍、志、液、时的关系

（1）"在体合骨，生髓，其华在发"。肾主骨生髓的生理功能，实际上是肾精及肾气促进机体生长发育功能的具体体现。肾藏精，精生髓，髓居于骨中称骨髓，骨的生长发育，有赖于骨髓的充盈及其所提供的营养。故《素问·六节藏象论》说："肾其充在骨。"只有肾精充足，骨髓生化有源，骨骼得到髓的滋养，才能坚固有力；若肾精不足，骨髓生化无源，不能营养骨骼，便会出现小儿囟门迟闭，骨软无力，以及老年人骨质脆弱，易于骨折等。

髓分骨髓、脊髓和脑髓，皆由肾精化生。肾精的盛衰，不仅影响骨骼的发育，而且也影响脊髓及脑髓的充盈。脊髓上通于脑，脑由髓聚而成，故《灵枢·海论》说："脑为髓之海。"《素问·五藏生成》说："诸髓者，皆属于脑。"因此，肾精充足，髓海得养，脑发育健全，则思维敏捷，精力充沛；反之，肾精不足，髓海空虚，脑失所养，则见"脑转耳鸣，胫酸眩冒，目无所见，懈怠安卧"(《灵

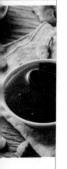

枢·海论》）。可见，脑的功能虽然总统于心，但与肾亦有密切关系。

齿与骨同出一源，亦由肾精充养，故称"齿为骨之余"。牙齿松动、脱落及小儿齿迟等，多与肾精不足有关。温热病中望齿的润燥和有无光泽，又是判断肾精及津液盛衰的重要标志。

发的生长，赖血以养，故称"发为血之余"。但发的生机根源于肾。肾藏精，精化血，精血旺盛，则毛发粗壮而润泽。由于发为肾之外候，所以发之生长与脱落，润泽与枯槁，常能反映肾精的盛衰。青壮年精血旺盛，发长而润泽；老年人精血衰少，发白而脱落，皆属常理。但临床所见的未老先衰，年少而头发枯萎，早脱早白等，则与肾精不足有关。

（2）"在窍为耳及二阴"。耳是听觉器官，耳的听觉功能灵敏与否，与肾精、肾气的盛衰密切相关。故《灵枢·脉度》说："肾气通于耳，肾和则耳能闻五音矣。"因此，只有肾精及肾气充盈，髓海得养，才能听觉灵敏，分辨力高；反之，若肾精及肾气虚衰，则髓海失养，出现听力减退，或见耳鸣，甚则耳聋。人到老年，由于肾精及肾气衰少，则多表现为听力减退。临床常以耳的听觉变化，作为判断肾精及肾气盛衰的重要标志。

二阴，指前阴和后阴。前阴是指排尿和生殖的器官；后阴是指排泄粪便的通道。二阴主司二便。尿液的贮藏和排泄虽在膀胱，但尿液的生成及排泄必须依赖于肾气的蒸化和固摄作用协调。肾气之蒸化及固摄作用失常，则可见尿频、遗尿、尿失禁、尿少或尿闭等小便异常的病症。粪便的排泄，本属大肠的传化糟粕功能，但亦与肾气的推动和固摄作用有关。若肾气不足，则推动无力而致气虚便秘，或固摄无权而致大便失禁，久泄滑脱。

前阴是人体的外生殖器，其生殖功能与肾精、肾气的关系密切，故前阴性器官又有"外肾"之称。前阴，在男子是精窍与溺窍合而为一的阴茎，在女子则有阴户、阴道之分，以主月事和生殖。肾精充足，肾气充盛，则精液及时溢泻，男女阴阳合而有子。肾精、肾

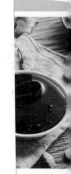

气的生理功能失常，则可导致人体性器官的发育不良和生殖能力减退，从而导致男子阳痿、早泄、少精、滑精、遗精、精瘀及不育等，女子则见梦交、月经异常及不孕等。

（3）"在志为恐"。恐，是一种恐惧、害怕的情志活动，与肾的关系密切。恐使精气却而不上行，反而令气下走，使肾气不得正常地布散，所以说"恐伤肾""恐则气下"。

恐与惊相似，都是指处于一种惧怕的心理状态。但两者又有区别：恐为自知而胆怯，乃内生之恐惧；惊为不自知，事出突然而受惊慌乱，乃是外来之惊惧。恐和惊，是人体对外界刺激的生理和心理反应，但过度的惊恐，则损伤脏腑精气，导致脏腑气机逆乱。《素问·举痛论》说："恐则气下……惊则气乱。"

（4）"在液为唾"。唾，是唾液中较稠厚的部分，多出于舌下，有润泽口腔，滋润食物及滋养肾精的功能。唾由肾精化生，经肾气的推动作用，沿足少阴肾经，从肾向上经过肝、膈、肺、气管，直达舌下之金津、玉液二穴，分泌而出。故《素问·宣明五气》说："五脏化液……肾为唾。"由于唾源于肾精，若咽而不吐，则能回滋肾精；若多唾久唾，则能耗伤肾精。故古代养生家主张"吞唾"以养肾精。

唾与涎，虽然都是口腔分泌的液体，但是二者有一定区别。涎为脾精所化，出自两颊，质地较清稀，可自口角流出；唾为肾精所生，出自舌下，质地较稠厚，多从口中唾出。故临床治疗口角流涎多从脾治，唾多频出多从肾治。与冬气相通应：五脏与自然界四时阴阳相通应，肾主冬。冬季是一年中气候最寒冷的季节，一派霜雪严凝，冰凌凛冽之象。自然界的物类，则静谧闭藏以度冬时。人体中肾为水脏，有润下之性，藏精而为封藏之本。同气相求，故以肾应冬。《素问·诊要经终论》说："十一月十二月，冰复，地气合，人气在肾。"冬季养生，当早睡晚起，日出而作，以保证充足的睡眠时间，同时食用补阴潜阳的膳食，以利阳气潜藏，阴精积蓄。冬季气候寒冷，水气当旺，若素体阳虚，或久病阳虚，多在阴盛之冬季发病，即所

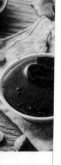

谓"能夏不能冬"；若患阳虚性慢性疾病如肺病、心脏病、胃肠病、骨关节病等，则易在冬季寒冷时复发。

膀胱又称"脬"，是贮存和排泄尿液的器官。膀胱与肾由足太阳膀胱经与足少阴肾经相互属络而构成表里关系。膀胱位于下腹部，居肾之下，大肠之前，是一个中空的囊状器官。其上有输尿管与肾相连，其下有尿道，开口于前阴。膀胱的生理功能是贮存和排泄尿液。

（5）贮存尿液。人体的津液通过肺、脾、肾等脏的作用，布散全身，发挥其滋养濡润机体的作用。其代谢后的浊液（废水）则下归于肾，经肾气的蒸化作用，升清降浊：清者回流体内，重新参与水液代谢，浊者下输于膀胱，变成尿液，由膀胱贮存。

（6）排泄尿液。膀胱中尿液的按时排泄，由肾气及膀胱之气的激发和固摄作用调节。肾气与膀胱之气的作用协调，则膀胱开合有度，尿液可及时地从溺窍排出体外。

膀胱的贮尿和排尿功能，依赖于肾气与膀胱之气的升降协调。肾气主上升，膀胱之气主通降。肾气之升，激发尿液的生成并控制其排泄；膀胱之气通降，推动膀胱收缩而排尿。若肾气和膀胱之气的激发和固摄作用失常，膀胱开合失权，既可出现小便不利或癃闭，又可出现尿频、尿急、遗尿、小便不禁等。故《素问·宣明五气》说："膀胱不利为癃，不约为遗尿。"

第二节　肾与五脏六腑的关系

一、心与肾

心与肾在生理上的联系，体现为"心肾相交"。心肾相交的机制，

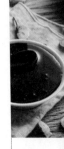

主要从水火既济、精神互用、君相安位来阐发。

水火既济：心居上焦属阳，在五行中属火；肾居下焦属阴，在五行中属水。就阴阳水火的升降理论而言，在上者宜降，在下者宜升，升已而降，降已而升。心位居上，故心火（阳）必须下降于肾，使肾水不寒；肾位居下，故肾水（阴）必须上济于心，使心火不亢。肾无心火之温煦则水寒，心无肾阴之滋润则火炽。心与肾之间的水火升降互济，维持了两脏之间生理功能的协调平衡。肾气分为肾阴与肾阳，肾阴上济依赖肾阳的鼓动；心气分为心阴与心阳，心火的下降需要心阴的凉润。肾阴在肾阳的鼓动作用下化为肾气以上升济心，心火在心阴的凉润作用下化为心气以下行助肾。

精神互用：心藏神，肾藏精。精能化气生神，为气、神之源；神能控精驭气，为精、气之主。故积精可以全神，神清可以控精。

君相安位：心为君火，肾为相火（命火）。君火在上，如日照当空，为一身之主宰；相火在下，系阳气之根，为神明之基础。命火秘藏，则心阳充足；心阳充盛，则相火亦旺。君火相火，各安其位，则心肾上下交济。所以心与肾的关系也表现为心阳与肾阳的关系。

心与肾之间的水火、阴阳、精神的动态平衡失调，称为心肾不交。体现为水不济火，肾阴虚于下而心火亢于上的阴虚火旺，或肾阳虚与心阳虚互为因果的心肾阳虚、水湿泛滥，或肾精与心神失调的精亏神逸的病理变化。

二、肺与肾

肺为水之上源，肾为主水之脏；肺主呼吸，肾主纳气；肺属金，肾属水，金水相生。肺与肾的关系，体现在水液代谢、呼吸运动及阴阳互资三个方面。

水液代谢：肺主行水，为水之上源；肾主水液代谢，为主水之脏。肺气宣发肃降而行水的功能，有赖于肾气及肾阴肾阳的促进；肾气所蒸化及升降的水液，有赖于肺气的肃降作用使之下归于肾或膀胱。

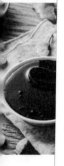

肺肾之气的协同作用，保证了体内水液输布与排泄的正常。病理上，因肺肾功能失调而致水液代谢障碍出现水肿者，"其本在肾，其末在肺，皆积水也"（《素问·水热穴论》）。

呼吸运动：肺主气而司呼吸，肾藏精而主纳气。人体的呼吸运动，虽由肺所主，但亦需肾的纳气功能协助。只有肾精及肾气充盛，封藏功能正常，肺吸入的清气才能经过其肃降而下纳于肾，以维持呼吸的深度。可见，在人体呼吸运动中，肺气肃降，有利于肾的纳气；肾精肾气充足，纳摄有权，也有利于肺气之肃降。故云"肺为气之主，肾为气之根"（《景岳全书·杂证谟》）。病理上，肺气久虚，肃降失司，与肾气不足，摄纳无权，往往互为影响，以致出现气短喘促，呼吸表浅，呼多吸少等肾不纳气的病理变化。

阴阳互资：肺肾阴阳，相互资生。金为水之母，肺阴充足，下输于肾，使肾阴充盈；肾阴为诸阴之本，肾阴充盛，上滋于肺，使肺阴充足。肺阴不足与肾阴不足，既可同时并见，亦可互为因果，最终导致肺肾阴虚内热之候。肾阳为诸阳之根，能资助肺阳，共同温暖肺阴及肺津，推动津液输布，则痰饮不生，咳喘不作。老年久病痰饮喘咳，多属肺肾阳虚。

三、肝与肾

肝肾之间的关系，有"肝肾同源"或"乙癸同源"（以天干配五行，肝属乙木，肾属癸水，故称）之称。肝主藏血而肾主藏精，肝主疏泄而肾主封藏，肝为水之子而肾为木之母。故肝肾之间的关系，体现在精血同源、藏泄互用以及阴阳互滋互制等方面。

（1）精血同源。肝藏血，肾藏精，精血皆由水谷之精化生和充养，且能相互资生，故曰同源互化。肾精肝血，一荣俱荣，一损俱损，休戚相关。病理上肝血不足与肾精亏损多可相互影响，以致出现头昏目眩、耳聋耳鸣、腰膝酸软等肝肾精血两亏之证。

（2）藏泄互用。肝主疏泄，肾主封藏，二者之间存在着相互为用、相互制约的关系。肝气疏泄可促使肾气开合有度，肾气闭藏可防肝气疏泄太过。疏泄与封藏，相反而相成，从而调节女子的月经来潮、排卵和男子的排精功能。若肝肾藏泄失调，女子可见月经周期失常，经量过多或闭经，以及排卵障碍，男子可见阳痿、遗精、滑泄或阳强不泄等症。

（3）阴阳互滋互制。肝气由肝精肝血所化所养，可分为肝阴与肝阳；肾气由肾精化生，可分为肾阴与肾阳。不仅肝血与肾精之间存在着同源互化的关系，而且肝肾阴阳之间也存在着相互滋养和相互制约的联系。肾阴与肾阳为五脏阴阳之本，肾阴滋养肝阴，共同制约肝阳，则肝阳不偏亢；肾阳资助肝阳，共同温煦肝脉，可防肝脉寒滞。肝肾阴阳之间互制互用维持了肝肾之间的协调平衡。病理上，肾阴不足可累及肝阴；肝肾阴虚，阴不制阳，水不涵木，又易致肝阳上亢，可见眩晕、中风等。肾阳虚衰可累及肝阳；肝肾阳虚，阳不制阴，阴寒内盛，可见下焦虚寒，肝脉寒滞，少腹冷痛，阳痿精冷，宫寒不孕等。

四、脾与肾

脾为后天之本，肾为先天之本，脾肾两者首先表现为先天与后天的互促互助关系；脾主运化水液，肾为主水之脏，脾肾的关系还表现在水液代谢方面。

（1）先天后天相互资生。脾主运化水谷精微，化生气血，为后天之本；肾藏先天之精，是生命之本原，为先天之本。脾的运化水谷，是脾气及脾阴脾阳的协同作用，但有赖于肾气及肾阴肾阳的资助和促进，始能健旺；肾所藏先天之精及其化生的元气，亦赖脾气运化的水谷之精及其化生的谷气的不断充养和培育，方能充盛。先天温养激发后天，后天补充培育先天。病理上，肾精不足与脾精不充，脾气虚弱与肾气虚亏，脾阳虚损与命门火衰，脾阴（胃阴）匮乏与肾阴衰少，常可相互影响，互为因果。两脏精虚多出现生长发育迟缓或未老先衰，两脏气虚多表现为腹胀便溏或大小便失禁或虚喘乏力，脾肾阳虚多出现畏寒腹痛、腰膝酸冷、五更泄泻、完谷不化等的虚寒性病症，脾（胃）肾阴虚可出现五心烦热、口舌生疮、舌红少苔或无苔，或饥不欲食的虚热性病症。

（2）水液代谢。脾气运化水液功能的正常发挥，须赖肾气的蒸化及肾阳的温煦作用的支持。肾主水液输布代谢，又须赖脾气及脾阳的协助，即所谓"土能制水"。脾肾两脏相互协同，共同主司水液代谢的协调平衡。病理方面，脾虚失运，水湿内生，经久不愈，可发展至肾虚水泛；而肾虚蒸化失司，水湿内蕴，也可影响脾的运化功能，最终均可导致尿少水肿，腹胀便溏，畏寒肢冷，腰膝酸软等脾肾两虚、水湿内停之证。

五、肾与膀胱

肾为水脏，膀胱为水腑，足少阴经属肾络膀胱，足太阳经属膀胱络肾，两者构成表里相合关系。

肾与膀胱的关系，体现在小便的代谢方面。肾为主水之脏，开窍于二阴；膀胱贮尿排尿，是为水腑。膀胱的贮尿排尿功能，取决于肾气的盛衰。肾气充足，蒸化及固摄功能正常发挥，则尿液能够正常生成，因此，肾与膀胱相互协作，共同完成小便的生成、贮存与排泄。病理上，两者亦常相互影响。若肾气虚弱，可影响膀胱，而见尿少、癃闭或尿失禁。膀胱湿热，或膀胱失约，也可影响到肾气的蒸化和固摄，以致出现小便色质或排出的异常。

肾的生理功能包括现代医学的生殖、泌尿系统及部分内分泌，中枢神经系统的功能，这些系统的疾患和肾有关，膀胱的功能与现代医学的认识基础相似，主要起储尿和排尿的作用，其病变主要表现在泌尿功能方面的改变。从临床实践来看，肾与膀胱的病变，往往互相影响。因此，治疗肾与膀胱疾病，就应互相兼顾。一般说来，实证者，多责之于膀胱，以治膀胱为主；虚证者，多责之于肾，治疗常从补肾入手。

第三节　肾脏病的辨证论治

一、肾阳虚症

肾阳虚症，是指肾脏阳气虚衰表现的症候。多由素体阳虚，或年高肾亏，或久病伤肾，以及房劳过度等因素引起。

（1）临床表现。腰膝酸软而痛，畏寒肢冷，尤以下肢为甚，精神萎靡，面色㿠白或黧黑，舌淡胖苔白，脉沉弱。或男子阳痿，女子宫寒不孕；或大便久泄不止，完谷不化，五更泄泻；或浮肿，腰以下为甚，按之没指，甚则腹部胀满，全身肿胀，心悸咳喘。

（2）症候分析。本证一般以全身机能低下伴见寒象为辨证要点。腰为肾之府，肾主骨，肾阳虚衰，不能温养腰府及骨骼，则腰膝酸软疼痛；不能温煦肌肤，故畏寒肢冷。阳气不足，阴寒盛于下，故下肢尤甚。阳虚不能温煦体形，振奋精神，故精神萎靡，面色㿠白。肾阳极虚，浊阴弥漫肌肤，则见面色黧黑。舌淡胖苔白，脉沉弱，均为肾阳虚衰之象。肾主生殖，肾阳不足，命门火衰，生殖机能减退，男子则阳痿，女子则宫寒不孕。命门火衰，火不生土，脾失健运，故久泄不止，完谷不化或五更泄泻。肾阳不足，膀胱气化功能障碍，水液内停，溢于肌肤而为水肿；水湿下趋，肾处下焦，故腰以下肿甚，按之没指；水势泛滥，阻滞气机，则腹部胀满，水气上逆凌心射肺，故见心悸咳喘。

（3）治疗法则。温补肾阳。

（4）治疗方药。金匮肾气丸加减。熟地黄、山药、茯苓、牡丹皮、山茱萸、泽泻、附子、肉桂等。

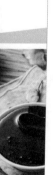

二、肾阴虚症

肾阴虚症，是指肾脏阴液不足表现的症候。多由久病伤肾，或禀赋不足，房事过度，或过服温燥劫阴之品所致。

（1）临床表现。腰膝酸痛，眩晕耳鸣，失眠多梦，男子遗精早泄，女子经少经闭，或见崩漏，形体消瘦，潮热盗汗，五心烦热，咽干颧红，尿黄便干，舌红少津，脉细数。

（2）症候分析。本证以肾病主要症状和阴虚内热证共见为辨证要点。肾阴不足，髓海亏虚，骨骼失养，故腰膝酸痛，眩晕耳鸣。肾水亏虚，水火失济则心火偏亢，致心神不宁，而见失眠多梦。阴虚相火妄动，扰动精室，故遗精早泄。女子以血为用，阴亏则经血来源不足，所以经量减少，甚至闭经。阴虚则阳亢，虚热迫血可致崩漏。肾阴亏虚，虚热内生，故见形体消瘦，潮热盗汗，五心烦热，咽干颧红，尿黄便干，舌红少津，脉细数等症。

（3）治疗法则。滋养肾阴。

（4）治疗方药。六味地黄丸加减。熟地、山药、山萸肉、茯苓、丹皮、泽泻等。

三、肾精不足症

肾精不足症，是指肾精亏损表现的症候。多因禀赋不足，先天发育不良，或后天调养失宜，或房劳过度，或久病伤肾所致。

（1）临床表现。男子精少不育，女子经闭不孕，性机能减退。小儿发育迟缓，身材矮小，智力和动作迟钝，囟门迟闭，骨骼痿软。成人早衰，发脱齿摇，耳鸣耳聋，健忘恍惚，动作迟缓，足痿无力，精神呆钝等。

（2）症候分析。本证以生长发育迟缓，生殖机能减退，以及成人早衰表现为辨证要点。肾精主生殖，肾精亏，则性机能低下，男子见精少不育，女子见经闭不孕。肾为先天之本，精不足则无以化气生血，充肌长骨，故小儿发育迟缓，身材矮小；无以充髓实脑，致智力迟钝，动作缓慢，精亏髓少，骨骼失养，则囟门迟闭，骨骼疲软，成人早衰。肾之华在发，精不足，则发不长，易脱发；齿为骨之余，失精气之充养，故齿牙动摇，耳为肾窍，脑为髓海，精少髓亏，脑少空虚，故见耳鸣耳聋，健忘恍惚。精损则筋骨疲惫，故动作迟缓，足痿无力。肾精衰，脑失充，则灵机失运，可见精神呆钝。

（3）治疗法则。填补肾精。

（4）治疗方药。左归丸加减。熟地、山药、山茱萸、茯苓、枸杞子、杜仲、菟丝子、牛膝、当归、鹿角胶（烊化冲服）、龟板胶（烊化冲服）、肉苁蓉等。

四、肾气不固症

肾气不固症，是指肾气亏虚固摄无权所表现的症候。多因年高肾气亏虚，或年幼肾气未充，或房事过度，或久病伤肾所致。

（1）临床表现。神疲耳鸣，腰膝酸软，小便频数而清，或尿后余沥不尽，或遗尿失禁，或夜尿频多。男子滑精早泄，女子白带清稀，胎动易滑，舌淡苔白，脉沉弱。

（2）症候分析。本证一般以肾气膀胱不能固摄表现的症状为辨证要点。肾气亏虚则机能活动减退，气血不能充耳，故神疲耳鸣。骨骼失之温养，故腰膝酸软。肾气虚膀胱失约，故小便频数而清长，或夜尿频多，甚则遗尿失禁；排尿机能无力，尿液不能全部排出，可致尿后余沥不尽。肾气不足，则精关不固，精易外泄，故滑精早泄。肾虚而冲任亏损，下元不固，则见带下清稀。胎元不固，每易造成滑胎。舌淡苔白，脉沉弱，为肾气虚衰之象。

（3）治疗法则。补肾固摄。

（4）治疗方药。金锁固精丸加减。沙苑子、杜仲、菟丝子、山药、莲须、龙骨、牡蛎、金樱子、芡实、莲子、山茱萸等。

五、肾不纳气症

肾不纳气症，是指肾气虚衰，气不归元所表现的症候。多由久病咳喘，肺虚及肾，或劳伤肾气所致。

（1）临床表现。久病咳喘，呼多吸少，气不得续，动则喘息益甚，自汗神疲。声音低怯，腰膝酸软，舌淡苔白，脉沉弱。或喘息加剧，冷汗淋漓，肢冷面青，脉浮大无根；或气短息促，面赤心烦，咽干口燥，舌红，脉细数。

（2）症候分析。本证一般以久病咳喘，呼多吸少，气不得续，动则益甚和肺肾气虚表现为辨证要点。肾虚则摄纳无权，气不归元，故呼多吸少，气不得续，动则喘息益甚。骨骼失养，故腰膝酸软。肺气虚，卫外不固则自汗，机能活动减退，故神疲声音低怯。舌淡苔白，脉沉弱，为气虚之征。若阳气虚衰欲脱，则喘息加剧，冷汗淋漓，肢冷面青。虚阳外浮，脉见浮大无根。肾虚不能纳气，则气短息促。肾气不足，久延伤阴，阴虚生内热，虚火上炎，故面赤心烦，咽干口燥。舌红，脉细数为阴虚内热之象。

（3）治疗法则。补肾纳气。

（4）治疗方药。金匮肾气丸合参蛤散加减。附子、肉桂、山萸肉、冬虫夏草、胡桃肉、紫河车、熟地、当归等。

第四节　膀胱病的辨证论治

一、膀胱湿热症

（1）临床表现。尿频尿急，尿道灼痛，尿黄赤短少，小腹胀痛，或伴有发热腰痛，或尿白，或尿有砂石，舌红苔黄腻，脉数。

（2）症候分析。膀胱湿热证，多由感受湿热，或饮食不节，湿热内生，下注膀胱所致。湿热侵袭膀胱，热迫尿道，故尿频尿急，尿道灼痛。湿热内蕴，膀胱气化失司，故尿黄赤短少，小腹胀痛。湿热蕴蒸肌表，可见发热；灼伤脉络，则有尿血；波及肾脏则见腰痛；煎熬尿中杂质则成尿石，舌红苔黄腻，脉数，为湿热内蕴之象。

（3）治疗法则。清利湿热。

（4）治疗方药。八正散加减。萹蓄，车前子，木通，瞿麦，滑石，栀子，大黄，甘草梢等。

二、膀胱虚寒症

（1）临床表现。小便频而清长，遗尿，水肿，手足不温，舌质淡，脉沉细。

（2）症候分析。此证多由素体阳虚，寒留膀胱，气化失职所致，膀胱虚寒。气化失常，故见小便频而清长，不能贮藏清液故遗尿；阳气不能达于肌表，则手足不温；膀胱虚寒，久致肾阳不足，化气行水失能，水邪溢于肌肤故成水肿。舌淡脉沉细为虚寒之象。

（3）治疗法则。温补膀胱。

（4）治疗方药。缩泉丸加味。乌药、益智仁、补骨脂、山药、桑螵蛸等。

小结

肾虚之证，大要分为阴虚、阳虚两类。阳虚之变，为寒证；阴虚之变，为热证。肾病多虚，宜"培其不足，不可伐其有余"。治疗肾阴虚忌用辛燥，忌过于苦寒，宜施甘润益肾之剂，使虚火降而阴自复，所谓"壮水之主，以制阳光"；治疗肾阳虚忌用凉润和表散，宜施甘温助阳之品，使沉寒散而阳能旺，所谓"益火之源，以消阴翳"。在滋补肾阴的同时，应适当配伍补阳之品，所谓"善补阴者，必于阳中求阴，则阴得阳升而泉源不竭"；在温补肾阳的同时，又

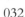

应适当配伍补阴药物，所谓"善补阳者，必于阴中求阳，则阳得阴助而生化无穷"。若阴阳俱虚，精气两伤，则当两补阴阳。肾为阴阳之根而藏精，"精气夺则虚"，肾阴肾阳亏虚，其病往往深重，治此纯虚之证，宜酌情佐以血肉有情之品以填精益髓，资其生化之源。

膀胱与肾互为表里，膀胱虚寒症候，多由肾阳不足，气化失司引起，其治当以温肾化气为法；肾气不固，宜固摄肾气；肾阳虚衰，宜温补肾阳；阳虚水泛，宜温阳化气行水。膀胱湿热症候，治当清热利湿。六腑以通为用，膀胱实证常施利尿、排石、活血、行气等通利之剂。

肾与其他脏腑在病理上的关系非常密切，治疗肾病应从整体出发，在治疗肾脏的同时，兼治有关脏腑。如肾阴亏虚，可导致水不涵木，肝阳上亢，治当育阴潜阳；肾阳虚衰，火不暖土，治当温补脾肾；水不上济，心火偏旺，心肾不交，治当清心滋肾；或肺虚及肾，肾不纳气，治当补肺温肾纳气等，皆属从整体出发的治疗。

肾膀胱病症的调摄也很重要。应慎起居，以预防外感；节制房室，注意休息，避免过劳，以免重伤肾气而加重病情，病情较轻时，也可在医生指导下适当运动，以激发正气，增强抗病能力；注意精神情志的调节，息妄想，戒愤怒，保持精神愉快，可使气血调和，促进疾病的痊愈；饮食上应根据"咸伤肾""淡渗湿"的原则，宜淡不宜咸；多食蛋白质有利于某些虚证水肿的消退，但在关格阶段又可能要限制蛋白质饮食的摄入，等等，其中有宜有不宜，均应遵医嘱而行。

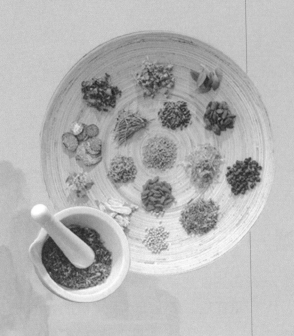

第三章

肾脏诊治

第一节 关 格

关格是指由于脾肾阴阳衰惫，气化不利，湿浊毒邪犯胃而致的以小便不通与呕吐并见为临床特征的一种危重病症。本病多由水肿、癃闭、淋证等病症发展而来。关格之名，始见于《内经》，但其论述的关格，一是指脉象，一是指病理，均非指病症，后张仲景在《伤寒论》中正式作为病名提出，该书《平脉法》篇曰："关则不得小便，格则吐逆。"认为关格是以小便不通和呕吐为主证的疾病，属于危重症候。多见于水肿、癃闭、淋证等病的晚期。

1. 临床表现

（1）症状。小便不通名曰关，呕吐不止名曰格，关格的临床表现以小便不通与呕吐并见为主证。小便不通发生在前，呕吐出现在后，呕吐出现后则表现为小便不通与呕吐并见的症候。

（2）体征。关格的体征甚为复杂，大致可归纳为两个阶段。

前期阶段在具有水肿、淋证、癃闭等肾病病史及原有疾病症状的基础上，出现面色苍白或晦滞，倦怠乏力，四肢不温，腰脊酸痛，或伴水肿，尿量明显减少，头痛不寐，食欲不振，晨起恶心，偶有呕吐，舌质淡胖，伴有齿印，苔薄白或薄腻，脉沉细或细弱。本阶段以脾肾阳虚为主，但也有部分病人见有头晕眼花，舌质偏红，脉细数等阴虚征象。

后期阶段为前期阶段症状不断加重，或也有一部分关格病前期阶段症状并不明显，在重感外邪、手术等因素作用下，可突然出现关格的后期阶段症状。症见恶心呕吐频作，口中秽臭或有尿味，或腹泻，一日数次至十多次不等，便秘，肌肤干燥，甚则肌肤甲错，瘙痒不堪，或皮肤有霜样析出，呼吸缓慢而深，咳喘气促，胸闷心悸，或心前区疼痛，水肿较甚，尿量进一步减少，甚则不通，牙宣，鼻衄，肌衄，呕血，便血，四肢搐搦，狂躁不安，谵语昏睡，甚则神志昏迷，舌苔厚腻或黄腻而干燥，或花剥，脉沉细、细数或结或代。

2. 理化检查

（1）患者尿量减少，常在400ml以下，后期尿量可逐渐增多。尿呈酸性，尿比重低，多固定在1.010，尿中可有蛋白质、红细胞、白细胞或宽大的肾衰管型，肾浓缩功能减退。

（2）血液生化学检查指标如尿素氮、肌酐、血清钾、硫酸盐、磷酸盐等增高，与病的严重度成比例，血钠、氯、钙、二氧化碳结合力等下降。临床常以肌酐清除率的下降程度来判断疾病的严重程度。

（3）影像学检查：包括B超、CT、放射性核素、心脏彩超、X线摄片等。

3. 辨证膏方

关格的病机往往表现为本虚标实，寒热错杂，病位以肾为主，肾、脾、胃、心、肝、肺同病，其基本病机为脾肾阴阳衰惫，气化不利，湿浊毒邪上逆犯胃。由于标实与本虚之间可以互相影响，使病情不断恶化，因而最终可因正不胜邪，发生内闭外脱，阴竭阳亡的极危之候。关格的治疗应遵循《证治准绳·关格》提出的"治主当缓，治客当急"的原则。所谓主，是指关格之本，即脾肾阴阳衰惫。治主当缓，也就是治疗关格之脾肾阴阳衰惫，应坚持长期调理，缓缓调补脾肾之阴阳。所谓客，是指关格之标，即湿浊毒邪。治客当急，也就是对于关格的湿浊毒邪，要尽快祛除。祛浊分化浊和降浊，湿热浊邪，当清热化浊；寒湿浊邪，当温阳散寒化浊；湿浊毒邪上犯中上二焦者，则宜降浊，使其从大便降泄而去。

（1）脾肾亏虚，湿热内蕴

【症候】 小便量极少，其色黄赤，腰酸膝软，倦怠乏力，不思饮食，晨起恶心，偶有呕吐，头痛少寐，苔薄黄腻而干燥，脉细数或濡数。

【治法】 健脾益肾，清热化浊。

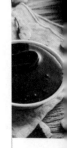

膏方一：无比山药丸合黄连温胆汤加减

【来源】　唐·孙思邈《备急千金要方》卷十九。

【组成】　山药120g、苁蓉240g、五味子300g、菟丝子180g、杜仲180g、牛膝60g、泽泻60g，干地黄60g、山茱萸60g、茯神60g、巴戟天60g、赤石脂60g、法半夏100g、陈皮90g、枳实90g、竹茹90g、黄连30g。

【图解】

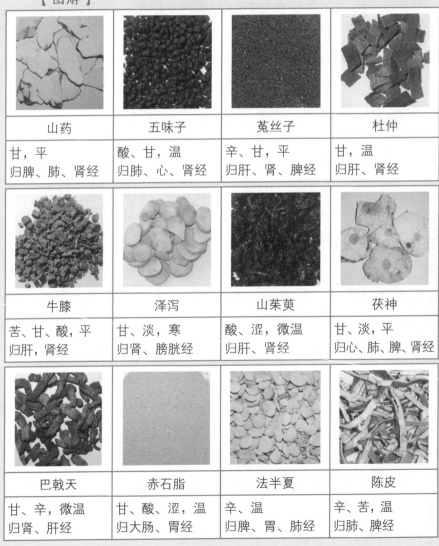

山药	五味子	菟丝子	杜仲
甘，平 归脾、肺、肾经	酸、甘，温 归肺、心、肾经	辛、甘，平 归肝、肾、脾经	甘，温 归肝、肾经
牛膝	泽泻	山茱萸	茯神
苦、甘、酸，平 归肝，肾经	甘、淡，寒 归肾、膀胱经	酸、涩，微温 归肝、肾经	甘、淡，平 归心、肺、脾、肾经
巴戟天	赤石脂	法半夏	陈皮
甘、辛，微温 归肾、肝经	甘、酸、涩，温 归大肠、胃经	辛，温 归脾、胃、肺经	辛、苦，温 归肺、脾经

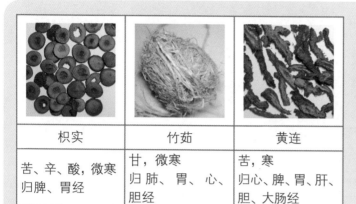

枳实	竹茹	黄连
苦、辛、酸，微寒 归脾、胃经	甘，微寒 归肺、胃、心、胆经	苦，寒 归心、脾、胃、肝、胆、大肠经

【制法】　加水煎煮3次，滤汁去渣，合并滤液，加热浓缩为膏，加蜂蜜500g收膏即成。

【功效】　健脾益肾，清热化浊。

【用法】　每次15～20g，每日2次，两餐之间用温开水冲服。

【注意事项】　忌油腻、生冷食物。

膏方二：温脾汤合黄连温胆汤加减

【来源】　许叔微《本事方》及孙思邈《备急千金要方》。

【组成】　熟附子300g、人参240g、大黄300g、法半夏240g、陈皮180g，竹茹、枳实、生姜、黄连各200g，甘草120g。

【图解】

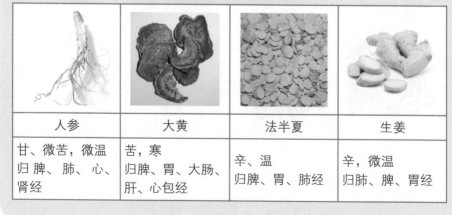

人参	大黄	法半夏	生姜
甘、微苦，微温 归脾、肺、心、肾经	苦，寒 归脾、胃、大肠、肝、心包经	辛、温 归脾、胃、肺经	辛，微温 归肺、脾、胃经

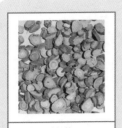

甘草
甘，平 归心、肺、脾、胃经

【制法】　加水煎煮3次，滤汁去渣，合并滤液，加热浓缩为膏，加蜂蜜 300g 收膏即成。

【功效】　益肾健脾，清热化湿。

【用法】　每次 15～20g，每日 2 次，两餐之间用温开水冲服。

【注意事项】　忌油腻、生冷食物。实证寒证者不宜使用。

膏方三：化肾汤加减

【来源】　《辨证录》卷五："……关格，上吐下结，气逆不顺，饮食不得入，溲溺不得出，腹中作痛，手按之少可。"

【组成】　熟地 1000g、肉桂 200g、枳实 400g、竹茹 400g、黄连 200g。

【图解】

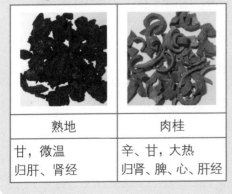

熟地	肉桂
甘，微温 归肝、肾经	辛、甘，大热 归肾、脾、心、肝经

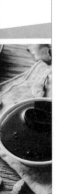

【制法】 加水煎煮3次，滤汁去渣，合并滤液，加热浓缩为膏，加蜂蜜500g收膏即成。

【功效】 益肾健脾，清热解湿。

【用法】 每次15～20g，每日2次，两餐之间用温开水冲服。

膏方四：补脾益肾汤加减

【来源】 《张伯臾医案》。

【组成】 熟地350g、党参200g、黄芪200g、草薢150g、墨旱莲150g、茜草150g、小蓟草300g、炒白术150g、炒知母80g、炒黄柏80g。

【图解】

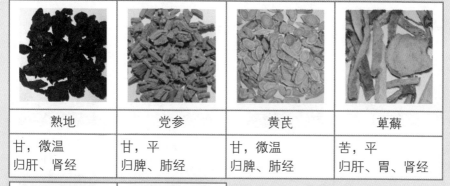

熟地	党参	黄芪	草薢
甘，微温 归肝、肾经	甘，平 归脾、肺经	甘，微温 归脾、肺经	苦，平 归肝、胃、肾经

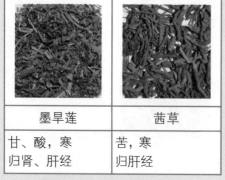

墨旱莲	茜草
甘、酸，寒 归肾、肝经	苦，寒 归肝经

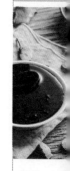

【制法】 加水煎煮3次，滤汁去渣，合并滤液，加热浓缩为膏，加蜂蜜500g收膏即成。

【功效】 补脾益肾，清热化湿。

【用法】　每次 15 ~ 20g，每日 2 次，两餐之间用温开水冲服。

【注意事项】　忌辛辣、生冷、油腻食物。

（2）脾肾阳虚，寒浊上犯

【症候】　小便不通，或尿量极少而色清，面色苍白或晦滞，畏寒怕冷，下肢欠温，泄泻或大便稀溏，呕吐清水，苔白滑，脉沉细。

【治法】　温补脾肾，化湿降浊。

膏方一：温脾汤合吴茱萸汤

【来源】　孙思邈《备急千金要方》及《伤寒论》。

【组成】　干姜 300g、附子 300g、大黄 450g、当归 200g、人参 120g、芒硝 120g、甘草 120g、吴茱萸 200g、生姜 400g。

【图解】

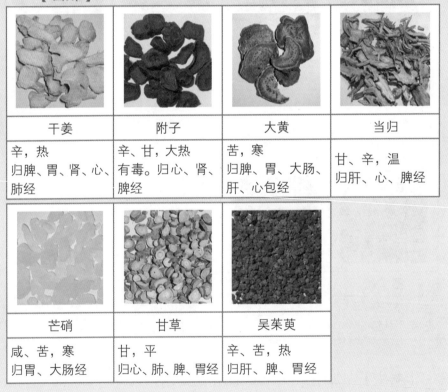

干姜	附子	大黄	当归
辛，热 归脾、胃、肾、心、肺经	辛、甘，大热 有毒。归心、肾、脾经	苦，寒 归脾、胃、大肠、肝、心包经	甘、辛，温 归肝、心、脾经

芒硝	甘草	吴茱萸
咸、苦，寒 归胃、大肠经	甘，平 归心、肺、脾、胃经	辛、苦，热 归肝、脾、胃经

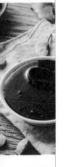

【制法】　加水煎煮 3 次，滤汁去渣，合并滤液，加热浓缩为膏，

加蜂蜜 500g 收膏即成。

【功效】 温补脾肾，化湿降浊。

【用法】 每次 15～20g，每日 2 次，两餐之间用温开水冲服。

【注意事项】 忌辛辣、生冷、油腻食物。实证热证者禁用。

膏方二：附子理中汤合吴茱萸汤加减

【来源】 陈师文等《太平惠民和剂局方》及张仲景《金匮要略》。

【组成】 熟附子200g、肉桂100g、党参400g，白术、茯苓、巴戟天、淫羊藿各200g，吴茱萸150g、法半夏200g，陈皮、生姜各100g。

【图解】

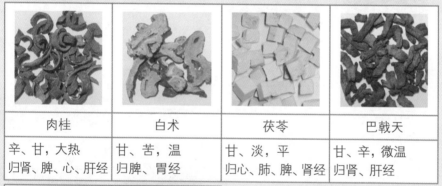

肉桂	白术	茯苓	巴戟天
辛、甘，大热 归肾、脾、心、肝经	甘、苦，温 归脾、胃经	甘、淡，平 归心、肺、脾、肾经	甘、辛，微温 归肾、肝经

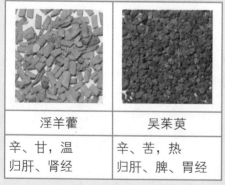

淫羊藿	吴茱萸
辛、甘，温 归肝、肾经	辛、苦，热 归肝、脾、胃经

【制法】 加水煎煮3次，滤汁去渣，合并滤液，加热浓缩为膏，加蜂蜜 500g 收膏即成。

【功效】 温脾补肾，化湿降浊。

【用法】 每次 15～20g，每日 2 次，两餐之间用温开水冲服。

【注意事项】 忌辛辣、生冷、油腻食物。服本方后，可能觉胸中难受，头痛或眩晕，但半小时左右反应即消失，故用药后可稍事休息，以减轻反应。

膏方三：补肾大黄汤加减

【来源】 胡熙明等《中国中医秘方大全》。

【组成】 制附子 400g、生大黄 250g、益母草 400g、黄芪800g、芒硝 200g。

【图解】

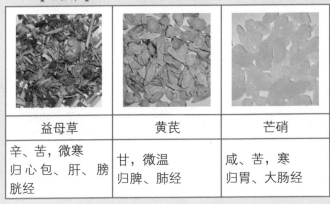

益母草	黄芪	芒硝
辛、苦，微寒 归心包、肝、膀胱经	甘，微温 归脾、肺经	咸、苦，寒 归胃、大肠经

【制法】 加水煎煮 3 次，滤汁去渣，合并滤液，加热浓缩为膏，加蜂蜜 500g 收膏即成。

【功效】 温补脾肾，祛湿泄浊。

【用法】 每次 15～20g，每日 2 次，两餐之间用温开水冲服。

【注意事项】 忌辛辣、生冷、油腻食物。

膏方四：实脾饮合四君子汤加减

【来源】 宋·严用和《济生方》及《太平惠民和剂局方》。

【组成】 附子 150g、干姜 150g、木瓜 200g、木香 200g、

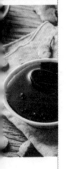

厚朴 200g、大腹皮 200g、草果 120g、党参 300g、茯苓 300g、白术 200g、甘草 100g。

【图解】

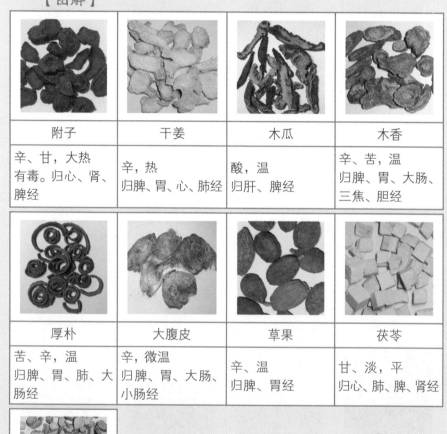

附子	干姜	木瓜	木香
辛、甘，大热 有毒。归心、肾、脾经	辛，热 归脾、胃、心、肺经	酸，温 归肝、脾经	辛、苦，温 归脾、胃、大肠、三焦、胆经
厚朴	大腹皮	草果	茯苓
苦、辛，温 归脾、胃、肺、大肠经	辛，微温 归脾、胃、大肠、小肠经	辛、温 归脾、胃经	甘、淡，平 归心、肺、脾、肾经

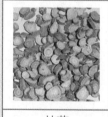

甘草
甘，平 归心、肺、脾、胃经

【制法】 加水煎煮3次，滤汁去渣，合并滤液，加热浓缩为膏，加蜂蜜 500g 收膏即成。

【功效】 温补脾肾，化湿祛浊。

【用法】 每次 15~20g，每日 2 次，两餐之间用温开水冲服。

【注意事项】 忌辛辣、生冷、油腻食物。热证者禁用。

（3）肝肾阴虚，肝风内动

【症候】 小便量极少，呕恶频作，面部烘热，牙宣鼻衄，头晕头痛，目眩，手足搐搦，或抽筋，舌暗红有裂纹，苔黄腻或焦黑而干，脉弦细数。

【治法】 滋补肝肾，平肝熄风。

膏方一：杞菊地黄丸合羚角钩藤汤加减

【来源】 《医级》及《通俗伤寒论》。

【组成】 熟地黄 240g、山茱萸（制）120g、山药 120g、牡丹皮 90g、茯苓 90g、泽泻 100g、枸杞子 100g、菊花 90g、羚羊角片 30g（另煎），钩藤、白芍各 180g，竹茹、石菖蒲、郁金各 120g，甘草 60g。

【图解】

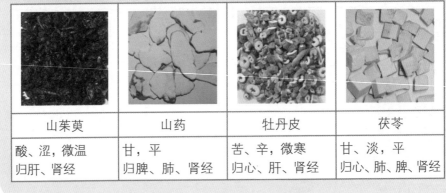

山茱萸	山药	牡丹皮	茯苓
酸、涩，微温 归肝、肾经	甘，平 归脾、肺、肾经	苦、辛，微寒 归心、肝、肾经	甘、淡，平 归心、肺、脾、肾经

中医
肾脏病证
调养膏方

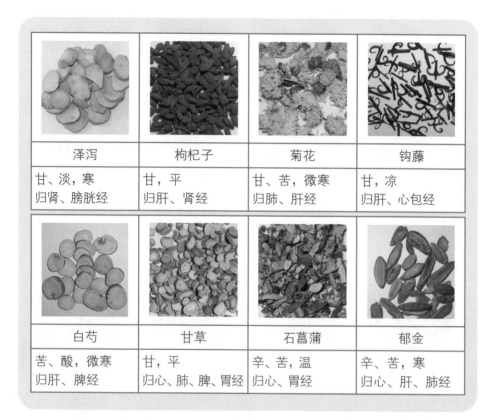

泽泻	枸杞子	菊花	钩藤
甘、淡，寒 归肾、膀胱经	甘，平 归肝、肾经	甘、苦，微寒 归肺、肝经	甘，凉 归肝、心包经
白芍	甘草	石菖蒲	郁金
苦、酸，微寒 归肝、脾经	甘，平 归心、肺、脾、胃经	辛、苦，温 归心、胃经	辛、苦，寒 归心、肝、肺经

【制法】 加水煎煮 3 次，滤汁去渣，合并滤液，加热浓缩为膏，加蜂蜜 500g 收膏即成。

【功效】 滋补肝肾，平肝熄风。

【用法】 每次 15 ~ 20g，每日 2 次，两餐之间用温开水冲服。

【注意事项】 忌辛辣、生冷、油腻及不消化食物。

膏方二：清营汤合羚角钩藤汤加减

【来源】 吴鞠通《温病条辨》及俞根初《通俗伤寒论》。

【组成】 水牛角（先煎）300g、生地黄 200g，玄参、金银花各 150g，黄连 100g，钩藤、白芍各 180g，菊花、牡丹皮、竹茹、石菖蒲、郁金各 120g，甘草 60g。

【图解】

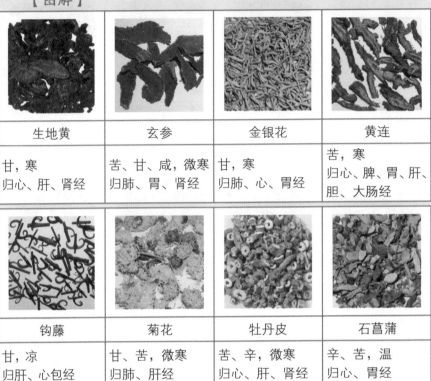

生地黄	玄参	金银花	黄连
甘，寒 归心、肝、肾经	苦、甘、咸，微寒 归肺、胃、肾经	甘，寒 归肺、心、胃经	苦，寒 归心、脾、胃、肝、胆、大肠经
钩藤	菊花	牡丹皮	石菖蒲
甘，凉 归肝、心包经	甘、苦，微寒 归肺、肝经	苦、辛，微寒 归心、肝、肾经	辛、苦，温 归心、胃经

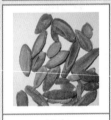

郁金
辛、苦，寒 归心、肝、肺经

【制法】 加水煎煮3次，滤汁去渣，合并滤液，加热浓缩为膏，加蜂蜜500g收膏即成。

【功效】 滋肝补肾，凉肝熄风。

【用法】 每次15~20g，每日2次，两餐之间用温开水冲服。

【注意事项】　"舌白滑者，不可与也"，以防滋腻而助湿留邪。

膏方三：六味地黄丸合羚角钩藤汤加减

【来源】　钱乙《小儿药证直诀》及俞根初《通俗伤寒论》。

【组成】　熟地黄240g、山茱萸（制）120g、山药120g、牡丹皮90g、茯苓90g、泽泻90g、羚羊角片30g（另煎），钩藤、白芍各180g，菊花、竹茹、贝母、茯神各120g，甘草60g。

【图解】

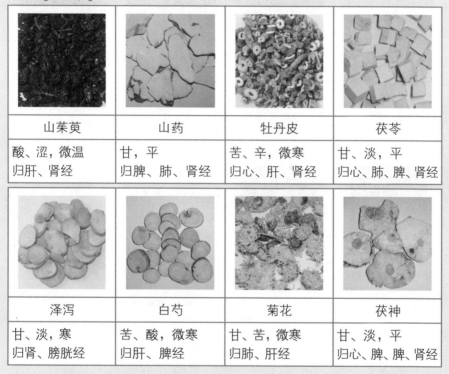

山茱萸	山药	牡丹皮	茯苓
酸、涩，微温 归肝、肾经	甘，平 归脾、肺、肾经	苦、辛，微寒 归心、肝、肾经	甘、淡，平 归心、肺、脾、肾经
泽泻	白芍	菊花	茯神
甘、淡，寒 归肾、膀胱经	苦、酸，微寒 归肝、脾经	甘、苦，微寒 归肺、肝经	甘、淡，平 归心、脾、脾、肾经

【制法】　加水煎煮3次，滤汁去渣，合并滤液，加热浓缩为膏，加蜂蜜500g收膏即成。

【功效】　补益肝肾，平肝熄风。

【用法】　每次15～20g，每日2次，两餐之间用温开水冲服。

膏方四：大定风珠加减

【来源】 《温病条辨》。

【组成】 白芍、干地黄各300g，麦冬（连心）300g，麻仁、五味子各90g，生龟板、生牡蛎、甘草（炙）、鳖甲（生）各180g，阿胶120g，鸡子黄（生）2个（后下）。

【图解】

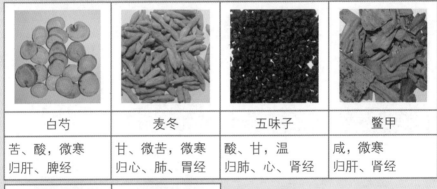

白芍	麦冬	五味子	鳖甲
苦、酸，微寒 归肝、脾经	甘、微苦，微寒 归心、肺、胃经	酸、甘，温 归肺、心、肾经	咸，微寒 归肝、肾经

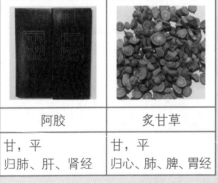

阿胶	炙甘草
甘，平 归肺、肝、肾经	甘，平 归心、肺、脾、胃经

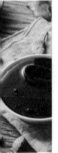

【制法】 加水煎煮3次，滤汁去渣，加入鸡子黄搅拌，合并滤液，加热浓缩为膏，加蜂蜜500g收膏即成。

【功效】 补益肝肾，平肝熄风。

【用法】 每次15~20g，每日2次，两餐之间用温开水冲服。

【注意事项】 阴液虽亏而邪热犹盛者，非其所宜。

（4）肾病及心，邪陷心包

【症候】 小便量极少，甚至无尿，胸闷，心悸或心前区疼痛，神识昏蒙，循衣摸床，或神昏谵语，恶心呕吐，面白唇暗，四肢欠温，痰涎壅盛，苔白腻，脉沉缓。

【治法】 豁痰降浊，温阳开窍。

膏方一：参附汤合苏合香丸加减

【来源】 《妇人良方》及《太平惠民和剂局方》。

【组成】 附子300g（炮），人参200g、胆南星（姜制）、半夏各250g，枳实、茯苓各200g，橘红180g、石菖蒲100g、竹茹100g、甘草50g。

【图解】

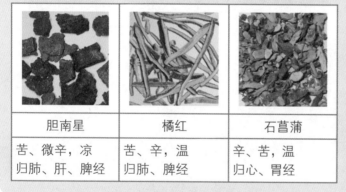

胆南星	橘红	石菖蒲
苦、微辛，凉 归肺、肝、脾经	苦、辛，温 归肺、脾经	辛、苦，温 归心、胃经

【制法】 加水煎煮3次，滤汁去渣，加入苏合香丸10丸搅拌化开，加热浓缩为膏，加蜂蜜500g收膏即成。

【功效】 温阳固脱，豁痰开窍。

【用法】 每次15～20g，每日2次，两餐之间用温开水冲服。

【注意事项】 若病情稳定，便当不可多服，免纯阳之品过剂，反致助火伤阴耗血。

膏方二：参附龙牡汤合紫雪丹加减

【来源】 《正体类要》及《外台秘要》。

【组成】 红参90g（先煎），制附片100g，龙骨300g（先煎），牡蛎 300g（先煎），石菖蒲 200g，制胆南星 100g，半夏、陈皮、茯苓各 150g，竹茹 150g，枳实 120g，甘草 60g。

【图解】

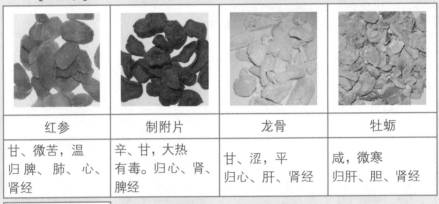

红参	制附片	龙骨	牡蛎
甘、微苦，温 归脾、肺、心、肾经	辛、甘，大热 有毒。归心、肾、脾经	甘、涩，平 归心、肝、肾经	咸，微寒 归肝、胆、肾经

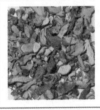

石菖蒲
辛、苦，温 归心、胃经

【制法】　加水煎煮 3 次，滤汁去渣，加入紫雪丹 10 丸搅拌化开，加热浓缩为膏，加蜂蜜 500g 收膏即成。

【功效】　回阳固脱，涤痰开窍。

【用法】　每次 15～20g，每日 2 次，两餐之间用温开水冲服。

【注意事项】　若病情稳定，便当不可多服，免纯阳之品过剂，反致助火伤阴耗血。

膏方三：导赤泻心汤合犀珀至宝丹

【来源】　陶节庵《伤寒六书》。

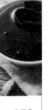

【组成】　黄连200g、黄芩300g、甘草100g、犀角（切片）30g、麦门冬500g、滑石200g、栀子150g、茯神200g、知母120g、人参180g。

【图解】

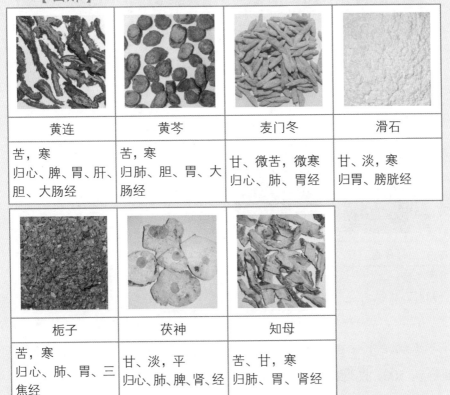

黄连	黄芩	麦门冬	滑石
苦，寒 归心、脾、胃、肝、胆、大肠经	苦，寒 归肺、胆、胃、大肠经	甘、微苦，微寒 归心、肺、胃经	甘、淡，寒 归胃、膀胱经

栀子	茯神	知母
苦，寒 归心、肺、胃、三焦经	甘、淡，平 归心、肺、脾、肾经	苦、甘，寒 归肺、胃、肾经

【制法】　加水煎煮3次，滤汁去渣，加入犀珀至宝丹10丸搅拌化开，加热浓缩为膏，加蜂蜜500g收膏即成。

【功效】　清心开窍，清热降浊。

【用法】　每次15～20g，每日2次，两餐之间用温开水冲服。

膏方四：导赤散合加味虎杖散

【来源】　何廉臣《重订广温热论》。

【组成】　生地黄800g、淡竹叶300g、甘草150g、木通

120g、怀牛膝200g、茺蔚子200g、琥珀末100g、麝香30g。

【图解】

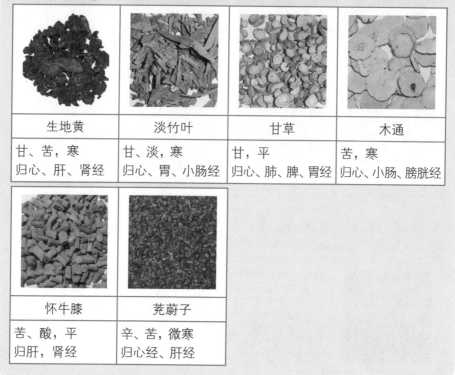

生地黄	淡竹叶	甘草	木通
甘、苦，寒 归心、肝、肾经	甘、淡，寒 归心、胃、小肠经	甘，平 归心、肺、脾、胃经	苦，寒 归心、小肠、膀胱经

怀牛膝	茺蔚子
苦、酸，平 归肝，肾经	辛、苦，微寒 归心经、肝经

【制法】　加水煎煮3次，滤汁去渣，合并滤液，加热浓缩为膏，加蜂蜜500g收膏即成。

【功效】　豁痰降浊，辛温开窍。

【用法】　每次15～20g，每日2次，两餐之间用温开水冲服。

【注意事项】　木通有小毒，请勿过量食用。

第二节 水 肿

水肿是指体内水液潴留，泛溢肌肤，引起眼睑、头面、四肢、腹背甚至全身浮肿的一类病症，严重者可伴有胸水、腹水等。多因感受外邪、饮食失调或劳倦过度，使肺失通调、脾失转输、肾失开阖、膀胱气化不利而造成。常见于西医的多种心脏病引起的心源性水肿，肾小球肾炎、肾病综合征引起的肾源性水肿，低蛋白血症、维生素 B_1 缺乏症、严重贫血引起的营养不良性水肿，甲状腺机能减退、原发性醛固酮增多症引起的内分泌性水肿，以及特发性水肿等病症。

本节着重探讨肾源性水肿的相关膏方治疗。

1. 临床表现

（1）症状。水肿初起多从眼睑开始，继则延及头面、四肢、腹背，甚者肿遍全身，也有的水肿先从下肢足胫开始，然后及于全身。轻者仅眼睑或足胫浮肿，重者全身皆肿，肿处皮肤绷紧光亮，按之凹陷即起，或皮肤松弛，按之凹陷不易恢复，甚则按之如泥。更严重者可见尿闭、恶心呕吐、口有秽味、鼻衄牙宣，甚则头痛、抽搐、神昏、谵语等危象。

（2）体征。水肿患者特异性体征表现为头面部、四肢、腹背或全身水肿。根据发病原因不同，可伴高血压、颈静脉怒张、肝脾瘀血增大、直立性低血压等体征。

2. 理化检测

（1）尿常规检查。可有不同程度的蛋白尿、血尿、管型尿，也可无明显尿检异常。

（2）血常规检查。与慢性肾脏疾病有关的水肿，可出现血红细胞计数和血红蛋白含量明显减少，肾功能不同程度减退；肝硬化、肾病综合征及营养不良性水肿可见血浆总蛋白低于 55g/L 或白蛋白低于 23g/L；内分泌性水肿可出现甲状腺功能异常等。

（3）计算每日水和钠盐的摄入量和排出量。必要时测定血浆氯化钠含量，有助于了解体内水、盐的潴留情况。

（4）作体液免疫、心电图、心功能测定、肾 B 超等检查，可助明确诊断。

3. 辨证膏方

水肿有阴水与阳水之分。阴水为虚证，阳水为实证，两者常相互转化。阳水多因风邪外袭，水湿浸渍导致肺不宣降、脾不健运而成；阴水多因脾肾亏虚、气化不利所致。其病机本属"本虚标实证"。治疗上如《黄帝内经·素问·汤液论》所云："平治于权衡，去宛陈莝，微动四极，温衣，缪刺其处，以复其形。开鬼门，洁净府，精以时服。"可见，发汗、利尿、泻下为治疗水肿的基本大法，但肾源性水肿多采用发汗和利小便的方法，即"开鬼门，洁净府"。阳水以驱邪为主，可以用发汗利水、攻逐、解毒诸法；阴水则以扶正为主，可以用健脾温肾利水、通阳利水、补气养阴利水等法。

（1）风水相搏症

【症候】 初起眼睑浮肿，迅即四肢及全身皆肿，且兼恶风发热，肢节酸楚，小便不利。偏于风热者，咽喉红肿疼痛，舌质红，脉浮滑数；偏于风寒者，恶寒，咳喘，舌苔薄白，脉浮滑或紧。

【治法】 疏风清热，宣肺行水。

膏方一：越婢加术汤加减

【来源】 《金匮要略》卷水气病脉证并治第十四。

【组成】 麻黄 220g、石膏 300g、白术 330g、猪苓 260g、带皮茯苓 300g、泽泻 260g、羌活 220g、车前子 670g、生姜 130g、甘草 90g、大枣 220g。

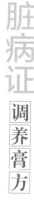

【图解】

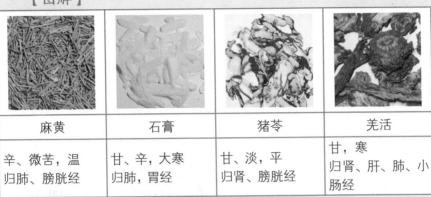

麻黄	石膏	猪苓	羌活
辛、微苦，温 归肺、膀胱经	甘、辛，大寒 归肺，胃经	甘、淡，平 归肾、膀胱经	甘，寒 归肾、肝、肺、小肠经

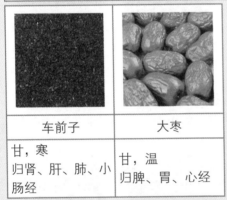

车前子	大枣
甘，寒 归肾、肝、肺、小肠经	甘，温 归脾、胃、心经

【制法】 以上各药熬汁去渣过滤，合并滤液，加热浓缩为膏。

【功效】 疏风清热，宣肺行水。

【用法】 每次服 30g，白开水冲服。

【注意事项】 风寒表证，不宜服用。

（2）湿毒浸淫症

【症候】 眼睑浮肿，影响全身，小便短少，恶风发热，身发疮疡，甚则溃烂，舌质红，苔薄黄，脉浮数或滑数。

【治法】 宣肺利水，清热解毒。

膏方一：麻黄连翘赤小豆汤合五味消毒饮加减

【来源】 麻黄连翘赤小豆汤出自《伤寒论》，五味消毒饮出自《医宗金鉴》。

【组成】　麻黄200g、杏仁200g、桑白皮300g、赤小豆300g、连翘150g、金银花150g、蒲公英150g、紫花地丁150g、紫背天葵150g、苦参150g、土茯苓300g、黄柏150g、白鲜皮300g、地肤子150g、丹皮300g、赤芍225g。

【图解】

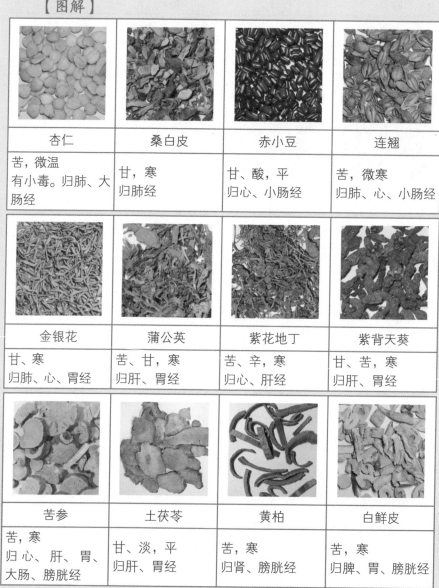

杏仁	桑白皮	赤小豆	连翘
苦，微温 有小毒。归肺、大肠经	甘，寒 归肺经	甘、酸，平 归心、小肠经	苦，微寒 归肺、心、小肠经

金银花	蒲公英	紫花地丁	紫背天葵
甘、寒 归肺、心、胃经	苦、甘，寒 归肝、胃经	苦、辛，寒 归心、肝经	甘、苦，寒 归肝、胃经

苦参	土茯苓	黄柏	白鲜皮
苦，寒 归心、肝、胃、大肠、膀胱经	甘、淡，平 归肝、胃经	苦，寒 归肾、膀胱经	苦，寒 归脾、胃、膀胱经

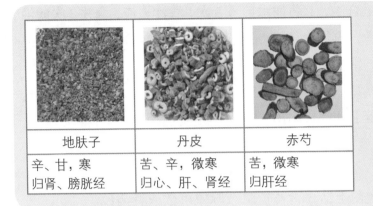

地肤子	丹皮	赤芍
辛、甘，寒 归肾、膀胱经	苦、辛，微寒 归心、肝、肾经	苦，微寒 归肝经

【制法】　以上各药熬汁去渣过滤，将汁炼至滴毛头纸上背面不洇为标准，收清膏。加蜂蜜 500g，收膏装瓶。

【功效】　宣肺解毒，利尿消肿。

【用法】　每次服 30g，白开水冲服。

【注意事项】　肝功能异常、咳嗽、哮喘（阴水壅肺）等阴水证患者忌服。脾胃本虚，气血不足者慎用。

膏方二：三豆消肿膏

【来源】　《集验中成药》。

【组成】　扁豆 300g、赤小豆 300g、黑豆 300g、忍冬藤 600g、紫花地丁 300g、凤尾草 300g、芡实 300g、玉米须 200g。

【图解】

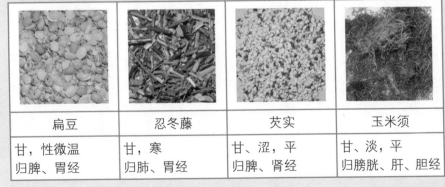

扁豆	忍冬藤	芡实	玉米须
甘，性微温 归脾、胃经	甘，寒 归肺、胃经	甘、涩，平 归脾、肾经	甘、淡，平 归膀胱、肝、胆经

【制法】 膏滋。上药加水煎煮3次，滤汁去渣，合并3次滤液，加热浓缩成清膏，再加蜂蜜500g收膏即成。贮瓶备用。

【功效】 活血解毒，利水消肿。

【用法】 口服。每次服15~30g，每日服2次，温开水调服。

【注意事项】 脾胃本虚，气血不足者慎用。

（3）湿热壅盛症

【症候】 全身浮肿，皮肤绷紧发亮，胸脘痞闷，烦热口渴，小便短赤，或大便干结，舌苔黄腻，脉象沉数或者濡数。

【治法】 分利湿热。

膏方一：疏凿饮子

【来源】 《丹溪心法》。

【组成】 槟榔200g、椒目100g、赤小豆670g、羌活200g、秦艽270g、茯苓（带皮）670g、大腹皮270g、生姜皮130g、黄柏200g、泽泻270g。

【图解】

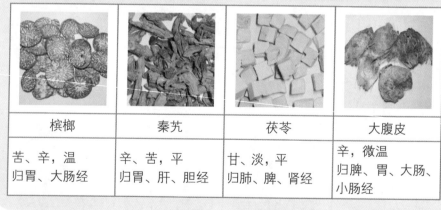

槟榔	秦艽	茯苓	大腹皮
苦、辛，温 归胃、大肠经	辛、苦，平 归胃、肝、胆经	甘、淡，平 归肺、脾、肾经	辛，微温 归脾、胃、大肠、小肠经

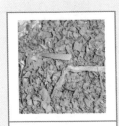

生姜皮
辛，微温。归肺、脾、胃经

【制法】 膏滋。上药加水煎煮3次，滤汁去渣，合并3次滤液，加热浓缩成清膏，再加蜂蜜500g收膏即成。贮瓶备用。

【功效】 分利湿热。

【用法】 口服。每次服15~30g，每日服2次，温开水调服。

【注意事项】 阴虚火旺者忌服。

膏方二：玉米须膏

【来源】 《集验中成药》，江西民间方。

【组成】 玉米须500g、白茅根300g、冬瓜皮400g、车前草300g。

【图解】

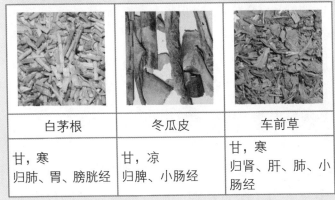

白茅根	冬瓜皮	车前草
甘，寒 归肺、胃、膀胱经	甘，凉 归脾、小肠经	甘，寒 归肾、肝、肺、小肠经

【制法】 膏滋。上药加水煎煮3次，滤汁去渣，合并3次滤液，加热浓缩成清膏，再加蜂蜜500g收膏即成。贮瓶备用。

【功效】 清热凉血，利尿消肿。

【用法】 口服。每次服15～30g，每日服2次，温开水调服。

【注意事项】 脾胃虚寒者慎用。

膏方三：八仙膏

【来源】 《集验中成药》。

【组成】 制大黄150g、薏苡仁300g、益母草300g。

【图解】

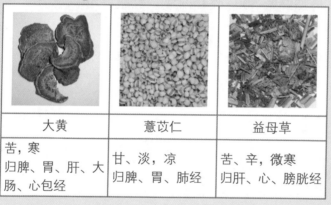

大黄	薏苡仁	益母草
苦，寒 归脾、胃、肝、大肠、心包经	甘、淡，凉 归脾、胃、肺经	苦、辛、微寒 归肝、心、膀胱经

【制法】 膏滋。上药加水煎煮3次，滤汁去渣，合并三次滤液，加热浓缩成清膏，再加蜂蜜500g收膏即成。贮瓶备用。

【功效】 清热利湿泄浊、散瘀解毒消肿。

【用法】 口服。每次服15～30g，每日服2次，温开水调服。1个月为1疗程。

【注意事项】 脾胃虚寒、腹泻者慎用。

（4）脾虚湿困症

【症候】 全身浮肿，尤以下肢为甚，按之凹陷，有时晨起浮肿甚，纳少便溏，倦怠乏力，腰背酸痛，胫膝酸软，动则气短，尿有余沥，舌质淡红，舌边见齿痕，苔薄白，脉细弱。

中医
肾脏病证
调养膏方

【治法】 健脾补气，利水消肿。

膏方一：防己黄芪汤合参苓白术散加减

【来源】 防己黄芪汤出自《金匮要略》，参苓白术散出自《太平惠民和剂局方》。

【组成】 黄芪600g、防风120g、炒白术240g、党参240g、茯苓带皮600g、山药300g、杜仲240g、续断240g、莲子肉180g、车前子600g。

【图解】

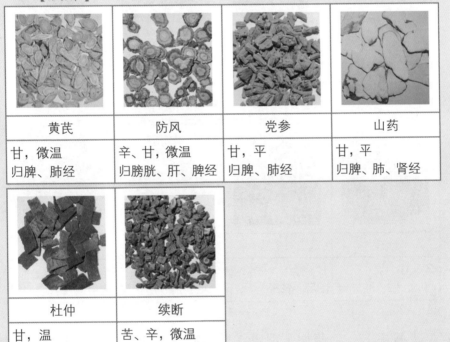

黄芪	防风	党参	山药
甘，微温 归脾、肺经	辛、甘，微温 归膀胱、肝、脾经	甘，平 归脾、肺经	甘，平 归脾、肺、肾经
杜仲	续断		
甘，温 归肝、肾经	苦、辛，微温 归肝、肾经		

【制法】 加水煎煮3次，滤汁去渣，合并滤液，加热浓缩为膏，加蜂蜜500g收膏即成。

【功效】 健脾补气，利水消肿。

【用法】 每次15～20g，每日2次，两餐之间用温开水冲服。

【注意事项】 水湿壅盛者慎用。

膏方二：健脾利湿膏

【来源】 汪文娟《中医膏方指南》。

【组成】 防己 200g、黄芪 600g、白术 300g、苍术 200g、茯苓 300g、党参 200g、猪苓 300g、泽泻 200g、桂枝 60g、川牛膝 100g、冬瓜皮 400g、川芎 60g、延胡索 120g。

【图解】

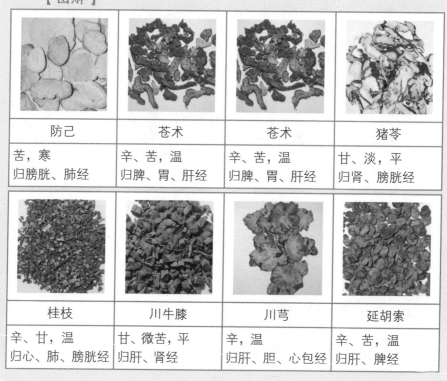

防己	苍术	苍术	猪苓
苦，寒 归膀胱、肺经	辛、苦，温 归脾、胃、肝经	辛、苦，温 归脾、胃、肝经	甘、淡，平 归肾、膀胱经

桂枝	川牛膝	川芎	延胡索
辛、甘，温 归心、肺、膀胱经	甘、微苦，平 归肝、肾经	辛，温 归肝、胆、心包经	辛、苦，温 归肝、脾经

【制法】 上药加水煎煮 3 次，滤汁去渣，合并 3 次滤液，加热浓缩成清膏，再加蜂蜜 500g 收膏即成。收贮备用。

【功效】 益气健脾、利湿消肿。

【用法】 口服。每次服 15～30g，每日服 2 次，开水调服。

【注意事项】 在服药治疗期间应做好自我调摄。

（5）气滞水停症

【症候】 肢体或全身水肿，胁肋满痛，嗳气则停，纳食减少，面色㿠白，爪甲无华，小便短少，舌淡苔白或白滑，脉弦。

【治法】 行气利水。

膏方一：柴胡疏肝散合胃苓汤加减

【来源】 柴胡疏肝散及胃苓汤均出自《金匮翼》。

【组成】 柴胡 240g、白芍 400g、枳壳 330g、川芎 140g、香附 400g、紫苏 320g、茯苓 400g、炒白术 400g、泽泻 330g。

【图解】

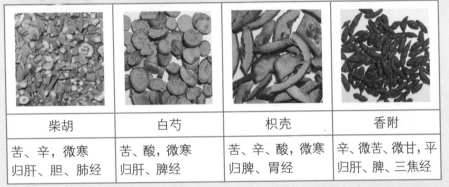

柴胡	白芍	枳壳	香附
苦、辛、微寒 归肝、胆、肺经	苦、酸，微寒 归肝、脾经	苦、辛、酸，微寒 归脾、胃经	辛、微苦、微甘，平 归肝、脾、三焦经

【制法】 加水煎煮 3 次，滤汁去渣，合并滤液，加热浓缩为膏，加蜂蜜 500g 收膏即成。

【功效】 行气利水。

【用法】 口服。每次服 15～30g，每日服 2 次，开水调服。

【注意事项】 湿热者忌用。

膏方二：逐水消肿膏

【来源】 胡熙明《中国中医秘方大全》。

【组成】 黑丑 100g、白丑 100g、红糖 500g、老姜 1500g、大枣 300g。

【图解】

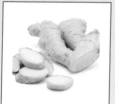

生姜

辛，微温
归肺、脾、胃经

【制法】 膏滋。先将老姜、大枣加水煎煮3次，滤汁去渣，合并3次滤液，加热浓缩成清膏，再将黑丑、白丑共研为细末，与红糖一并撒入清膏和匀收膏即成。贮瓶备用。

【功效】 逐水消肿。

【用法】 口服。黑、白丑有毒，剂量不宜过大，不宜长期服用。

（6）脾肾阳衰症

【症候】 面浮身体肿胀，腰以下尤甚，按之凹陷不起，心悸气促，腰部冷痛酸痛，畏寒神疲，四肢厥冷，小便量少，面色㿠白或灰滞，舌质淡胖，苔白或白腻，脉沉细。

【治法】 健脾补肾，温阳利水。

膏方一：济生肾气丸合真武汤加减

【来源】 济生肾气丸出自《严氏济生方》，真武汤出自《伤寒论》。

【组成】 附子240g、巴戟天240g、淫羊藿480g、熟地黄240g、山茱萸240g、山药300g、桂枝180g、炒白术240g、茯苓（带皮）300g、泽泻240g、车前子600g、生姜120g、大枣180g。

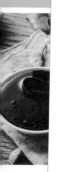

【图解】

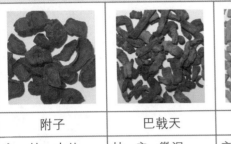		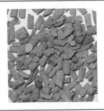	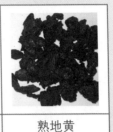
附子	巴戟天	淫羊藿	熟地黄
辛、甘，大热 归心、肾、脾经	甘、辛，微温 归肾、肝经	辛、甘，温 归肝、肾经	甘，微温 归肝、肾经

山茱萸
酸、涩，微温 归肝、肾经

【制法】　加水煎煮3次，滤汁去渣，合并滤液，加热浓缩为膏，加蜂蜜500g收膏即成。

【功效】　健脾补肾，温阳利水。

【用法】　每次15～20g，每日2次，开水调服。

【注意事项】　阴虚者忌用。

膏方二：温阳利水膏

【来源】　程爵棠《百病中医膏散疗法》，引自日本丹波元坚《杂病广要》。

【组成】　黄芪90g（水炙）、附片45g、野于术90g、茯苓120g、甘草15g（水炙）、山药90g、当归45g、枸杞45g、熟地黄90g、大黄炭120g、煨益智仁90g、补骨脂45g、川厚朴30g、白蔻仁 24g（捣碎）、炒枳壳 45g、怀牛膝 60g、陈木瓜 45g、泽泻 90g、陈皮 45g、薏苡仁 120g、大红枣 120g。另加龟鹿二仙胶 90g、驴皮胶 120g。

【图解】

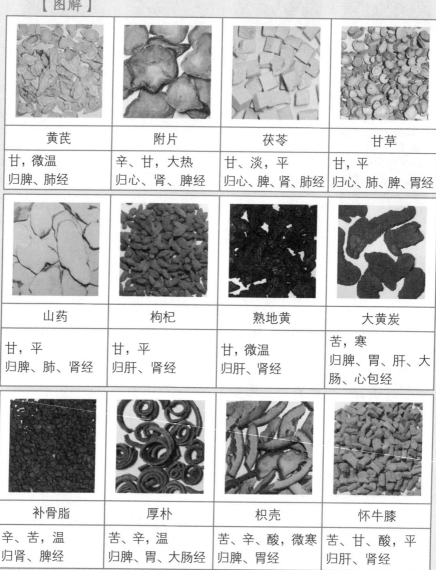

黄芪	附片	茯苓	甘草
甘，微温 归脾、肺经	辛、甘，大热 归心、肾、脾经	甘、淡，平 归心、脾、肾、肺经	甘，平 归心、肺、脾、胃经
山药	枸杞	熟地黄	大黄炭
甘，平 归脾、肺、肾经	甘，平 归肝、肾经	甘，微温 归肝、肾经	苦，寒 归脾、胃、肝、大肠、心包经
补骨脂	厚朴	枳壳	怀牛膝
辛、苦，温 归肾、脾经	苦、辛，温 归脾、胃、大肠经	苦、辛、酸，微寒 归脾、胃经	苦、甘、酸，平 归肝、肾经

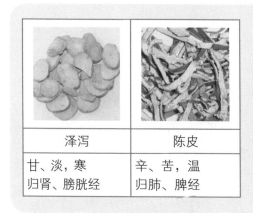

泽泻	陈皮
甘、淡，寒 归肾、膀胱经	辛、苦，温 归肺、脾经

【制法】 上药除别直参外，余药加水煎煮3次，滤汁去渣，合并3次滤液，加热浓缩成清膏，再将别直参冲入清膏，然后将龟鹿二仙胶、驴皮胶加入清膏至融和均收膏即成。收贮备用。

【功效】 温补脾肾、助阳退肿。

【用法】 口服。冬令进补，每次服1汤匙，每日服3次，温开水调服。

【注意事项】 阴虚者忌用。

膏方三：健脾益肾膏

【来源】 汪文娟《中医膏方指南》。

【组成】 生地黄150g、熟地黄150g、茯苓300g、泽泻150g、怀山药300g、山茱萸300g、菟丝子150g、党参150g、川牛膝150g、车前子300g、黄芪300g、炒白术150g、益母草300g、丹参150g、炙甘草300g、阿胶100g、龟板胶200g。

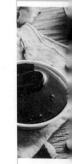

【图解】

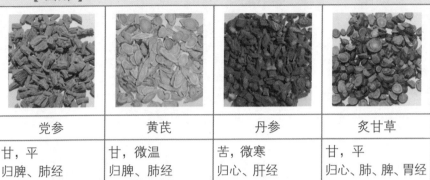

党参	黄芪	丹参	炙甘草
甘,平 归脾、肺经	甘,微温 归脾、肺经	苦,微寒 归心、肝经	甘,平 归心、肺、脾、胃经

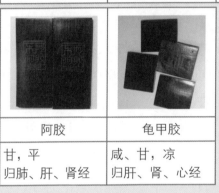

阿胶	龟甲胶
甘,平 归肺、肝、肾经	咸、甘,凉 归肝、肾、心经

【制法】 上药除阿胶、龟板胶外,余药加水煎煮3次,滤汁去渣,合并3次滤液,加热浓缩成清膏,再将阿胶、龟板胶加适量黄酒浸泡后隔水炖烊,冲入清膏和匀,然后加蜂蜜500g收膏即成。收贮备用。

【功效】 健脾益肾、活血利水。

【用法】 口服。每次服15~30g,每日服2次,开水调服。

【注意事项】 阴虚者忌用。

膏方四:五白膏

【来源】 《临证验方集》。

【组成】 白僵蚕180g、白果仁100g、白茅根600g、白术180g、桑白皮180g、地肤子300g、当归300g、黄芪600g、熟地黄240g、阿胶 180g、肉桂 100g。

【图解】

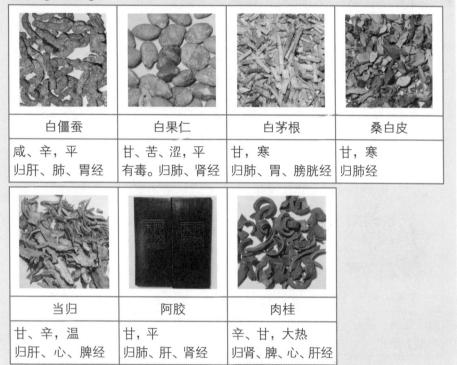

白僵蚕	白果仁	白茅根	桑白皮
咸、辛，平 归肝、肺、胃经	甘、苦、涩，平 有毒。归肺、肾经	甘，寒 归肺、胃、膀胱经	甘，寒 归肺经

当归	阿胶	肉桂
甘、辛，温 归肝、心、脾经	甘，平 归肺、肝、肾经	辛、甘，大热 归肾、脾、心、肝经

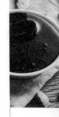

【制法】　膏滋。上药除肉桂、阿胶外，余药加水煎煮 3 次，滤汁去渣，合并 3 次滤液，加热浓缩成清膏，再将肉桂研为细末兑入和匀，阿胶加黄酒适量浸泡后隔水炖烊兑入清膏和匀；然后加蜂蜜 500g 收膏即成。贮瓶备用。

【功效】　温肾健脾、利水消肿、填精养血。

【用法】　口服。每次服 15～30g，每日服 3 次，开水调服，1个月为 1 个疗程。

【注意事项】　阴虚火旺者慎用。

（7）气阴两虚症

【症候】　浮肿日久，气短乏力，纳少腹胀，手足心热，口干咽燥，头目眩晕，舌红少苔，脉象细数。

【治法】 益气养阴利水。

膏方：防己黄芪汤合六味地黄丸加减

【来源】 防己黄芪汤出自《金匮要略》，六味地黄丸出自《小儿药证直诀》。

【组成】 黄芪300g、防己240g、茯苓300g、太子参300g、山药300g、生地黄240g、熟地黄240g、枸杞子240g、山茱萸240g、续断240g、女贞子240g、旱莲草240g。

【图解】

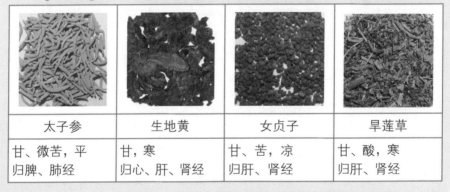

太子参	生地黄	女贞子	旱莲草
甘、微苦，平 归脾、肺经	甘，寒 归心、肝、肾经	甘、苦，凉 归肝、肾经	甘、酸，寒 归肝、肾经

【制法】 加水煎煮3次，滤汁去渣，合并滤液，加热浓缩为膏，加蜂蜜500g收膏即成。

【功效】 益气养阴利水。

【用法】 每次15~20g，每日2次，两餐之间用温开水冲服。

【注意事项】 阳虚、腹泻者慎用。

（8）瘀水交阻症

【症候】 浮肿，面、唇、肤色晦滞，腹部青筋暴露，妇女经水暗红或成紫块，经水少闭，舌紫暗或见瘀点，脉涩。

【治法】 活血利水。

膏方一：桃红四物汤合血府逐瘀汤加减

【来源】 桃红四物汤出自《医宗金鉴》，血府逐瘀汤出自《医林改错》。

【组成】 当归240g、赤芍180g、川芎60g、红花120g、桃仁180g、丹参240g、黄芪300g、益母草300g、牛膝180g、马鞭草300g、泽兰叶240g、车前子600g。

【图解】

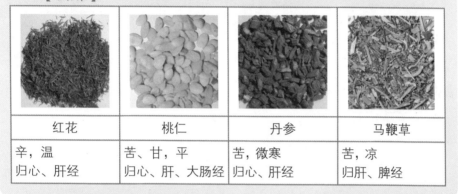

红花	桃仁	丹参	马鞭草
辛，温 归心、肝经	苦、甘，平 归心、肝、大肠经	苦，微寒 归心、肝经	苦，凉 归肝、脾经

【制法】 上药加水煎煮3次，滤汁去渣，合并滤液，加热浓缩为清膏，再加蜂蜜500g收膏即成。

【功效】 活血利水。

【用法】 每次15～20g，每日2次，开水调服。

【注意事项】 禁食辛辣食品及烟酒之类。孕妇禁用。水肿明显者，应吃无盐饮食。

膏方二：白益膏

【来源】 《集验中成药》。

【组成】 白茅根600g、益母草400g、车前草300g、萹蓄300g、半枝莲200g、玉米须300g。

【图解】

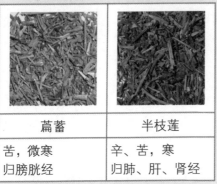

萹蓄	半枝莲
苦，微寒 归膀胱经	辛、苦，寒 归肺、肝、肾经

【制法】 膏滋。上药以10倍量，加水煎煮3次，滤汁去渣，合并3次滤液，加热浓缩成清膏，再加蜂蜜500g收膏即成。收贮备用。

【功效】 凉血活血，清热利尿。

【用法】 口服。每次服15~30g，每日服2次，温开水调服。

【注意事项】 孕妇禁用。

膏方三：活血膏

【来源】 《临床验方集》。

【组成】 黄芪300g、党参300g、当归150g、川芎150g、丹参200g、红花120g、茯苓150g、泽泻120g、牛膝120g、水蛭40g、地龙100g、甘草50g。

【图解】

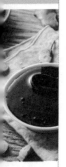
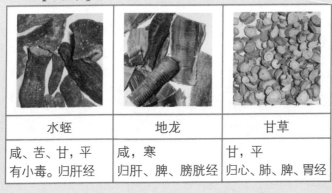

水蛭	地龙	甘草
咸、苦、甘，平 有小毒。归肝经	咸，寒 归肝、脾、膀胱经	甘，平 归心、肺、脾、胃经

【制法】　膏滋。上药除地龙、水蛭外，余药加水煎煮3次，滤汁去渣，合并3次滤液，加热浓缩成清膏，再将水蛭、地龙研为细末，并加蜂蜜500g和匀收膏即成。贮瓶备用。

【功效】　益气健脾、活血化瘀。

【用法】　口服。每次服15～30g，每日服2次，开水调服。2个月为1疗程。

【注意事项】　孕妇禁用。

第三节　癃　闭

癃闭是以排尿困难、小便量少、点滴而出，甚则闭塞不通为主的病症。一般以小便不利、点滴而短少、病势较缓者称为癃，而以小便闭塞、点滴不通、病势较急者称为闭。病位在肾与膀胱，因两者功能失调，三焦气化不能宣行所致。本病症相当于西医学中各种原因所致的尿潴留和无尿症，如肾前性、肾后性及肾实质病变所致的急慢性肾衰竭导致的少尿或无尿症，以及尿路结石、尿道肿瘤、尿道狭窄、尿道损伤、前列腺增生、膀胱括约肌痉挛、神经性尿闭、脊髓炎所致的尿潴留。

1. 临床表现

本病以排尿困难，全日总尿量明显减少，甚至小便闭塞不通，点滴全无为主要临床表现。起病或突然发生，或逐渐形成。一般在癃的阶段表现为小便不利，排尿滴沥不尽，或排尿无力，或尿流变细，或尿流突然中断，全日总尿量明显减少；在闭的阶段表现为小便不通，全日总尿量极少，甚至点滴全无，或小便欲解不出，小腹满胀，状如覆碗。尿闭可突然发生，亦可由癃逐渐发展而来。病情严重时，

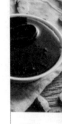

尚可出现头晕，胸闷气促，恶心呕吐，口气秽浊，水肿，甚至烦躁，神昏等症。尿道无疼痛感觉。

2. 病理诊断

（1）小便不利，点滴不畅，或小便闭塞不通，尿道无涩痛，小腹胀满。

（2）凡小腹胀满、小便欲解不出，叩触小腹部膀胱区明显胀满者为尿潴留；如小便量少或不通，无排尿感觉和小腹胀满，叩触小腹膀胱区也无明显充盈征象，此属肾衰竭所致的无尿或少尿。

（3）多见于老年男性，或产后妇女及手术后患者。

（4）结合病史中发病经过和症状，及其他辅助检查，如肛门指诊、B超、CT、膀胱镜、肾功能检查等可确定由何种疾病引起癃闭。

3. 辨证膏方

癃闭的形成与水液代谢功能失调有密切关系。癃者为轻，闭者为重，二者可以互相转化。癃闭日重，浊邪壅滞三焦，三焦气化不得宣行则渐变成关格。癃闭的治疗以通利为原则。癃闭实证宜清化湿热、通瘀散结、调畅气机而通水道；虚证则取补肾健脾而助气化，气化得行，小便自通，通补结合。根据虚实症候表现不同，进行分证论治。

（1）膀胱湿热症

【症候】　小便点滴不通，或量少而短赤灼热，小腹胀满，口苦口黏，口干不欲饮，或大便不畅，舌质红苔根黄腻，脉数。

【治法】　清热利湿，通利小便。

膏方一：八正散加减

【来源】　宋·太平惠民和剂局《太平惠民和剂局方》："治小便赤涩，或癃闭不通，及热淋、血淋，并宜服之。"

【组成】　萹蓄400g、瞿麦300g、栀子150g、通草100g、熟大黄80g、车前子150g、蒲公英150g、红藤200g、滑石300g、甘草80g、黄柏150g、苍术200g。

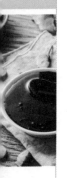

【图解】

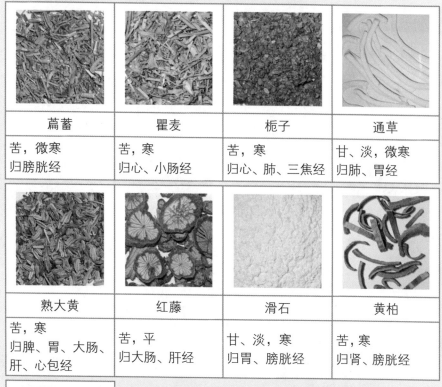

萹蓄	瞿麦	栀子	通草
苦，微寒 归膀胱经	苦，寒 归心、小肠经	苦，寒 归心、肺、三焦经	甘、淡，微寒 归肺、胃经

熟大黄	红藤	滑石	黄柏
苦，寒 归脾、胃、大肠、肝、心包经	苦，平 归大肠、肝经	甘、淡，寒 归胃、膀胱经	苦，寒 归肾、膀胱经

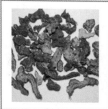

苍术
辛、苦，温 归脾、胃、肝经

【制法】 加水煎煮3次，滤汁去渣，合并滤液，加热浓缩为膏，加蜂蜜500g收膏即成。

【功效】 清热利湿，通利小便。

【用法】 每次15~20g，每日2次，两餐之间用温开水冲服。

【注意事项】 实证初期，宜先服用汤剂待症状控制后再服膏

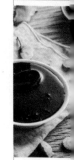

方；虚寒、腹泻者不宜使用。

【来源】 金·李东垣《兰室秘藏》："治不渴而小便不通者，热在下焦血分。"

【组成】 黄柏 800g、知母 800g、肉桂 100g、滑石 400g。

【图解】

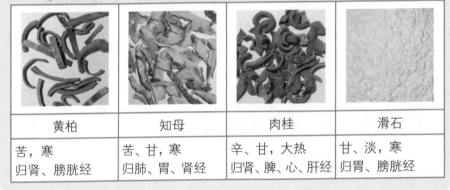

黄柏	知母	肉桂	滑石
苦，寒 归肾、膀胱经	苦、甘，寒 归肺、胃、肾经	辛、甘，大热 归肾、脾、心、肝经	甘、淡，寒 归胃、膀胱经

【制法】 加水煎煮 3 次，滤汁去渣，合并滤液，加热浓缩为膏，加蜂蜜 500g 收膏即成。

【功效】 滋肾通关，通利小便。

【用法】 每次 15～20g，每日 2 次，两餐之间用温开水冲服。

【注意事项】 实证初期，宜先服用汤剂待症状控制后再服膏方；虚寒、腹泻者不宜使用。

（2）肺热壅盛症

【症候】 小便不畅或者点滴不通，咽干，烦渴欲饮，呼吸急促或有咳嗽，舌质红，苔薄黄，脉数。

【治法】 清泄肺热，通利小便。

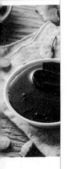

膏方一：清肺饮加减

【来源】 明·秦景明《症因脉治》："治热结上焦，肺失通调，小便不利，喘咳面肿，气逆胸满，右寸洪数。"

【组成】 黄芩 150g、桑白皮 150g、茯苓 300g、猪苓 200g、麦冬 200g、炒栀子 150g、天花粉 150g、通草 100g、车前子 200g、淡竹叶 200g、桔梗 150g、甘草 100g。

【图解】

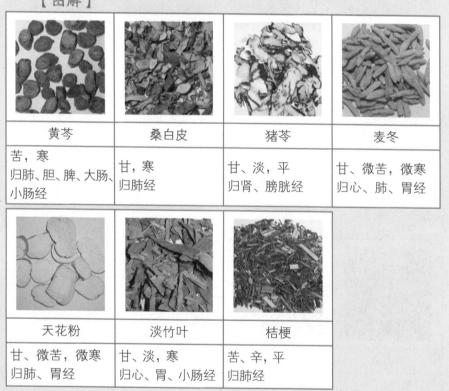

黄芩	桑白皮	猪苓	麦冬
苦，寒 归肺、胆、脾、大肠、小肠经	甘，寒 归肺经	甘、淡，平 归肾、膀胱经	甘、微苦，微寒 归心、肺、胃经

天花粉	淡竹叶	桔梗	
甘、微苦，微寒 归肺、胃经	甘、淡，寒 归心、胃、小肠经	苦、辛，平 归肺经	

【制法】 加水煎煮3次，滤汁去渣，合并滤液，加热浓缩为膏，加蜂蜜500g收膏即成。

【功效】 清泄肺热，通利小便。

【用法】 每次15～20g，每日2次，两餐之间用温开水冲服。

【注意事项】 实证初期，宜先服用汤剂待症状控制后再服膏方；虚寒、腹泻者不宜使用。

膏方二：麻杏石甘汤合五苓散加减

【来源】 汉·张仲景《伤寒杂病论》："治汗出而喘，无大热者，可与麻黄杏仁甘草石膏汤"；"小便不利、微热消渴者，五苓散主之。"

【组成】 麻黄80g、杏仁200g、甘草100g、石膏300g、猪苓150g、泽泻150g、白术300g、茯苓300g、桂枝80g、黄芩150g、桑白皮200g、白茅根250g。

【图解】

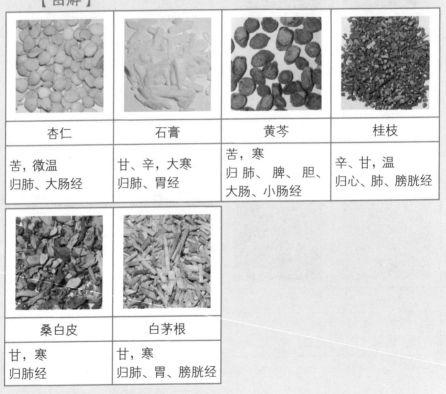

杏仁	石膏	黄芩	桂枝
苦，微温 归肺、大肠经	甘、辛，大寒 归肺、胃经	苦，寒 归肺、脾、胆、大肠、小肠经	辛、甘，温 归心、肺、膀胱经

桑白皮	白茅根
甘，寒 归肺经	甘，寒 归肺、胃、膀胱经

【制法】 加水煎煮3次，滤汁去渣，合并滤液，加热浓缩为膏，加蜂蜜500g收膏即成。

【功效】 泄热平喘，通利小便。

【用法】 每次15～20g，每日2次，两餐之间用温开水冲服。

【注意事项】 实证初期，宜先服用汤剂待症状控制后再服膏

中医
肾脏病证
调养膏方

方；虚寒、腹泻者不宜使用。

（3）肝郁气滞症

【症候】　小便突然不通或者通而不畅，胁腹胀满，情志抑郁或者心烦易怒，舌红，苔薄白或薄黄，脉弦。

【治法】　调畅气机，通利小便。

膏方一：沉香散加减

【来源】　宋·陈言《三因极一病症方论》："治因五内郁结，气不得舒，阴滞于阳，而致壅闭，小腹胀满，小便不通，大便分泄，小便方利。"

【组成】　石韦250g、滑石200g、沉香50g、王不留行300g、郁金150g、枳壳150g、当归200g、陈皮150g、冬葵子200g、白芍200g、甘草100g、大黄60g。

【图解】

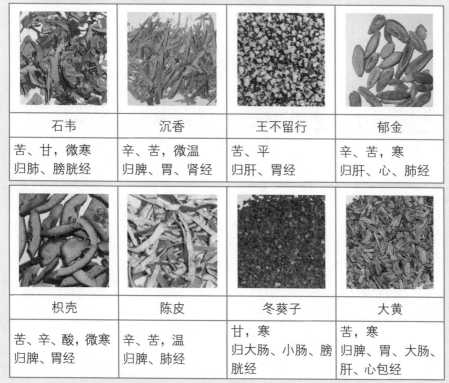

石韦	沉香	王不留行	郁金
苦、甘，微寒 归肺、膀胱经	辛、苦，微温 归脾、胃、肾经	苦、平 归肝、胃经	辛、苦，寒 归肝、心、肺经

枳壳	陈皮	冬葵子	大黄
苦、辛、酸，微寒 归脾、胃经	辛、苦，温 归脾、肺经	甘，寒 归大肠、小肠、膀胱经	苦，寒 归脾、胃、大肠、肝、心包经

【制法】　加水煎煮3次，滤汁去渣，合并滤液，加热浓缩为膏，加蜂蜜500g收膏即成。

【功效】　调畅气机，通利小便。

【用法】　每次15~20g，每日2次，两餐之间用温开水冲服。

【注意事项】　实证初期，宜先服用汤剂待症状控制后再服膏方；虚寒、腹泻者不宜使用。

膏方二：丹栀逍遥散加减

【来源】　明·薛己《内科摘要》："治或发热潮热；或烦躁易怒；或头痛目涩；或月经不调、少腹作痛；或小腹胀坠、小便涩痛。"

【组成】　当归300g、白芍300g、柴胡150g、白术200g、茯苓200g、生姜60g、甘草100g、薄荷60g、丹皮150g、栀子150g、冬葵子200g、滑石200g。

【图解】

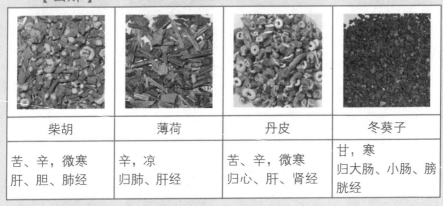

柴胡	薄荷	丹皮	冬葵子
苦、辛，微寒 肝、胆、肺经	辛，凉 归肺、肝经	苦、辛，微寒 归心、肝、肾经	甘，寒 归大肠、小肠、膀胱经

【制法】　加水煎煮3次，滤汁去渣，合并滤液，加热浓缩为膏，加蜂蜜500g收膏即成。

【功效】　疏肝解郁，通利小便。

【用法】　每次15~20g，每日2次，两餐之间用温开水冲服。

【注意事项】　实证初期，宜先服用汤剂待症状控制后再服膏

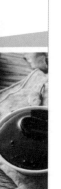

中医
肾脏病证
调养膏方

方；虚寒、腹泻者不宜使用。

（4）浊瘀阻塞症

【症候】　小便点滴而下或尿细如线，甚至阻塞不通，小腹胀满疼痛，舌质紫暗或有瘀斑，脉涩。

【治法】　行瘀散结，通利小便。

【注意】　此证型不适宜使用膏方。

（5）脾气不升症

【症候】　时欲小便而不得出，或量少而不爽利，小腹坠胀，气短，语声低微，精神疲乏，不思纳食，舌淡苔薄，脉弱。

【治法】　升清降浊，化气行水。

膏方一：补中益气汤合春泽汤加减

【来源】　补中益气汤出自元·李东垣《脾胃论》；春泽汤出自元·危亦林《世医得效方》。

【组成】　炙黄芪200g、党参200g、炒白术200g、茯苓150g、陈皮150g、猪苓120g、柴胡100g、炙升麻60g、泽泻120g、覆盆子150g、益智仁200g、当归200g、枸杞150g、酸枣仁150g、阿胶200g、大枣200g。

【图解】

猪苓	柴胡	炙升麻	覆盆子
甘、淡，平 归肾、膀胱经	苦、辛，微寒 归肝、胆、肺经	辛、微甘，微寒 归肺、脾、胃、大肠经	甘、酸，温 归肝、肾、膀胱经

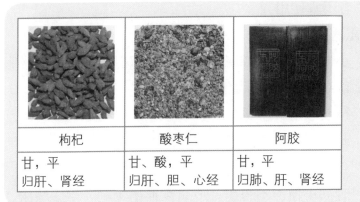

枸杞	酸枣仁	阿胶
甘，平 归肝、肾经	甘、酸，平 归肝、胆、心经	甘，平 归肺、肝、肾经

【制法】 加水煎煮 3 次，滤汁去渣，合并滤液，阿胶另黄酒烊化兑入，加热浓缩为膏，加蜂蜜 500g 收膏即成。

【功效】 补脾益气，化气行水。

【用法】 每次 15～20g，每日 2 次，两餐之间用温开水冲服。

【注意事项】 实证、热证不宜使用。

膏方二：归脾汤加减

【来源】 宋·严用和《严氏济生方》。

【组成】 人参 100g、白术 200g、黄芪 300g、当归 200g、甘草 100g、茯神 200g、远志 120g、酸枣仁 120g、木香 100g、龙眼肉 300g、大枣 200g、通草 100g。

【图解】

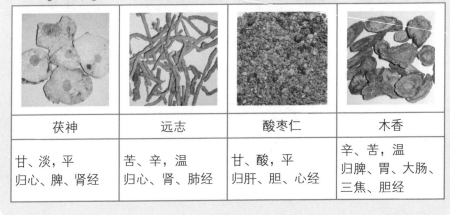

茯神	远志	酸枣仁	木香
甘、淡，平 归心、脾、肾经	苦、辛，温 归心、肾、肺经	甘、酸，平 归肝、胆、心经	辛、苦，温 归脾、胃、大肠、三焦、胆经

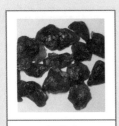

龙眼肉
甘，温 归心、脾经

【制法】　上药除人参外加水煎煮 3 次，滤汁去渣，人参另煎，合并滤液，加热浓缩为膏，加蜂蜜 500g 收膏即成。

【功效】　健脾补气。

【用法】　每次 15～20g，每日 2 次，两餐之间用温开水冲服。

【注意事项】　实证、热证不宜使用。

膏方三：扶元和中膏加减

【来源】　陈可冀《清宫膏方精华》。

【组成】　黄芪 200g、党参 200g、炒白术 200g、茯苓 150g、当归 200g、砂仁 80g、杜仲 150g、香附 150g、炙升麻 60g、炒谷芽 150g、鸡内金 200g、姜半夏 200g、佩兰 150g、生姜 150g、大枣 200g。

【图解】

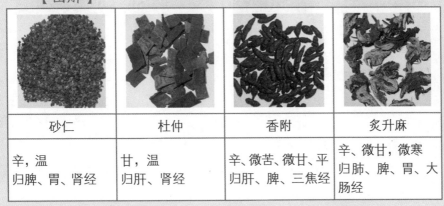

砂仁	杜仲	香附	炙升麻
辛，温 归脾、胃、肾经	甘，温 归肝、肾经	辛、微苦、微甘、平 归肝、脾、三焦经	辛、微甘，微寒 归肺、脾、胃、大肠经

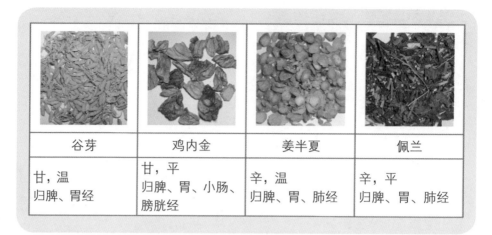

谷芽	鸡内金	姜半夏	佩兰
甘，温 归脾、胃经	甘，平 归脾、胃、小肠、膀胱经	辛，温 归脾、胃、肺经	辛，平 归脾、胃、肺经

【制法】 加水煎煮3次，滤汁去渣，合并滤液，阿胶另黄酒烊化兑入，加热浓缩为膏，加蜂蜜500g收膏即成。

【功效】 补脾益气，化气行水。

【用法】 每次15~20g，每日2次，两餐之间用温开水冲服。

【注意事项】 实证、热证不宜使用。

膏方四：党参膏加减

【来源】 河北省中医研究院《清太医院配方》："治一切清阳下陷，元气不足之症。"

【组成】 党参1000g，熟地黄600g，当归400g，升麻100g。

【图解】

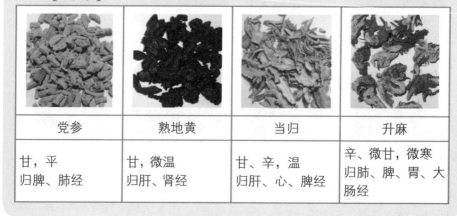

党参	熟地黄	当归	升麻
甘，平 归脾、肺经	甘，微温 归肝、肾经	甘、辛，温 归肝、心、脾经	辛、微甘，微寒 归肺、脾、胃、大肠经

【制法】　上药加水煎煮 3 次，滤汁去渣，合并滤液，加热浓缩为膏，加蜂蜜 500g 收膏即成。

【功效】　补脾升阳。

【用法】　每次 15～20g，每日 2 次，两餐之间用温开水冲服。

【注意事项】　实证、热证不宜使用。

（6）肾阳衰惫症

【症候】　小便不通或者点滴不爽，排出无力，面色㿠白，神气怯弱，畏寒肢冷，腰膝冷而酸软，舌淡苔白，脉沉细而尺弱。

【治法】　温阳益气，补肾利水。

膏方一：八味肾气丸加减

【来源】　汉·张仲景《金匮要略》："虚劳腰痛，少腹拘急，小便不利者，八味肾气丸主之。"

【组成】　附子（先煎）300g、肉桂 300g、生地黄 600g、山茱萸 600g、山药 600g、泽泻 300g、牡丹皮 200g、茯苓 400g、通草 200g、牛膝 300g。

【图解】

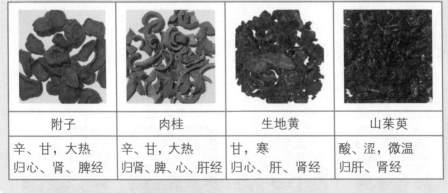

附子	肉桂	生地黄	山茱萸
辛、甘，大热 归心、肾、脾经	辛、甘，大热 归肾、脾、心、肝经	甘，寒 归心、肝、肾经	酸、涩，微温 归肝、肾经

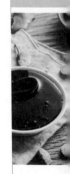

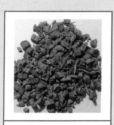

牛膝
苦、甘、酸，平 归肝，肾经

【制法】　加水煎煮3次，滤汁去渣，合并滤液，加热浓缩为膏，加蜂蜜500g收膏即成。

【功效】　温补肾阳，行气化水。

【用法】　每次15～20g，每日2次，两餐之间用温开水冲服。

【注意事项】　附子有毒，剂量不宜过大，不宜长期使用；有实热者不宜使用。

膏方二：大补元煎加减

【来源】　明·张介宾《景岳全书》。

【组成】　人参200g、山药600g、熟地黄600g、杜仲400g、当归400g、山茱萸300g、枸杞400g、（炙）甘草100g、附子（先煎）150g、肉桂120g。

【图解】

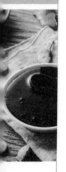

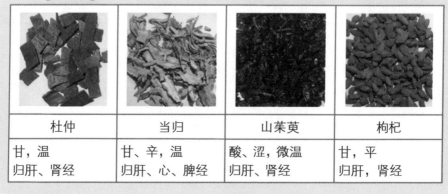

杜仲	当归	山茱萸	枸杞
甘，温 归肝、肾经	甘、辛，温 归肝、心、脾经	酸、涩，微温 归肝、肾经	甘，平 归肝，肾经

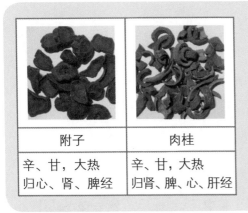

附子	肉桂
辛、甘，大热 归心、肾、脾经	辛、甘，大热 归肾、脾、心、肝经

【制法】　加水煎煮3次，滤汁去渣，合并滤液，加热浓缩为膏，加蜂蜜500g收膏即成。

【功效】　温补肾阳，化气行水。

【用法】　每次15~20g，每日2次，两餐之间用温开水冲服。

【注意事项】　制附片有毒，剂量不宜过大，不宜长期使用；有实热者不宜使用。

膏方三：河车膏加减

【来源】　陈可冀《清宫膏方精华》："治男妇诸虚百损，五劳七伤。"

【组成】　党参400g、熟地黄600g、当归400g、枸杞400g、紫河车200g。

【制法】　加水煎煮3次，滤汁去渣，合并滤液，紫河车打粉另兑入加热浓缩为膏，加蜂蜜500g收膏即成。

【功效】　大补元气。

【用法】　每次15~20g，每日2次，两餐之间用温开水冲服。

【注意事项】　有实热者不宜使用。

膏方四：鹿茸丸加减

【来源】 宋·陈言《三因极一病症方论》。

【组成】 鹿茸50g、熟地黄200g、黄芪300g、五味子200g、山药300g、麦冬200g、山茱萸200g、玄参150g、补骨脂200g、牛膝200g、肉苁蓉200g、人参100g、地骨皮150g、鸡内金150g。

【图解】

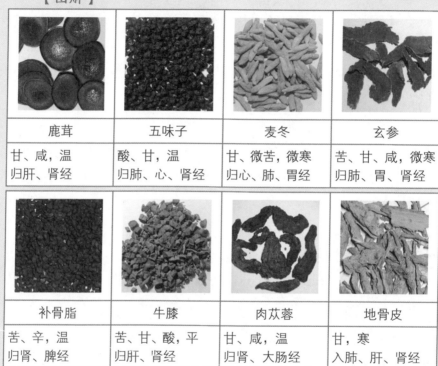

鹿茸	五味子	麦冬	玄参
甘、咸，温 归肝、肾经	酸、甘，温 归肺、心、肾经	甘、微苦，微寒 归心、肺、胃经	苦、甘、咸，微寒 归肺、胃、肾经

补骨脂	牛膝	肉苁蓉	地骨皮
苦、辛，温 归肾、脾经	苦、甘、酸，平 归肝、肾经	甘、咸，温 归肾、大肠经	甘，寒 入肺、肝、肾经

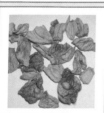

鸡内金
甘，平 归脾、胃、小肠、膀胱经

中医
肾脏病证
调养膏方

【制法】　上药除人参、鹿茸外，其余药加水煎煮3次，滤汁去渣，人参、鹿茸另煎，合并滤液，加热浓缩为膏，加蜂蜜500g收膏即成。

【功效】　阴阳双补。

【用法】　每次15～20g，每日2次，两餐之间用温开水冲服。

【注意事项】　有实热者不宜使用。

第四节　淋　　证

淋证是指小便频数短涩，淋漓刺痛、欲出不净、小腹拘急、痛引少腹的一类病症。病位在肾和膀胱，与心、肝、脾关系密切。初起主要是湿热蕴结下焦，膀胱气化失司、水道不利，病久则由实转虚，出现肾虚而膀胱湿热内蕴的虚实夹杂证，病情缠绵不解，也可致肾阳虚衰，湿浊之邪壅塞，三焦气化不利而成关格。常见于西医的泌尿系统和男子生殖系统疾病，如急慢性肾盂肾炎、膀胱炎、肾结核、泌尿系统结石、膀胱肿瘤、前列腺增生、前列腺炎、尿道炎等。

1. 临床表现

小便频数，淋漓涩痛，小腹拘急引痛，为各种淋证的主症，病久或反复发作后，常伴有低热、腰痛、小腹坠胀、疲劳等。多见于已婚女性，多因感受外邪、情绪变化、疲劳过度而诱发。

2. 理化检查

淋证患者一般可先查尿常规。如尿中白细胞增多为主，多考虑泌尿道感染及炎症，可作中段尿细胞培养、尿亚硝酸盐试验等。此外，疑及泌尿道结核，应查尿沉渣找结核杆菌，做结核菌素试验等。考虑为前列腺炎可能者，可作肛门指检前列腺及前列腺液常规检查。

疑为非感染性膀胱炎者,可查膀胱镜。尿中红细胞增多为主者,多见于泌尿道结石、膀胱癌,应查泌尿道B超,静脉肾盂造影,腹部平片,尿中找脱落细胞、做膀胱镜等。尿浑浊怀疑乳糜尿者应查尿乙醚试验,必要时淋巴管造影摄片检查。各项检查无异常者,多为尿道综合征。

3. 辨证膏方

淋证是以小便频数、淋漓刺痛、小腹拘急引痛为主症的疾病。根据病因和症状特点不同,可分为热淋、血淋、石淋、气淋、膏淋、劳淋6证。淋证的基本病机为湿热蕴结下焦,肾与膀胱气化不利。病理因素为湿热。病位在膀胱与肾。病理性质初病多实,久则转虚,或虚实夹杂。

临床辨证首先应别6淋之类别,其次,须辨症候之虚实,虚实夹杂者,须分清标本虚实之主次,证情之缓急,最后须辨明各淋证的转化与兼夹。实则清利,虚则补益,为淋证的基本治则。具体而言,实证以膀胱湿热为主者,治宜清热利湿;以热灼血络为主者,治以凉血止血;以砂石结聚为主者,治以通淋排石;以气滞不利为主者,治以利气疏导。虚证以脾虚为主者,治以健脾益气;以肾虚为主者,治宜补虚益肾。同时正确掌握标本缓急,在淋证治疗中尤为重要。对虚实夹杂者,又当通补兼施,审其主次缓急、兼顾治疗。

(1)热淋

【症候】 小便频数短涩,灼热刺痛,溺色黄赤,少腹拘急胀痛,或有寒热,口苦,呕恶,或有腰痛拒按,或有大便秘结,苔黄腻脉滑数。

【治法】 清热利湿通淋。

膏方一:八正膏滋

【来源】 《实用膏方》。

【组成】 车前子360g、瞿麦360g、萹蓄360g、滑石180g、山栀子180g、炙甘草120g、通草120g、灯芯草40g、生地黄180g、牛膝180g、白茅根180g、乌药180g、川楝子180g、柴胡120g、金银花180g、连翘180g。

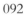

【图解】

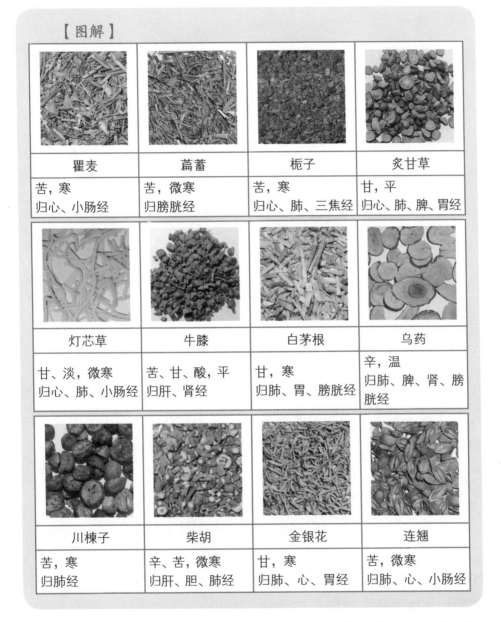

瞿麦	萹蓄	栀子	炙甘草
苦，寒 归心、小肠经	苦，微寒 归膀胱经	苦，寒 归心、肺、三焦经	甘，平 归心、肺、脾、胃经
灯芯草	牛膝	白茅根	乌药
甘、淡，微寒 归心、肺、小肠经	苦、甘、酸，平 归肝、肾经	甘，寒 归肺、胃、膀胱经	辛，温 归肺、脾、肾、膀胱经
川楝子	柴胡	金银花	连翘
苦，寒 归肺经	辛、苦，微寒 归肝、胆、肺经	甘，寒 归肺、心、胃经	苦，微寒 归肺、心、小肠经

【制法】　以上各药熬汁去渣过滤，将汁炼至滴毛头纸背面不洇为标准，收清膏。加蜂蜜 500g 收膏即成，贮瓶备用。

【功效】　清热解毒，利湿通淋。

【用法】　每次服 15～30g，白开水冲服。

【注意事项】　虚证不宜；服药期间，忌辛辣、海鲜、烟酒等刺激之物。

膏方二：清糜膏

【来源】 《中医膏方临床应用指南》。

【组成】 白茅根 1500g（鲜品）、鱼腥草 450g、车前草 450g、土茯苓 450g、生甘草 300g。

【图解】

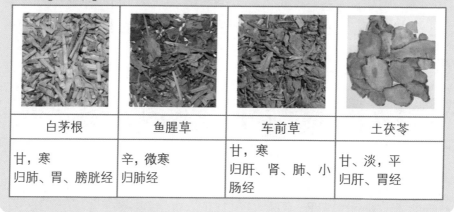

白茅根	鱼腥草	车前草	土茯苓
甘，寒 归肺、胃、膀胱经	辛，微寒 归肺经	甘，寒 归肝、肾、肺、小肠经	甘、淡，平 归肝、胃经

【制法】 上药加水煎煮 3 次，滤汁去渣，合并 3 次滤液，加热浓缩成清膏、再加蜂蜜 500g，文火煎煮，滴水为度，收膏即成。贮瓶备用。

【功效】 清热凉血，解毒利湿。

【用法】 口服。每次 15～30g，每日 2～3 次，温开水调服。

【注意事项】 ①加减：小便尿血者、加血余碳、藕节炭、大小蓟；痛甚者，加延胡索、乳香、没药；伴高热者，加蒲公英、金银花、连翘；伴水肿者，加猪苓、泽泻；伴阳虚者，加肉桂、附子；伴气虚者，加人参、党参；伴血瘀者，加川芎，红花、桃仁。②治疗期间，控制饮水量，减少蛋白的摄入量；忌辛辣、海鲜、烟酒等刺激之物；保持充足的睡眠，节房事；本方利尿作用较强，注意电解质检查。

膏方三：蒲苓膏

【来源】 《集验中成药》。

【组成】 蒲公英 480g、土茯苓 640g、萹蓄 640g、淡竹叶 480g、地肤子 320g、车前草 480g。

【图解】

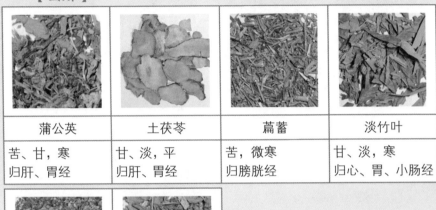

蒲公英	土茯苓	萹蓄	淡竹叶
苦、甘，寒 归肝、胃经	甘、淡，平 归肝、胃经	苦，微寒 归膀胱经	甘、淡，寒 归心、胃、小肠经

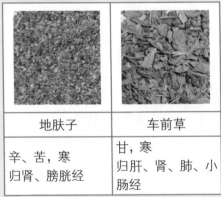

地肤子	车前草		
辛、苦，寒 归肾、膀胱经	甘，寒 归肝、肾、肺、小肠经		

【制法】 上药加水煎煮 3 次，滤汁去渣，合并 3 次滤液，加热浓缩成清膏，再加蜂蜜 500g 收膏即成。贮瓶备用。

【功效】 清热利湿。

【用法】 口服。每次 15～30g，每日 2 次，温开水调服。

【注意事项】 服药期间，忌辛辣、海鲜、烟酒等刺激之物。

膏方四：蒲公英膏

【来源】 《集验中成药》。

【组成】 蒲公英680g、车前草680g、白茅根680g、瞿麦340g、萹蓄340g、马鞭草340g。

【图解】

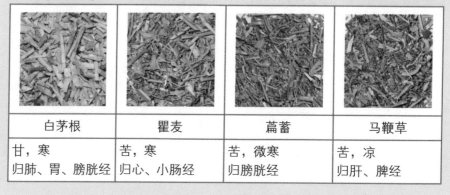

白茅根	瞿麦	萹蓄	马鞭草
甘，寒 归肺、胃、膀胱经	苦，寒 归心、小肠经	苦，微寒 归膀胱经	苦，凉 归肝、脾经

【制法】 上药加水煎煮3次，滤汁去渣，合并3次滤液，加热浓缩成清膏，再加蜂蜜500g收膏即成。贮瓶备用。

【功效】 清热凉血，利湿通淋。

【用法】 口服。每次15～30g，每日2次，温开水调服。

【注意事项】 服药期间，忌辛辣、海鲜、烟酒等刺激之物。

膏方五：石鱼膏

【来源】 《集验中成药》。

【组成】 鱼腥草600g、石韦300g、滑石300g、栀子225g、黄芩300g、生地黄450g、萹蓄450g、白茅根600g。

【图解】

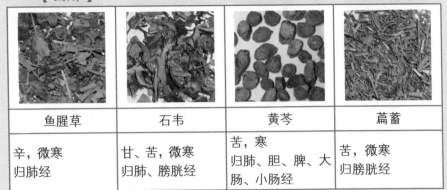

鱼腥草	石韦	黄芩	萹蓄
辛，微寒 归肺经	甘、苦，微寒 归肺、膀胱经	苦，寒 归肺、胆、脾、大肠、小肠经	苦，微寒 归膀胱经

【制法】 上药加水煎煮 3 次，滤汁去渣，合并 3 次滤液，加热浓缩成清膏，再加蜂蜜 500g 收膏即成。贮瓶备用。

【功效】 清热凉血，利湿通淋。

【用法】 口服。每次 15～30g，每日 2 次，温开水调服。

【注意事项】 服药期间，忌辛辣、海鲜、烟酒等刺激之物。

膏方六：解毒通淋膏

【来源】 《中医膏方指南》。

【组成】 车前子 400g、萹蓄 400g、瞿麦 300g、滑石 500g、大黄 100g、焦栀子 300g、石韦 400g、蒲公英 600g、升麻 60g、川牛膝 300g、黄柏 200g、生甘草 200g。

【图解】

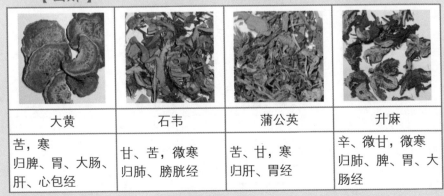

大黄	石韦	蒲公英	升麻
苦，寒 归脾、胃、大肠、肝、心包经	甘、苦，微寒 归肺、膀胱经	苦、甘，寒 归肝、胃经	辛、微甘，微寒 归肺、脾、胃、大肠经

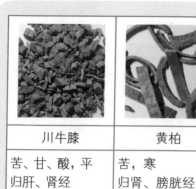

川牛膝	黄柏
苦、甘、酸，平 归肝、肾经	苦，寒 归肾、膀胱经

【制法】　上药加水煎煮3次，滤汁去渣，合并3次滤液，加热浓缩成清膏，再加蜂蜜500g收膏即成。贮瓶备用。

【功效】　清热解毒，利湿通淋。

【用法】　口服。每次15～30g，每日2次，温开水调服。

【注意事项】　如小便中红细胞较多者，加小蓟草300g、生蒲黄200g、生藕节300g，如少腹急痛明显者，加沉香60g、乌药180g、川栋子300g。

膏方七：凤尾膏

【来源】　《临床验证集》。

【组成】　凤尾草、萹蓄、车前草、夏枯草、金钱草、土茯苓、三颗针、半枝莲、石韦各330g，苦参110g。

【图解】

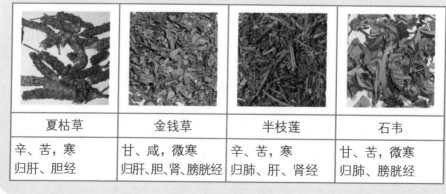

夏枯草	金钱草	半枝莲	石韦
辛、苦，寒 归肝、胆经	甘、咸，微寒 归肝、胆、肾、膀胱经	辛、苦，寒 归肺、肝、肾经	甘、苦，微寒 归肺、膀胱经

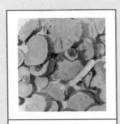

苦参
苦, 寒
归心、肝、胃、大肠、膀胱经

【制法】　上药加水煎煮 3 次，滤汁去渣，合并 3 次滤液，加热浓缩成清膏，再加蜂蜜 500g 收膏即成。贮瓶备用。

【功效】　清热利湿，解毒通淋。

【用法】　口服。每次 15 ~ 30g，每日 2 次，白开水调服。

【注意事项】　服药期间，忌辛辣、海鲜、烟酒等刺激之物。

膏方八：蒲韦膏

【来源】　《临床验方集》。

【组成】　蒲公英 1500g、石韦 750g、车前草 750g。

【制法】　上药加水煎煮 3 次，滤汁去渣，合并 3 次滤液，加热浓缩成清膏；然后加蜂蜜 300g，文火煎煮，滴水为度，收膏即成。贮瓶备用。

【功效】　利湿化浊。

【用法】　口服。每次 15 ~ 30g，每日 2 ~ 3 次。7 日为 1 疗程。

【注意事项】　若湿热甚者，加苦参 100g；伴血尿者，加白茅根 300g。

膏方九：苦参膏

【来源】　《临床验方集》。

【组成】　苦参210g、柴胡210g、黄柏140g、蒲公英420g、马齿苋560g、石韦420g、车前草560g、土茯苓560g。

【图解】

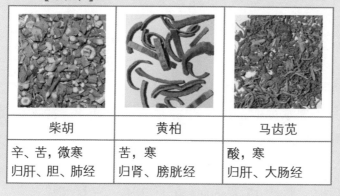

柴胡	黄柏	马齿苋
辛、苦，微寒 归肝、胆、肺经	苦，寒 归肾、膀胱经	酸，寒 归肝、大肠经

【制法】　上药加水煎煮3次，滤汁去渣，合并3次滤液，加热浓缩成清膏；然后加蜂蜜500g，文火煎煮，滴水为度，收膏即成。贮瓶备用。

【功效】　清热利湿，活血解毒。

【用法】　口服。每次15～30g，每日2次，开水调服。

【注意事项】　若出现血尿者，加白茅根210g，小蓟210g，琥珀42g。

膏方十：四草金银膏

【来源】　《集验中成药》。

【组成】　金钱草1120g、海金沙420g、车前草420g、鸭跖草420g、银花420g、旱莲草350g。

【图解】

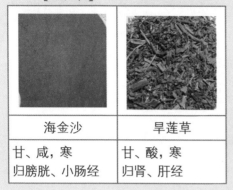

海金沙	旱莲草
甘、咸，寒 归膀胱、小肠经	甘、酸，寒 归肾、肝经

【制法】　上药加水煎煮3次，滤汁去渣，合并3次滤液，加热浓缩成清膏；然后加蜂蜜500g，文火煎煮，滴水为度，收膏即成。贮瓶备用。

【功效】　利湿通淋，清热养阴。

【用法】　口服。每次15～30g，每日2次，开水调服。

膏方十一：通地膏

【来源】　《临床验方集》。

【组成】　生地黄900g、木通360g、黄柏360g、甘草180g、石韦375g、淡竹叶450g、灯芯草375g、黄连75g。

【图解】

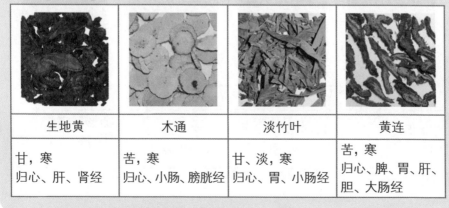

生地黄	木通	淡竹叶	黄连
甘，寒 归心、肝、肾经	苦，寒 归心、小肠、膀胱经	甘、淡，寒 归心、胃、小肠经	苦，寒 归心、脾、胃、肝、胆、大肠经

【制法】　上药加水煎煮3次，滤汁去渣，合并3次滤液，加热浓缩成清膏；然后加蜂蜜500g，文火煎煮，滴水为度，收膏即成。贮瓶备用。

【功效】　清心凉血，利尿通淋。

【用法】　口服。每次15～30g，每日3次，白开水调服。

（2）石淋

【症候】　尿中夹砂石，排尿涩痛，或排尿时突然中断，尿道窘迫疼痛，少腹拘急，往往突发，一侧腰腹绞痛难忍，甚则牵及外阴，尿中带血，舌红，苔薄黄，脉弦或带数。

【治法】　清热利湿，排石通淋。

膏方一：石韦膏滋

【来源】　《实用膏方》。

【组成】　通草120g、石韦200g、王不留行60g、滑石150g、炙甘草100g、当归120g、白术150g、瞿麦150g、白芍100g、冬葵子100g、车前子300g、金钱草300g、海金沙300g、鸡内金200g、小蓟150g、生地黄150g、藕节150g、川牛膝150g、蒲公英150g、黄柏150g。

【图解】

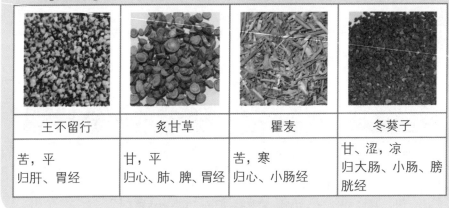

王不留行	炙甘草	瞿麦	冬葵子
苦，平 归肝、胃经	甘，平 归心、肺、脾、胃经	苦，寒 归心、小肠经	甘、涩、凉 归大肠、小肠、膀胱经

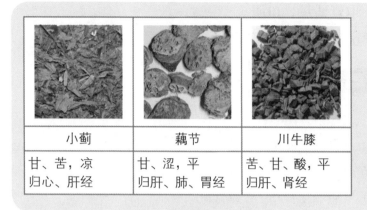

小蓟	藕节	川牛膝
甘、苦,凉 归心、肝经	甘、涩,平 归肝、肺、胃经	苦、甘、酸,平 归肝、肾经

【制法】 以上各药熬汁去渣过滤,将汁炼至滴毛头纸背面不洇为标准,收清膏。加蜂蜜 500g,收膏装瓶。

【功效】 清热利尿,通淋排石。

【用法】 每次 30g,白开水冲服,每日 3 次。

膏方二:牛膝膏

【来源】 《冯氏锦囊秘录杂证大小合参·卷十四·淋证大小总论台参》。

【组成】 牛膝 2000g、麝香(现用人工麝香)2g。

【图解】

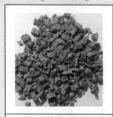

牛膝
苦、甘、酸,平 归肝、肾经

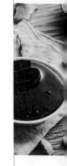

【制法】 用清水浓煎牛膝,直至成膏,入麝香收膏。

【功效】 利尿通淋。

【用法】 取膏适量，口服。

【注意事项】 腹泻者不宜使用。

膏方三：蒲金膏

【来源】 《集验中成药》。

【组成】 蒲公英420g、金钱草420g、海金沙420g、鸡内金420g、白芍药350g、滑石350g、牛膝210g、车前子210g、丹参210g、王不留行210g、甘草140g。

【图解】

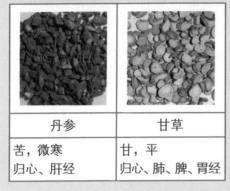

丹参	甘草
苦，微寒 归心、肝经	甘，平 归心、肺、脾、胃经

【制法】 上药除鸡内金外，余药加水煎煮3次，滤汁去渣，合并3次滤液，加热浓缩成清膏，再将鸡内金研为细粉，撒入清膏中和匀，然后加蜂蜜500g收膏即成。贮瓶备用。

【功效】 清热利湿，活血柔阴，化石排石。

【用法】 口服。每次15～30g，每日2～3次，开水调服。半个月为1疗程。

膏方四：三金行石膏

【来源】 《集验中成药》。

【组成】 金钱草1040g、滑石650g、海金沙520g、鸡内金390g、王不留行260g、穿山甲130g。

【图解】

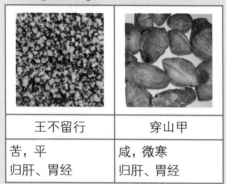

王不留行	穿山甲
苦，平 归肝、胃经	咸，微寒 归肝、胃经

【制法】　上药加水煎煮 3 次，滤汁去渣，合并 3 次滤液，加热浓缩成清膏，再加蜂蜜 500g 收膏即成。贮瓶备用。

【功效】　清热利湿，通淋排石。

【用法】　口服。每次 15～30g，每日 2 次，空腹开水调服。

膏方五：车石膏

【来源】　《集验中成药》。

【组成】　车前草 800g、石韦 800g、栀子 500g、甘草 1000g。

【图解】

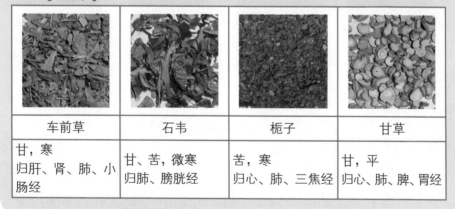

车前草	石韦	栀子	甘草
甘，寒 归肝、肾、肺、小肠经	甘、苦，微寒 归肺、膀胱经	苦，寒 归心、肺、三焦经	甘，平 归心、肺、脾、胃经

【制法】　上药加水煎煮 3 次，滤汁去渣，合并 3 次滤液，加热浓缩成清膏，再加蜂蜜 500g 收膏即成。贮瓶备用。

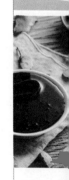

【功效】　清热利湿，通淋排石。

【用法】　口服。每次 15～30g，每日 2 次，空腹开水调服。

膏方六：金钱膏

【来源】　《临床验方集》。

【组成】　金钱草 600g、威灵仙 400g、海金沙 300g、牛膝 300g、石韦 150g、木通 150g、鸡内金 150g、黄芪 200g、白芍药 200g、丹参 100g、王不留行 100g、三棱 100g、莪术 100g、乌梅 100g、琥珀末 6g。

【图解】

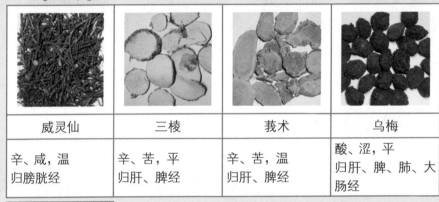

威灵仙	三棱	莪术	乌梅
辛、咸，温 归膀胱经	辛、苦，平 归肝、脾经	辛、苦，温 归肝、脾经	酸、涩，平 归肝、脾、肺、大肠经

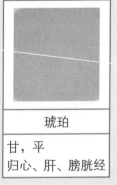

琥珀
甘，平 归心、肝、膀胱经

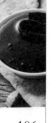

【制法】　上药除鸡内金、琥珀外，余药加水煎煮 3 次，滤汁去渣，合并 3 次滤液，加热浓缩成清膏，再将鸡内金、琥珀共研细末，撒入清膏中和匀，然后加蜂蜜 500g 收膏即成。贮瓶备用。

【功效】　清热利湿，活血化瘀，化石排石。

【用法】　口服。每次 15～30g，每日 2 次，白开水调服。

膏方七：金石灵仙膏

【来源】　《集验中成药》。

【组成】　金钱草 600g、石韦 300g、萹蓄 300g、急性子 150g、王不留行 150g、川牛膝 150g、威灵仙 150g、鸡内金 100g。

【图解】

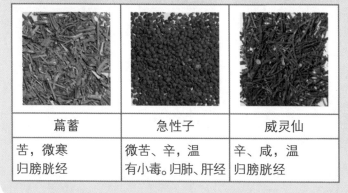

萹蓄	急性子	威灵仙
苦，微寒 归膀胱经	微苦、辛，温 有小毒。归肺、肝经	辛、咸，温 归膀胱经

【制法】　上药除鸡内金外，余药加水煎煮 3 次，滤汁去渣，合并 3 次滤液，加热浓缩成清膏，再将鸡内金研细末，加蜂蜜 500g，一并冲入清膏中和匀收膏即成。贮瓶备用。

【功效】　清热利湿，理气散瘀，通淋排石。

【用法】　口服。每次 15～30g，每日 2～3 次，开水调服。

膏方八：益肾化石膏

【来源】　《中医膏方指南》。

【组成】　熟地黄 260g、山茱萸 200g、杜仲 130g、续断 200g、桑寄生 200g、金钱草 390g、海金沙 390g、茯苓 260g、泽泻 130g、怀山药 260g、鸡内金 130g、王不留行 130g、当归 130g、香附 78g、胡桃肉 20g、龟甲胶 200g。

【图解】

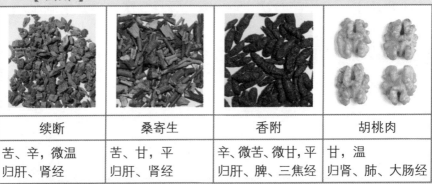

续断	桑寄生	香附	胡桃肉
苦、辛，微温 归肝、肾经	苦、甘，平 归肝、肾经	辛、微苦、微甘，平 归肝、脾、三焦经	甘，温 归肾、肺、大肠经

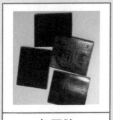

龟甲胶
咸、甘，凉 归肝、肾、心经

【制法】　上药除龟甲胶、胡桃肉外，余药加水煎煮 3 次，滤汁去渣，合并 3 次滤液，加热浓缩成清膏，再将龟甲胶加适量黄酒浸泡后隔水烊化，胡桃肉研碎后，一并冲入清膏和匀，然后加蜂蜜500g 收膏即成。贮瓶备用。

【功效】　滋阴益肾，清热利湿，化石排石。

【用法】　口服。每次 15~30g，每日 2~3 次，开水调服。

【注意事项】　若见消瘦，面红，五心烦热者，加炒黄柏130g、知母 130g；如四肢欠温，形寒肢冷者，去龟甲胶，加鹿角胶260g、淫羊藿 200g；如小便艰涩者，加瞿麦 200g、木通 80g、车前子390g。

膏方九：排石膏

【来源】 《中医膏方指南》。

【组成】 金钱草480g、石韦240g，海金沙240g，冬葵子240g，鸡内金160g、车前子480g、滑石240g、马兰花240g、白韦根240g、川牛膝240g、乌药160g、木香50g。

【图解】

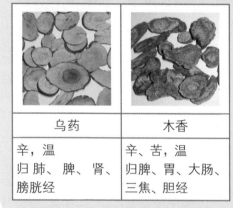

乌药	木香
辛，温 归肺、脾、肾、膀胱经	辛、苦，温 归脾、胃、大肠、三焦、胆经

【制法】 上药加水煎煮3次，滤汁去渣，合并3次滤液，加热浓缩成清膏；然后加蜂蜜500g，文火煎煮，滴水为度，收膏即成。贮瓶备用。

【功效】 清热利湿，利尿排石。

【用法】 口服。每次15～30g，每日2次，开水调服。

【注意事项】 ①如腰腹疼痛剧烈者，加川楝子240g、延胡索240g、琥珀100g、三七150g；如小便中出现大量红细胞者，加萆薢240g、茜草240g、旱莲草480g、小蓟480g。②在服药期间，应做好自我调摄，有利于提高和巩固治疗效果。要大量饮用含矿物质少的磁化水，既能避免聚成结石，又有利于充分的排尿，去除尿中的杂物、异物；加强运动，多做跳跃、打球运动，以促使结石下移排出；如是含钙类结石患者，应少吃牛奶及钙类食物；草酸钙结石患者，应少吃菠菜、芹菜、红茶等；尿酸结石患者，应少吃动物类、豆类和咖啡、可可等，多吃水果蔬菜。结石直径大于 0.8cm 的患者，或尿路结石引起反复感染肾积水者，应尽快手术取石或震波碎石。

（3）血淋

【症候】 小便热涩刺痛，尿色深红，或夹有血块，疼痛满急加剧，或见心烦，舌尖红，苔黄，脉滑数。

实证指小便涩痛有血，由于湿热下注膀胱，热盛伤络，迫血妄行，疼痛满急加剧，由于血块阻塞尿路；心烦，由于心火亢盛；舌红、脉数，即实热症象。虚证指尿色淡红，涩痛不明显，腰膝酸软，由于肾阴不足，虚火灼络，络伤血溢。舌淡红、脉细数，即肾阴虚症象。

【治法】 实证宜清热通淋，凉血止血；虚证宜滋阴清热，补虚止血。

膏方一：小蓟膏滋

【来源】 《实用膏方》。

【组成】 小蓟 450g、生地黄 300g、蒲黄 230g、藕节 450g、通草 230g、淡竹叶 150g、栀子 230g、滑石 230g、当归 230g、生甘草 90g、黄芩 150g、白茅根 450g、三七粉 50g、琥珀粉 50g。

【图解】

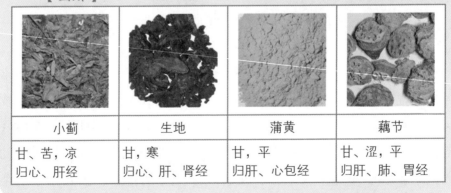

小蓟	生地	蒲黄	藕节
甘、苦，凉 归心、肝经	甘，寒 归心、肝、肾经	甘，平 归肝、心包经	甘、涩，平 归肝、肺、胃经

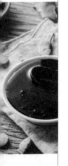

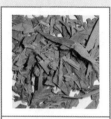

| 淡竹叶 |
| 甘、淡，寒
归心、胃、小肠经 |

【制法】 以上各药熬汁去渣过滤，将汁炼至滴毛头纸背面不洇为标准，收清膏。加蜂蜜 500g，收膏装瓶。

【功效】 清热解毒，利湿通淋。

【用法】 每次 30g，白开水冲服。

【注意事项】 虚证不宜。

膏方二：知柏地黄膏滋

【来源】 《实用膏方》。

【组成】 知母 240g、黄柏 240g、熟地黄 320g、山茱萸 240g、牡丹皮 240g、山药 240g、茯苓 160g、泽泻 160g、滑石粉 240g、旱莲草 240g、阿胶 240g、小蓟 480g、地榆 320g。

【图解】

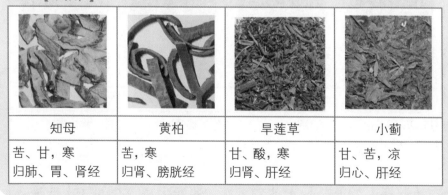

| 知母 | 黄柏 | 旱莲草 | 小蓟 |
| 苦、甘，寒
归肺、胃、肾经 | 苦，寒
归肾、膀胱经 | 甘、酸，寒
归肾、肝经 | 甘、苦，凉
归心、肝经 |

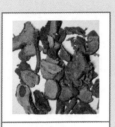

地榆
苦、酸、涩，微寒 归肝、大肠经

【制法】 以上各药熬汁去渣过滤，将汁炼至滴毛头纸背面不洇为标准，收清膏。加蜂蜜500g，收膏装瓶。

【功效】 清热解毒，利湿通淋。

【用法】 每次30g，白开水冲服。

【注意事项】 虚证不宜。

膏方三：血淋膏

【来源】 《中医膏方临床应用指南》。

【组成】 生地黄600g、白茅根600g、萹蓄450g、鲜灯芯草750g、海金沙900g。

【图解】

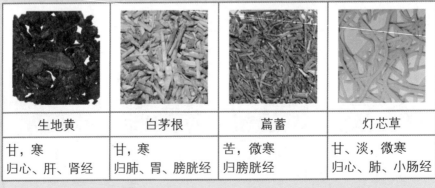

生地黄	白茅根	萹蓄	灯芯草
甘，寒 归心、肝、肾经	甘，寒 归肺、胃、膀胱经	苦，微寒 归膀胱经	甘、淡，微寒 归心、肺、小肠经

【制法】 上药加水煎煮3次，滤汁去渣，合并3次滤液，加

热浓缩成清膏，再加蜂蜜 500g，文火煎煮，滴水为度，收膏即成。贮瓶备用。

【功效】　清热利湿，凉血止血。

【用法】　口服。每次 15 ~ 30g，每日 2 次，开水调服。

【注意事项】　①加减：湿热盛者，加车前草、滑石、赤小豆、栀子、大小蓟；兼口苦、两肋胀痛、舌苔黄腻、脉滑数者，加龙胆泻肝汤；伴恶寒发热、咽喉肿痛者，加金银花、连翘、马勃、山豆根、桔梗；伴心火亢盛、热移小肠者，加淡竹叶、车前草、滑石、木通；久病阴虚火旺者，加知母、黄柏、丹皮、炒山药、旱莲草；伴血瘀者，加大小蓟、延胡索。②虚证不宜；腻粉有毒，慎用。

膏方四：五草膏

【来源】　《单方验方治百病》。

【组成】　车前草、鱼腥草、白花蛇舌草、益母草、茜草各 600g。

【图解】

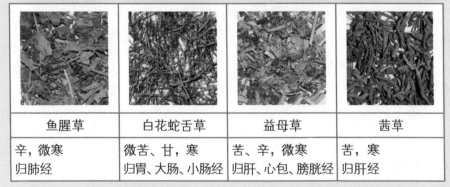

鱼腥草	白花蛇舌草	益母草	茜草
辛，微寒 归肺经	微苦、甘，寒 归胃、大肠、小肠经	苦、辛，微寒 归肝、心包、膀胱经	苦，寒 归肝经

【制法】　上药加水煎煮 3 次，滤汁去渣，合并 3 次滤液加热浓缩成清膏，再加蜂蜜 500g 收膏即成。贮瓶备用。

【功效】　清热利湿，凉血解毒。

【用法】　口服。每次 15 ~ 30g，每日 3 次，温开水调服。

【注意事项】　若病势急重者亦可取上方各 15g，每日 1 剂，水煎服。或取车前草 30g、萹蓄 60g、金银花 15g、甘草 5g，每日 1 剂，水煎服。效果亦佳。

膏方五：地黄膏

【来源】　《集验中成药》。

【组成】　生地黄 1300g、鲜大蓟 2000g。

【图解】

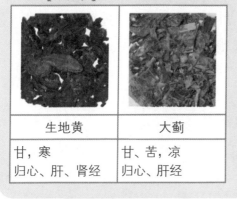

生地黄	大蓟
甘，寒 归心、肝、肾经	甘、苦，凉 归心、肝经

【制法】　上药加水煎煮 3 次，滤汁去渣，合并 3 次滤液，加热浓缩成清膏，再加蜂蜜 500g 收膏即成。贮瓶备用。

【功效】　凉血止血。

【用法】　口服。每次 15 ～ 30g，每日 2 次，开水调服。

（4）气淋

【症候】　包括实证和虚证。实证有排尿不畅，少腹满痛，由于少腹乃足厥阴肝经循行之处，情志抑郁，肝失条达，气机郁结，膀胱气化不利；脉沉弦，即肝郁之证。虚证有尿频，小腹坠胀，由于病久不愈，或过用苦寒疏利之品，耗伤中气，气虚下陷，尿不干净，由于气虚不能摄纳，面色㿠白，舌质淡，脉虚细，均为气血亏虚之证。

【治法】　实证宜利气疏导，虚证宜补中益气。

膏方一：沉香膏滋

【来源】 《实用膏方》。

【组成】 沉香 240g、陈皮 320g、当归 240g、白芍 240g、生甘草 160g、石韦 480g、冬葵子 240g、滑石 240g、王不留行 100g、青皮 240g、乌药 240g、小茴香 160g、红花 160g、赤芍 160g、川牛膝 240g。

【图解】

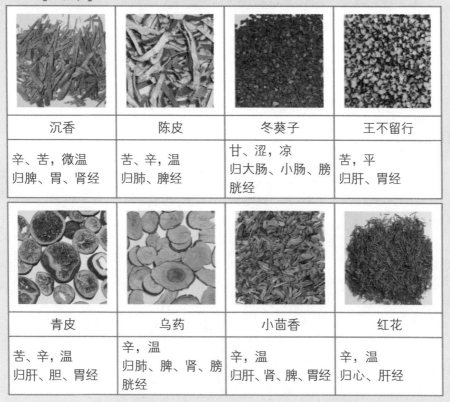

沉香	陈皮	冬葵子	王不留行
辛、苦，微温 归脾、胃、肾经	苦、辛，温 归肺、脾经	甘、涩，凉 归大肠、小肠、膀胱经	苦，平 归肝、胃经
青皮	乌药	小茴香	红花
苦、辛，温 归肝、胆、胃经	辛，温 归肺、脾、肾、膀胱经	辛，温 归肝、肾、脾、胃经	辛，温 归心、肝经

【制法】 以上各药熬汁去渣过滤，将汁炼至滴毛头纸背面不洇为标准，收清膏。加蜂蜜 500g，收膏装瓶。

【功效】 利气疏导。

【用法】 每次 30g，白开水冲服。

【注意事项】 虚证不宜。

膏方二：补中益气膏滋

【来源】 《实用膏方》。

【组成】 黄芪 240g、党参 240g、白术 160g、炙甘草 240g、当归 160g、陈皮 100g、升麻 100g、柴胡 200g、生姜 100g、大枣 100g、车前草 240g、白茅根 240g、滑石 240g、茯苓 160g、杜仲 240g、枸杞 200g、怀牛膝 240g。

【图解】

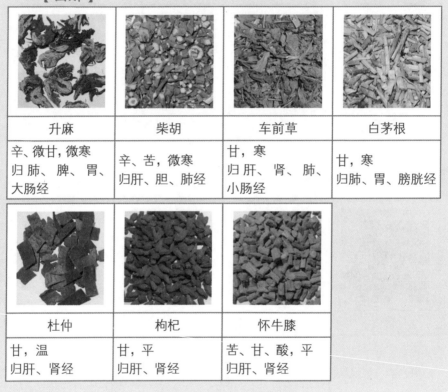

升麻	柴胡	车前草	白茅根
辛、微甘，微寒 归肺、脾、胃、大肠经	辛、苦，微寒 归肝、胆、肺经	甘，寒 归肝、肾、肺、小肠经	甘，寒 归肺、胃、膀胱经

杜仲	枸杞	怀牛膝
甘，温 归肝、肾经	甘，平 归肝、肾经	苦、甘、酸，平 归肝、肾经

【制法】 以上各药熬汁去渣过滤，将汁炼至滴毛头纸背面不洇为标准，收清膏。加蜂蜜 500g，收膏装瓶。

【功效】 补中益气。

【用法】 每次 15 ～ 30g，白开水冲服。

【注意事项】 实证不宜。

（5）膏淋

【症候】　实证包括小便混浊如米泔水，由于湿热下注，气化不利，脂液失于约束，尿道热涩疼痛；或混有血液，由于湿热蕴结，灼伤血络；舌红，苔黄腻，脉濡数，即湿热之象。虚证包括淋出如脂，由于日久反复不愈致肾虚下元不固而脂液下泄；形瘦，头昏乏力，腰膝酸软，由于肾元亏虚；舌淡，苔腻，脉细弱无力，由于肾虚湿热流连。

【治法】　实证宜清热利湿，分清泄浊；虚证宜补虚固涩。

膏方一：萆薢分清膏滋

【来源】　《实用膏方》。

【组成】　萆薢300g、石菖蒲300g、黄柏150g、车前子300g、白术150g、茯苓200g、莲子150g、丹参150g、土茯苓300g、荠菜150g、乌药150g、青皮150g、小蓟200g、蒲黄150g、藕节200g、白茅根300g。

【图解】

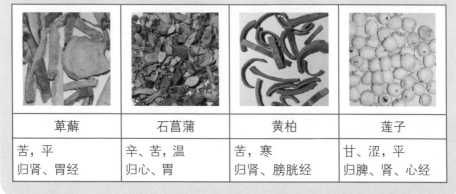

萆薢	石菖蒲	黄柏	莲子
苦，平 归肾、胃经	辛、苦，温 归心、胃	苦，寒 归肾、膀胱经	甘、涩，平 归脾、肾、心经

【制法】　以上各药熬汁去渣过滤，将汁炼至滴毛头纸背面不洇为标准，收清膏。加蜂蜜500g，收膏装瓶。

【功效】　清热利湿，分清泄浊。

【用法】　每次15～30g，白开水冲服。

【注意事项】 虚证不宜。

膏方二：膏淋膏滋

【来源】 《实用膏方》。

【组成】 党参 500g、山药 500g、生地黄 500g、芡实 500g、白芍 500g、龙骨 500g、牡蛎 500g。

【图解】

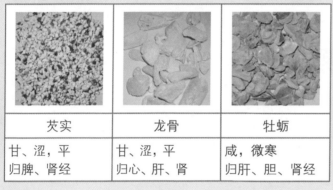

芡实	龙骨	牡蛎
甘、涩，平 归脾、肾经	甘、涩，平 归心、肝、肾	咸，微寒 归肝、胆、肾经

【制法】 以上各药熬汁去渣过滤，将汁炼至滴毛头纸背面不洇为标准，收清膏。加蜂蜜 500g，收膏装瓶。

【功效】 清热利湿，分清泄浊。

【用法】 每次 15～30g，白开水冲服。

【注意事项】 实证不宜。

膏方三：程氏萆薢分清膏

【来源】 《中医膏方临床应用指南》。

【组成】 茯苓、猪苓、生地黄、白术、乌药、萆薢、益智仁各 400g，甘草 160g，泽泻 400g。加减：便秘不通者，加生大黄；尿中有血者，加大蓟、小蓟、藕节；小便黄赤者，加通草、龙胆草；湿热伤阴者，加生地黄、知母、白茅根；舌暗红有瘀象者，加赤芍、桃仁、红花。

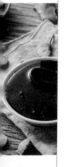

中医

肾脏病证

调养膏方

【图解】

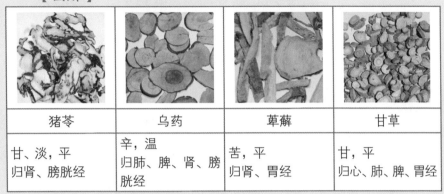

猪苓	乌药	萆薢	甘草
甘、淡，平 归肾、膀胱经	辛，温 归肺、脾、肾、膀胱经	苦，平 归肾、胃经	甘，平 归心、肺、脾、胃经

【制法】 上药加水煎煮3次，滤汁去渣，合并3次滤液，加热浓缩成清膏；然后加蜂蜜500g，文火煎煮，滴水为度，收膏即成。贮瓶备用。

【功效】 利湿化浊。

【用法】 口服。每次15～30g，每日2次，开水调服。

【注意事项】 服药期间，忌辛辣、海鲜、烟酒等刺激之物。

膏方四：清糜膏

【来源】 《集验中成药》。

【组成】 白茅根1500g（鲜品）、鱼腥草450g、车前草450g、土茯苓450g、生甘草300g。

【图解】

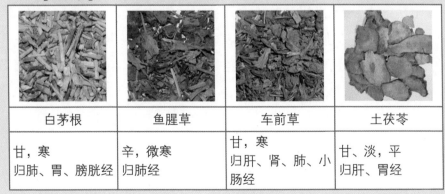

白茅根	鱼腥草	车前草	土茯苓
甘，寒 归肺、胃、膀胱经	辛，微寒 归肺经	甘，寒 归肝、肾、肺、小肠经	甘、淡，平 归肝、胃经

【制法】　上药加水煎煮3次，滤汁去渣，合并3次滤液，加热浓缩成清膏，再加蜂蜜500g收膏即成。贮瓶备用。

【功效】　清热凉血、解毒利湿。

【用法】　口服。每次15～30g，每日2次，开水调服。

【来源】　《集验中成药》。

【组成】　莲须600g、丹皮600g、萆薢360g、丹参240g、贯众300g、车前子360g、茯苓480g、生甘草120g。

【图解】

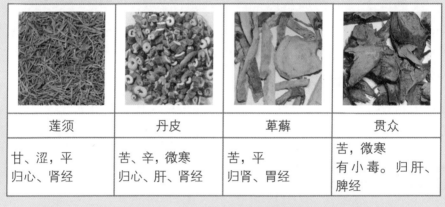

莲须	丹皮	萆薢	贯众
甘、涩，平 归心、肾经	苦、辛，微寒 归心、肝、肾经	苦，平 归肾、胃经	苦，微寒 有小毒。归肝、脾经

【制法】　上药加水煎煮3次，滤汁去渣，合并3次滤液，加热浓缩成清膏；然后加蜂蜜500g，文火煎煮，滴水为度，收膏即成。贮瓶备用。

【功效】　健脾利湿，凉血活血，通淋化浊。

【用法】　口服。每次15～30g，每日2次，开水调服。

【注意事项】　若尿频、尿急、尿痛者，加蒲公英360g，川黄柏120g；若血尿者，加大、小蓟各120g。

中医

肾脏病证

调养膏方

膏方六：菜花膏

【来源】 《集验中成药》。

【组成】 荠菜花 2000g、射干 500g、威灵仙 300g、石韦 300g、白茅根 300g、地榆 300g。

【图解】

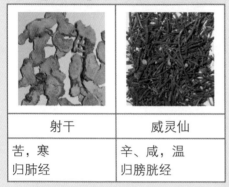

射干	威灵仙
苦，寒 归肺经	辛、咸，温 归膀胱经

【制法】 上药加水煎煮 3 次，滤汁去渣，合并 3 次滤液，加热浓缩成清膏；然后加蜂蜜 500g，文火煎煮，滴水为度，收膏即成。贮瓶备用。

【功效】 清热利湿，凉血止血。

【用法】 口服。每次 15 ~ 30g，每日 2 次，温开水调服。

膏方七：金贯膏

【来源】 《集验中成药》。

【组成】 金钱草 450g、贯众 450g、荠菜花 450g、萆薢 450g、萹蓄 450g、菝葜 450g、大蓟 600g。

【图解】

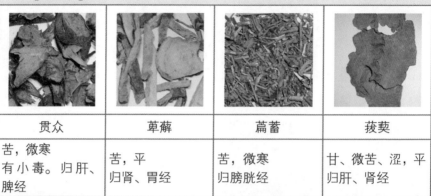

贯众	草薢	萹蓄	菝葜
苦，微寒 有小毒。归肝、脾经	苦，平 归肾、胃经	苦，微寒 归膀胱经	甘、微苦、涩，平 归肝、肾经

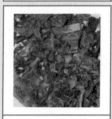

大蓟
甘、苦，凉 归心、肝经

【制法】　上药加水煎煮3次，滤汁去渣，合并3次滤液，加热浓缩成清膏；然后加蜂蜜500g，文火煎煮，滴水为度，收膏即成。贮瓶备用。

【功效】　清热利湿，凉血止血。

【用法】　口服。每次15~30g，每日2次，温开水调服。

（6）劳淋

【症候】　小便不甚赤涩，溺痛不甚，但淋漓不已，时作时止，遇劳即发，腰膝酸软，神疲乏力，病程缠绵，舌质淡，脉细弱。

【治法】　补脾益肾。

膏方一：无比山药膏滋

【来源】 《实用膏方》。

【组成】 山药 450g、茯苓 300g、泽泻 230g、熟地 300g、山茱萸 230g、巴戟天 230g、菟丝子 300g、杜仲 300g、牛膝 230g、五味子 150g、肉苁蓉 450g、赤石脂 150g。

【图解】

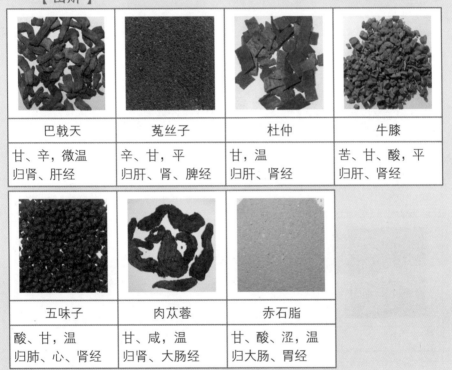

巴戟天	菟丝子	杜仲	牛膝
甘、辛，微温 归肾、肝经	辛、甘，平 归肝、肾、脾经	甘，温 归肝、肾经	苦、甘、酸，平 归肝、肾经

五味子	肉苁蓉	赤石脂
酸、甘，温 归肺、心、肾经	甘、咸，温 归肾、大肠经	甘、酸、涩，温 归大肠、胃经

【制法】 以上各药熬汁去渣过滤，将汁炼至滴毛头纸背面不洇为标准，收清膏。加蜂蜜 500g，收膏装瓶。

【功效】 健脾益肾。

【用法】 每次 15～30g，白开水冲服。

【注意事项】 实证不宜。

【来源】 《中医膏方指南》。

【组成】 党参 300g、熟地黄 200g、山药 300g、白术 200g、茯苓 300g、山茱萸 150g、川牛膝 150g、怀牛膝 150g、丹参 150g、川芎 80g、生地黄 200g、石韦 150g、滑石 150g、瞿麦 150g、生甘草 50g、阿胶 150g。

【图解】

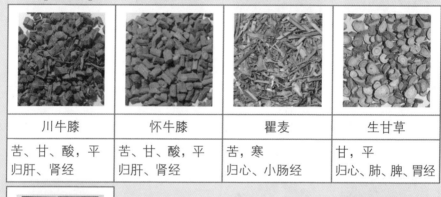

川牛膝	怀牛膝	瞿麦	生甘草
苦、甘、酸，平 归肝、肾经	苦、甘、酸，平 归肝、肾经	苦，寒 归心、小肠经	甘，平 归心、肺、脾、胃经

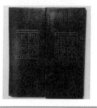

阿胶
甘，平 归肺、肝、肾经

【制法】 上药除阿胶外，余药加水煎煮 3 次，滤汁去渣，合并 3 次滤液，加热浓缩成清膏，再将阿胶加适量黄酒浸泡后隔水炖烊，冲入清膏和匀，然后加蜂蜜 500g 收膏即成。贮瓶备用。

【功效】 健脾益肾，活血通淋。

【用法】 口服。每次 15～30g，每日 2 次，开水调服。

【注意事项】 ①如排尿不畅，但少腹坠胀而喜按压者，加黄芪 150g、升麻 30g、枳壳 150g；如形体消瘦，头晕眼花，疲乏无力者，加鹿角胶 100g、龟板胶 100g（均为烊化）。②自我调摄：保证充足的饮水量，有利于排尿祛邪；饮食宜清淡，多吃水果蔬菜，忌食辛辣和湿热性食物，尿检转阴性后，仍需服药（膏方）1~2 周，以巩固疗效。

第五节　慢性肾小球肾炎

慢性肾小球肾炎（chronic glomerulonephritis，CGN），是以慢性肾小球病变为主的疾病。多数患者病因不明，临床表现为蛋白尿、血尿、高血压、水肿、肾功能不全等，病程多持续 1 年以上。根据症状和体征，慢性肾小球肾炎归属于中医学"风水""水肿""虚劳""肾水""腰痛"等范畴。

1. 临床表现

慢性肾炎根据临床表现一般分 3 种类型。

（1）慢性肾炎普通型。为最常见的一种类型。患者可有无力、疲倦、腰部酸痛、食欲不振。水肿时有时无，一般不甚严重。常伴轻度到中度高血压。颜面虚黄或苍白。眼底动脉变细，有动静脉交叉压迫现象。尿检可见中等度蛋白尿（少于 3.0g/d），尿沉渣有红细胞和各种管型。肌酐清除率降低；尿浓缩功能减退及血肌酐和尿素氮增高，出现氮质血症。可有不同程度的贫血、血沉增快，血浆白蛋白稍低，胆固醇稍高。此型病程缓慢进展，最终可因肾功能衰竭死亡。

（2）慢性肾炎肾病型。为慢性肾炎常见的一种类型。突出表现为大量蛋白尿（无选择性蛋白尿）。每天排出尿蛋白尿超过 3.5g/dl。

高度水肿和血浆白蛋白降低，通常低于 3.0g/dl，高胆固醇血症，超过 250mg/dl。尿沉渣检查，可有红细胞及各种管型。血压正常或中等度持续性增高。肾功能正常或进行性损害，血肌酐和血尿素氮升高，肌酐清除率减低。患者可有贫血，血沉明显加快。此型肾炎经适当治疗，病情可以缓解。

（3）慢性肾炎高血压型。除上述一般慢性肾炎共有的表现外，突出表现为持续性中等以上程度的高血压，而且对一般降压药物不甚敏感。常引起严重的眼底出血或絮状渗出，甚至视盘水肿，视力下降。并伴有肾脏损害的表现，尿检有不同程度的蛋白尿及尿沉渣明显异常，此型肾功能恶化较快，预后不良。

2. 理化检查

（1）尿常规检查。常有长期持续性蛋白尿，尿蛋白定量常 < 3.5g/24 小时，血尿（相差显微镜多见多形态改变的红细胞），尿沉渣有红细胞和各种管型。可出现尿浓缩功能减退。

（2）血常规检查。常有血浆白蛋白降低，通常低于 3.0g/dl，高胆固醇血症，超过 250mg/dl。肾功能正常或进行性损害，可见血肌酐和血尿素氮升高，肌酐清除率减低。患者可出现不同程度的贫血、血沉增快。

（3）肾活检。病理为两肾弥漫性肾小球病变，可分为如下几型。a. 系膜增生性肾炎；b. 膜性肾病（以Ⅲ、Ⅳ期为主）；c. 局灶节段性肾小球硬化；d. 系膜毛细血管性肾小球肾炎；e. 增生硬化性肾小球肾炎。

3. 辨证膏方

慢性肾小球肾炎的中医病机特点为本虚标实，虚实相兼。其中常以肺、脾、肾虚为本，风寒湿热浊毒侵袭、痰瘀交阻为标。脏腑虚损与外邪侵袭为本病的中心环节，故慢性肾小球肾炎的治疗，须以脏腑辨证为纲，以气血阴阳津液辨证为目，随证变法。具体应用时，要先辨别脏腑之虚实，再根据疾病发展的不同阶段辨别气血阴阳的病机变化。根据本病发病规律和临床表现，通常按标证和本证加以分型。其中标证包括水湿证、湿热证、血瘀证、湿浊证；本证包括脾肾气虚证、肺肾气虚证、脾肾阳虚证、肝肾阴虚证、气阴两虚证。前者以邪实为主，适合汤药治疗；后型多属虚证，最宜膏方调治。

（1）脾肾气虚症

【症候】 腰脊酸痛，疲倦乏力，或浮肿，纳少或脘腹胀满，大便溏薄，尿频或夜尿多，舌质淡红、有齿痕，苔薄白，脉细。

【治法】 补脾益肾。

膏方一：无比山药丸加减

【来源】 孙思邈《备急千金要方》："治诸虚劳百损方。"

【组成】 山药 400g、杜仲 200g、菟丝子 300g、五味子 200g、肉苁蓉 300g、茯苓 300g、牛膝 200g、山茱萸 200g、干地黄 200g、泽泻 150g、赤石脂 100g。

【图解】

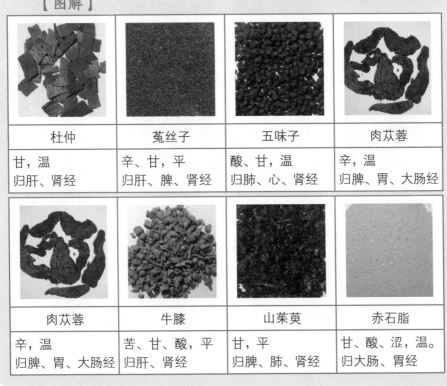

杜仲	菟丝子	五味子	肉苁蓉
甘，温 归肝、肾经	辛、甘，平 归肝、脾、肾经	酸、甘，温 归肺、心、肾经	辛，温 归脾、胃、大肠经

肉苁蓉	牛膝	山茱萸	赤石脂
辛，温 归脾、胃、大肠经	苦、甘、酸，平 归肝、肾经	甘，平 归脾、肺、肾经	甘、酸、涩，温。 归大肠、胃经

【制法】　加水煎煮3次，滤汁去渣，合并滤液，加热浓缩为膏，加蜂蜜500g收膏即成。

【功效】　健脾补肾。

【用法】　每次15～20g，每日2次，两餐之间用温开水冲服。

【注意事项】　腹泻者不宜使用。

膏方二：补气运脾汤合六味地黄丸组方加减

【来源】　秦伯未《谦斋膏方案》："冬令闭藏，端宜补剂培养。"

【组成】　党参200g、熟地（砂仁拌）200g、清炙芪200g、炒白术150g、白归身75g、山药150g、制首乌30g、仙半夏75g、炒白芍75g、陈皮75g、茯神150g、枳壳75g、款冬花75g、浙贝母150g、炙远志75g、炒枣仁150g、山萸肉75g、泽泻150g、补骨脂75g、焦薏米150g、甘枸杞75g、川断150g、光杏仁150g、清炙草200g、大红枣200g、核桃肉200g。

【图解】

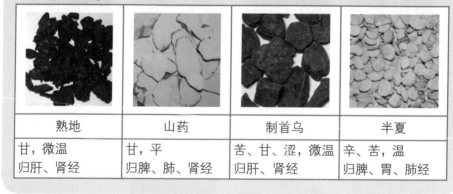

熟地	山药	制首乌	半夏
甘，微温 归肝、肾经	甘，平 归脾、肺、肾经	苦、甘、涩，微温 归肝、肾经	辛、苦，温 归脾、胃、肺经

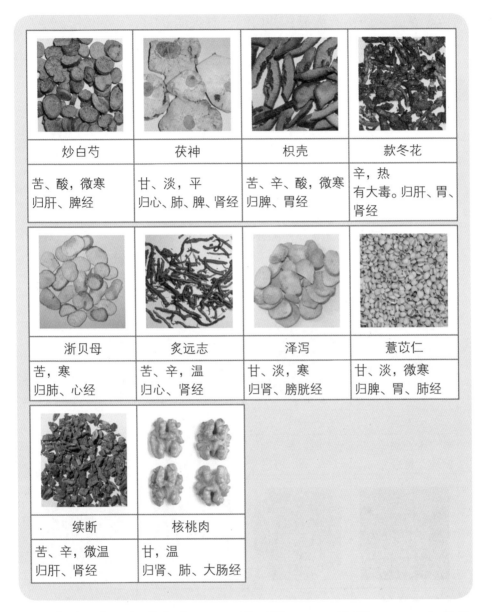

炒白芍	茯神	枳壳	款冬花
苦、酸，微寒 归肝、脾经	甘、淡，平 归心、肺、脾、肾经	苦、辛、酸，微寒 归脾、胃经	辛，热 有大毒。归肝、胃、肾经

浙贝母	炙远志	泽泻	薏苡仁
苦，寒 归肺、心经	苦、辛，温 归心、肾经	甘、淡，寒 归肾、膀胱经	甘、淡，微寒 归脾、胃、肺经

续断	核桃肉
苦、辛，微温 归肝、肾经	甘，温 归肾、肺、大肠经

【制法】 加驴皮胶 600g、霞天胶 600g、冰糖 1000g，加热浓缩为膏。

【功效】 补肾健脾，利水化湿。

【用法】 每次 15～20g，每日 2 次，两餐之间用温开水冲服。

（2）肺肾气虚症

【症候】 颜面浮肿或肢体肿胀，少气懒言，易感冒，腰脊酸痛，面色萎黄，舌淡，有齿痕，苔白润，脉细弱。

【治法】 补益肺肾。

膏方：防己黄芪汤合六君子汤组方加减

【来源】 沈庆法《治未病膏方进补》。

【组成】 黄芪 300g、党参 150g、白术 150g、苍术 100g、茯苓 150g、猪苓 150g、泽泻 80g、防己 150g、车前子 150g、桂枝 30g、冬瓜皮 200g、川牛膝 100g、川芎 30g、丹参 150g、乌药 90g、香附 100g、青陈皮各 90g、神曲 100g、谷芽 100g、甘草 60g。

【图解】

白术	苍术	猪苓	防己
甘、苦，温 归脾、胃经	辛、苦，温 归脾、胃、肝经	甘、淡，平 归肾、膀胱经	苦，寒 归膀胱、肺经

车前子	桂枝	冬瓜皮	川牛膝
甘，寒 归肝、肾、肺、小肠经	辛、甘，温 归心、肺、膀胱经	甘，凉 归脾、小肠经	甘、微苦，平 归肝、肾经

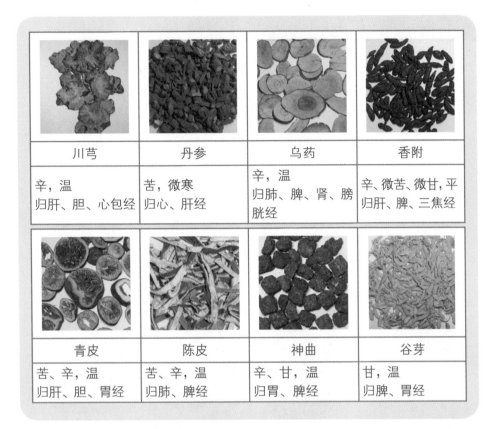

川芎	丹参	乌药	香附
辛，温 归肝、胆、心包经	苦，微寒 归心、肝经	辛，温 归肺、脾、肾、膀胱经	辛、微苦、微甘，平 归肝、脾、三焦经

青皮	陈皮	神曲	谷芽
苦、辛，温 归肝、胆、胃经	苦、辛，温 归肺、脾经	辛、甘，温 归胃、脾经	甘，温 归脾、胃经

【制法】 上药加水煎煮3次，滤汁去渣，合并滤液，加热浓缩为清膏后加蜂蜜500g，收膏即成。

【功效】 补肺益肾，健脾利湿消肿。

【用法】 每次15～20g，每日2次，开水调服。

（3）脾肾阳虚症

【症候】 全身浮肿，面色苍白，畏寒肢冷，腰脊冷痛或酸痛，纳少或便溏或泄泻或五更泄泻，胫酸腿软，食少纳呆，精神倦怠，足跟作痛，大便溏薄，舌质淡胖，边有齿痕，脉沉偏细或沉迟无力。

【治法】 温补脾肾，行气利水。

膏方：黄芪补中汤合地黄饮子组方加减

【来源】 颜乾麟《实用膏方》："崇土化浊，温阳化瘀。"

【组成】 吉林参（另煎）90g、黄芪300g、淡附片90g、川桂枝60g，苍术、白术各90g，赤芍、白芍各90g，猪苓、茯苓各150g、泽泻100g、薏苡仁300g、广陈皮60g、大腹皮90g、生姜皮90g、车前子150g、制半夏90g、补骨脂90g、巴戟天90g、淫羊藿150g、菟丝子150g、杜仲90g、葫芦巴90g、益智仁90g、淮山药150g、山萸肉90g、煨肉果90g、吴茱萸30g、小茴香30g、贡沉香30g、紫丹参150g、蒲黄90g、益母草300g、泽兰叶90g、鸡内金90g、麦芽300g。

【图解】

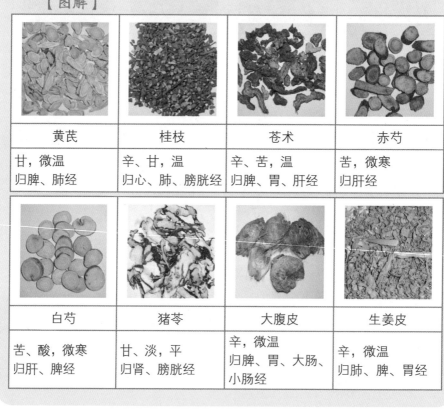

黄芪	桂枝	苍术	赤芍
甘，微温 归脾、肺经	辛、甘，温 归心、肺、膀胱经	辛、苦，温 归脾、胃、肝经	苦，微寒 归肝经

白芍	猪苓	大腹皮	生姜皮
苦、酸，微寒 归肝、脾经	甘、淡，平 归肾、膀胱经	辛，微温 归脾、胃、大肠、小肠经	辛，微温 归肺、脾、胃经

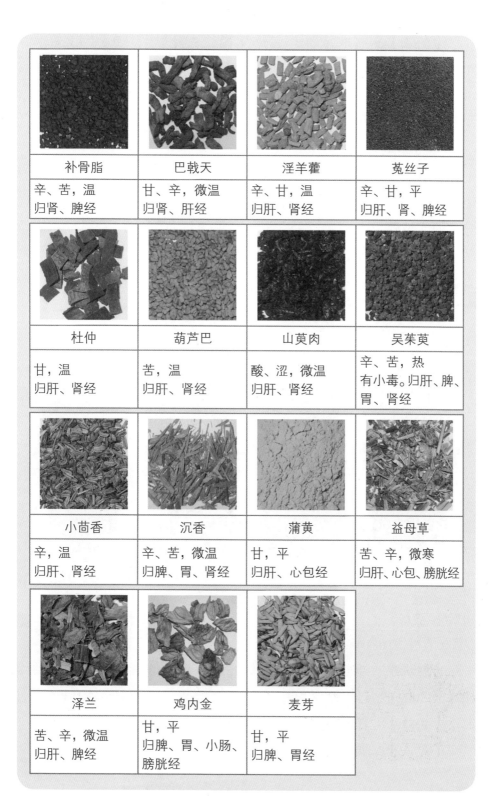

补骨脂	巴戟天	淫羊藿	菟丝子
辛、苦，温 归肾、脾经	甘、辛，微温 归肾、肝经	辛、甘，温 归肝、肾经	辛、甘，平 归肝、肾、脾经
杜仲	葫芦巴	山萸肉	吴茱萸
甘，温 归肝、肾经	苦，温 归肝、肾经	酸、涩，微温 归肝、肾经	辛、苦，热 有小毒。归肝、脾、 胃、肾经
小茴香	沉香	蒲黄	益母草
辛，温 归肝、肾经	辛、苦，微温 归脾、胃、肾经	甘，平 归肝、心包经	苦、辛，微寒 归肝、心包、膀胱经
泽兰	鸡内金	麦芽	
苦、辛，微温 归肝、脾经	甘，平 归脾、胃、小肠、 膀胱经	甘，平 归脾、胃经	

【制法】　煎取浓汁，文火熬糊，入鹿角胶 120g、白文冰糖 500g，熔化收膏。

【功效】　崇土化浊，温阳化瘀。

【用法】　晨以沸水冲饮一匙。

（4）肝肾阴虚症

【症候】　目睛干涩或视物模糊，头晕耳鸣，五心烦热，或手足心热，口干咽燥，腰脊酸痛，遗精，滑精，或月经失调，舌红少苔，脉弦细或细数。

【治法】　滋补肝肾，滋阴清热。

膏方一：大补阴煎

【来源】　朱丹溪《丹溪心法》大补阴丸："大补丸，降阴火，补肾水。"

【组成】　熟地黄 800g、知母（盐炒）400g、黄柏（盐炒）400g、龟甲（制）400g。

【图解】

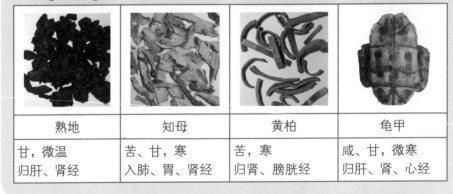

熟地	知母	黄柏	龟甲
甘，微温 归肝、肾经	苦、甘，寒 入肺、胃、肾经	苦，寒 归肾、膀胱经	咸、甘，微寒 归肝、肾、心经

【制法】　加水煎煮 3 次，滤汁去渣，合并滤液，加热浓缩为膏，加蜂蜜 200g 收膏即成。

【功效】　滋阴降火。

【用法】　每次 15～20g，每日 2 次，两餐之间用温开水冲服。

【注意事项】 忌油腻食物；孕妇慎用；虚寒性患者不适用。

膏方二：补益煎

【来源】 《圣济总录》卷八十九："治虚劳肌瘦。腿膝无力。不思饮食。和益营卫。驻颜补气。滋润肌体。及治疗一切皮肤生疮。"

【组成】 地黄2000g、天门冬500g、生藕500g、生姜250g（以上四味捣碎，用生绢袋绞取汁），石斛100g、鹿茸30g、菟丝子100g、牛膝30g、黄芪200g、柴胡60g、地骨皮80g、人参30g、茯苓200g、肉桂80g、附子80g、木香80g、酒200ml，牛酥250g、蜜250g。

【图解】

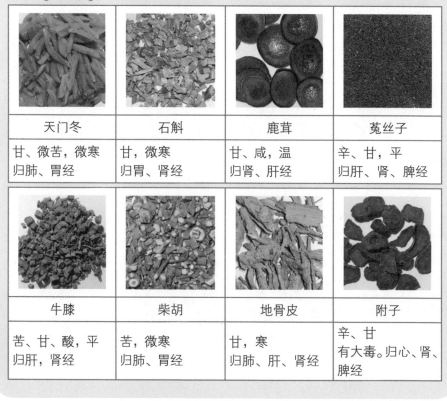

天门冬	石斛	鹿茸	菟丝子
甘、微苦，微寒 归肺、胃经	甘，微寒 归胃、肾经	甘、咸，温 归肾、肝经	辛、甘，平 归肝、肾、脾经
牛膝	柴胡	地骨皮	附子
苦、甘、酸，平 归肝、肾经	苦，微寒 归肺、胃经	甘，寒 归肺、肝、肾经	辛、甘 有大毒。归心、肾、脾经

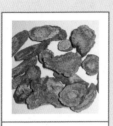

木香

辛、苦，温
归脾、胃、大肠、
三焦、胆经

【制法】 上药十六味，先将前四味自然汁熬半，入酒又熬半，再入酥、蜜同熬；另十二味捣末，和药汁内，用柳枝搅，以稠厚抄起为度。

【功效】 补肝肾，益精血，调阴阳。

【用法】 每日空心温酒调下一匙。

（5）气阴两虚症

【症候】 面色无华，少气乏力，或易感冒，午后低热，手足心热，腰痛或浮肿，口干咽燥或咽部暗红，咽痛，舌质红或偏红，少苔，脉细或弱。

【治法】 益气养阴，调补肾气。

膏方一：益气清热膏

【来源】 中国中医科学院戴希文教授。

【组成】 生黄芪200g、白术200g、防风100g、金银花100g、连翘100g、白花蛇舌草300g、茯苓200g、泽泻100g、益母草150g、当归150g、川芎150g、白茅根250g、穿山龙150g。

【图解】

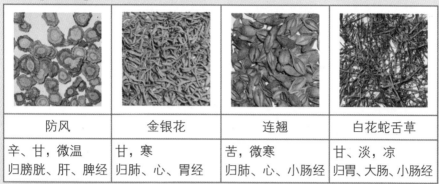

防风	金银花	连翘	白花蛇舌草
辛、甘,微温 归膀胱、肝、脾经	甘,寒 归肺、心、胃经	苦,微寒 归肺、心、小肠经	甘、淡、凉 归胃、大肠、小肠经

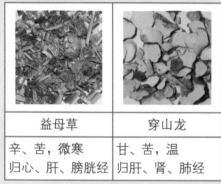

益母草	穿山龙
辛、苦,微寒 归心、肝、膀胱经	甘、苦,温 归肝、肾、肺经

【制法】　加水煎煮 3 次,滤汁去渣,合并滤液,加热浓缩为膏,加蜂蜜 500g 收膏即成。

【功效】　益气活血,清热利湿。

【用法】　每次 15～20g,每日 2 次,两餐之间用温开水冲服。

膏方二：益寿养真膏

【来源】　《东医宝鉴》内景篇。

【组成】　生地黄 800g(捣绞取汁),人参末 70g、白茯苓末 140g、蜜 5000g、天门冬 200g、麦门冬 200g、地骨皮 240g(均研末)。

【图解】

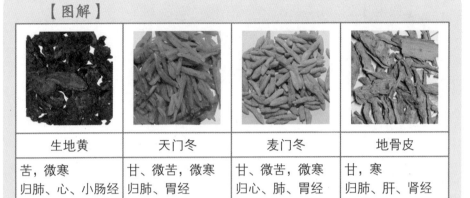

生地黄	天门冬	麦门冬	地骨皮
苦，微寒 归肺、心、小肠经	甘、微苦，微寒 归肺、胃经	甘、微苦，微寒 归心、肺、胃经	甘，寒 归肺、肝、肾经

【制法】　上药七味和匀，入瓷缸内，密封。置于铜锅内煮三日夜，如水减则添温水低于缸口，一日后取出，用蜡纸封口，浸井中一昼夜，再入铜锅内煮一昼夜出水气。

【功效】　益气养阴，填精补髓。

【用法】　每次服一二汤匙，温酒调服，白开水下亦可。每日二三次。

第六节　慢性肾盂肾炎

慢性肾盂肾炎（chronic pyelonephritis）多指病原菌感染肾脏引起的慢性炎症，由于炎症的持续进行或反复发生导致肾间质，肾盂、肾盏的损害，形成疤痕，以至肾脏出现功能障碍。临床以腰酸和（或）低热，夜尿增多，尿频、尿急和尿痛等排尿不适，在晚期可出现尿毒症。本病属于中医学的"劳淋"等范畴。

1. 临床表现

（1）症状。一般平时没有尿路感染表现，少数可间歇发作急性

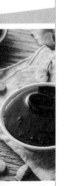

肾盂肾炎，更常见表现为间歇性无症状菌尿，腰腹不适、间歇性低热；多尿、夜尿增多等。

（2）体征。慢性肾盂肾炎患者无明显特异性的体征，可有低热、肾区叩击痛、水肿等，急性发作时可有发热、肾区叩击痛等。

2. 理化检查

（1）尿常规检查。可有间断性脓尿或血尿。

（2）血常规检查。红细胞计数和血红蛋白可轻度降低，急性发作时白细胞计数和中性粒细胞比例可增高。

（3）尿细菌学检查。可间歇出现真性细菌尿，急性发作时，与急性肾盂肾炎相同，尿培养多为阳性。

（4）影像学检查。腹部平片可显示一侧或双侧肾脏较正常为小，静脉肾盂尿路造影可见两肾大小不等，外形凹凸不平，肾盏、肾盂可变形，有扩张、积水现象，肾实质变薄，有局灶的、粗糙的皮质瘢痕，伴有邻近肾小盏变钝或呈鼓槌状变形，有时显影较差，输尿管扩张，膀胱排尿性造影部分患者有膀胱输尿管反流，此外还可发现有尿流不畅，尿路梗阻如结石，肿瘤或先天性畸形等易感因素。

（5）放射性核素扫描。可确定患者肾功能损害，显示患肾较小，动态扫描还可查出膀胱输尿管反流。

（6）肾活检。光镜检查可见肾小管萎缩及瘢痕形成，间质可有淋巴细胞，单核细胞浸润，急性发作时可有中性粒细胞浸润，肾小球可正常或轻度小球周围纤维化。

3. 辨证膏方

本病为本虚标实，正虚为本，湿热为标；临床辨证分类以正虚为主，兼夹湿热，标本同治。因此，扶正祛邪是治疗劳淋的基本原则。参照国家中医药管理局制定劳淋（再发性尿路感染）诊疗方案辨证分型如下：

（1）气阴两虚，膀胱湿热症

主症 ①尿频；②倦怠乏力；③小腹不适。

次症 ①尿色黄赤；②遇劳加重或复发；③手足心热；④舌质红、

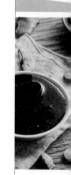

少津和 / 或脉沉细或弦数或滑数。

具备主症三项，或主症二项兼次症二项者，即可诊断。

【治法】 益气养阴，清利湿热。

膏方一：清心莲子仁加减

【来源】 《太平惠民和剂局方》。

【组成】 黄芪400g、党参400g、石莲子300g、茯苓200g、麦冬300g、车前子200g、柴胡150g、黄柏200g、地骨皮200g、甘草100g。

【图解】

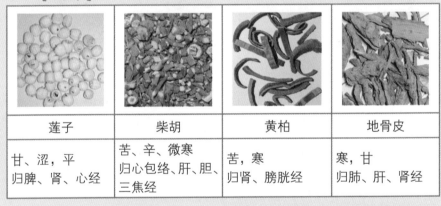

莲子	柴胡	黄柏	地骨皮
甘、涩，平 归脾、肾、心经	苦、辛、微寒 归心包络、肝、胆、三焦经	苦，寒 归肾、膀胱经	寒，甘 归肺、肝、肾经

【制法】 加水煎煮3次，滤汁去渣，合并滤液，加热浓缩为膏，加蜂蜜500g收膏即成。

【功效】 清心利湿，益气养阴。

【用法】 每次15～20g，每日2次，两餐之间用温开水冲服。

【注意事项】 脾胃虚寒者不宜使用。

膏方二：益气养阴膏

【来源】 黑龙江中医药大学张琪教授。

【组成】 黄芪200g、党参100g、石莲子200g、茯苓200g、麦冬100g、车前子200g、地骨皮200g、瞿麦200g、萹蓄200g、桑螵蛸 150g、白茅根 100g、益智仁 200g、熟地黄 200g。

【图解】

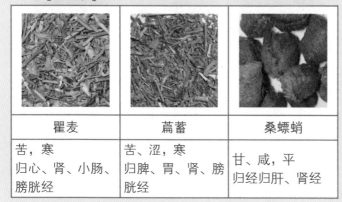

瞿麦	萹蓄	桑螵蛸
苦，寒 归心、肾、小肠、膀胱经	苦、涩，寒 归脾、胃、肾、膀胱经	甘、咸，平 归经归肝、肾经

【制法】 加水煎煮3次，滤汁去渣，合并滤液，加热浓缩为膏，加蜂蜜 500g 收膏即成。

【功效】 益气养阴，清热解毒。

【用法】 每次 15～20g，每日 2 次，两餐之间用温开水冲服。

【注意事项】 腹泻者不宜服用。

膏方三：六味地黄丸加减膏

【来源】 湖北省中医院邵朝弟教授。

【组成】 熟地黄 200g、山药 150g、山茱萸 150g、丹皮 100g、泽泻 100g、茯苓 150g、白芍 200g、黄芪 300g、白术 150g、乌药 150g、益智仁 150g、川牛膝 150g、甘草 60g。

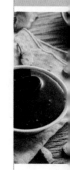

【图解】

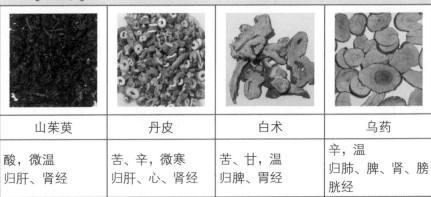

山茱萸	丹皮	白术	乌药
酸，微温 归肝、肾经	苦、辛，微寒 归肝、心、肾经	苦、甘，温 归脾、胃经	辛，温 归肺、脾、肾、膀胱经

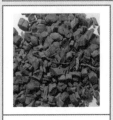

川牛膝

甘、微苦，平
归肝、肾经

【制法】　加水煎煮 3 次，滤汁去渣，合并滤液，加热浓缩为膏，加蜂蜜 500g 收膏即成。

【功效】　益气补肾，收敛固涩。

【用法】　每次 15～20g，每日 2 次，两餐之间用温开水冲服。

膏方四：益肾方

【来源】　天津中医药大学第一附属医院王耀光教授。

【组成】　黄芪 300g、白干参 150g、白术 150g、茯苓 150g、泽泻 100g、山茱萸 150g、生地黄 150g、枸杞 150g、萹蓄 150g、瞿麦 150g、赤芍 150g、丹皮 150g。

【图解】

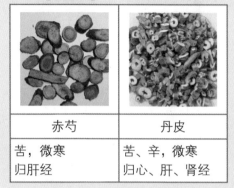

赤芍	丹皮
苦，微寒 归肝经	苦、辛，微寒 归心、肝、肾经

【制法】　加水煎煮3次，滤汁去渣，合并滤液，加热浓缩为膏，加蜂蜜500g收膏即成。

【功效】　补益脾肾，祛瘀通淋。

【用法】　每次15～20g，每日2次，两餐之间用温开水冲服。

【注意事项】　慢性肾盂肾炎急性发作期不宜使用，以免"关门留寇"。

（2）肾阴不足，膀胱湿热症

主症　①尿频而短；②腰酸痛/手足心热；③小腹不适。

次症　①尿热；②口干舌燥；③小便涩痛；④舌红、少苔和/或脉细数或滑数。

具备主症三项，或主症①③兼次症②①或②③，或兼次症④①或④③者，或主症②③兼次症①或③者，即可诊断。

【治法】　滋补肾阴，清利湿热。

膏方一：知柏地黄丸加减

【来源】　出自清代医著《医方考》。

【组成】　知母100g、黄柏100g、生地200g、熟地200g、山茱萸200g、山药300g、茯苓200g、丹皮100g、泽泻100g、车前子（包煎）100g、瞿麦150g、萹蓄150g。

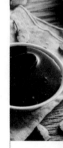

【图解】

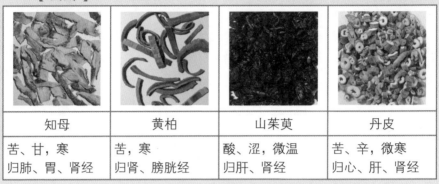

知母	黄柏	山茱萸	丹皮
苦、甘，寒 归肺、胃、肾经	苦，寒 归肾、膀胱经	酸、涩，微温 归肝、肾经	苦、辛，微寒 归心、肝、肾经

【制法】　上药加水煎煮3次，滤汁去渣，合并滤液，加热浓缩为膏，加蜂蜜500g收膏即成。

【功效】　健脾益气，滋阴补肾。

【用法】　每次15~20g，每日2次，两餐之间用温开水冲服。

【注意事项】　阳虚者、腹泻者不宜使用。车前子需包煎。

膏方二：益肾化浊祛瘀方

【来源】　陕西中医药大学潘龙教授。

【组成】　山药200g、芡实100g、杜仲250g、白术150g、苍术200g、丹参200g、益母草200g、旱莲草150g、牛膝100g、知母100g、薏苡仁200g、泽泻90g、茯苓200g、车前子（包煎）200g、甘草100g。

【图解】

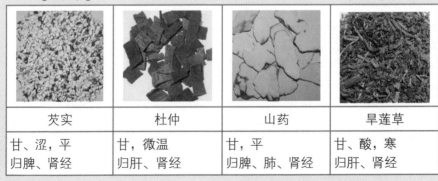

芡实	杜仲	山药	旱莲草
甘、涩，平 归脾、肾经	甘，微温 归肝、肾经	甘，平 归脾、肺、肾经	甘、酸，寒 归肝、肾经

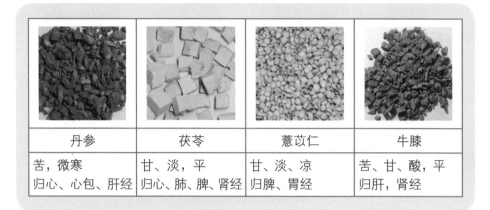

丹参	茯苓	薏苡仁	牛膝
苦，微寒 归心、心包、肝经	甘、淡，平 归心、肺、脾、肾经	甘、淡、凉 归脾、胃经	苦、甘、酸，平 归肝，肾经

【制法】 上药加水煎煮 3 次，滤汁去渣，合并滤液，加热浓缩为膏，加蜂蜜 500g 收膏即成。

【功效】 益肾祛瘀化浊。

【用法】 每次 15～20g，每日 2 次，两餐之间用温开水冲服。

【注意事项】 车前子包煎。

膏方三：左归丸加减

【来源】 张景岳《景岳全书》。

【组成】 大怀熟地 300g、山药 300g、枸杞子 200g、山茱萸肉 200g、川牛膝 200g（酒洗，蒸熟）、菟丝子 200g、鹿角胶 200g、龟板胶 200g。

【图解】

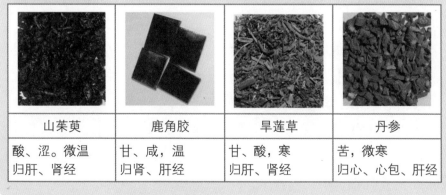

山茱萸	鹿角胶	旱莲草	丹参
酸、涩。微温 归肝、肾经	甘、咸，温 归肾、肝经	甘、酸，寒 归肝、肾经	苦，微寒 归心、心包、肝经

【制法】 上药加水煎煮3次，滤汁去渣，合并滤液，加热浓缩为膏，加蜂蜜500g收膏即成。

【功效】 滋阴补肾，填精益髓。

【用法】 每次15～20g，每日2次，两餐之间用温开水冲服。

【注意事项】 鹿胶、龟胶价格贵。

膏方四：猪苓汤加减膏

【来源】 深圳市第二人民医院曹田梅教授。

【组成】 猪苓300g、茯苓300g、滑石300g、泽泻100g、阿胶200g、牛膝300g、乳香30g、萆薢200g、石韦300g。

【图解】

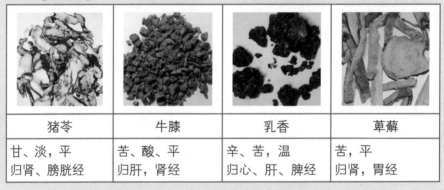

猪苓	牛膝	乳香	萆薢
甘、淡、平 归肾、膀胱经	苦、酸、平 归肝，肾经	辛、苦，温 归心、肝、脾经	苦，平 归肾，胃经

【制法】 上药加水煎煮3次，滤汁去渣，滑石另煎，合并滤液，加蜂蜜500g收膏即成。

【功效】 温补肾阳。

【用法】 每次15～20g，每日2次，两餐之间用温开水冲服。

【注意事项】 脾胃虚寒者慎用。

（3）阴阳两虚，湿热下注症

主症 ①尿频；②欲出不尽；③遇冷加重。

次症 ①小腹凉；②腰酸痛；③夜尿频；④舌质淡苔薄白和/或脉细弱或沉细。

具主症　①尿频；②倦怠乏力；③小腹不适。

次症　①尿色黄赤；②遇劳加重或复发；③手足心热；④舌质红、少津和/或脉沉细或弦数或滑数。

具备主症三项，或主症二项兼次症二项者，即可诊断。

【治法】　滋阴助阳，清利湿热。

膏方一：肾气丸加减

【来源】　《金匮要略》。

【组成】　熟地200g、山茱萸200g、枸杞子200g、山药300g、巴戟天200g、淫羊藿200g、制附子100g、车前子200g、瞿麦150g、萹蓄150g、薏苡仁200g、败酱草200g。

【图解】

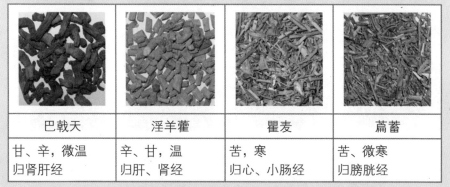

巴戟天	淫羊藿	瞿麦	萹蓄
甘、辛，微温 归肾肝经	辛、甘，温 归肝、肾经	苦，寒 归心、小肠经	苦、微寒 归膀胱经

【制法】　上药加水煎煮3次，滤汁去渣，加热浓缩为膏，加蜂蜜500g收膏即成。

【功效】　温补肾气。

【用法】　每次15～20g，每日2次，两餐之间用温开水冲服。

【注意事项】　无阴阳偏衰者慎用。

膏方二：桂附八味丸加减膏

【来源】　黑龙江中医药大学张琪教授。

【组成】 肉桂100g、制附片（先煎）100g、小茴香50g、杜仲250g、熟地黄150g、山药200g、山茱萸200g、泽泻100g、黄柏100g、萹蓄100g、瞿麦100g、蒲公英300g、益智仁200g、山药200g、石韦150g、白花蛇舌草200g、大黄50g、甘草100g。

【图解】

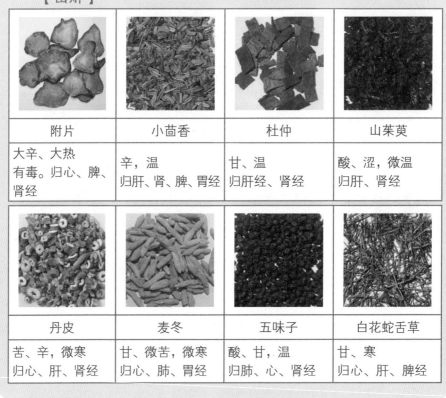

附片	小茴香	杜仲	山茱萸
大辛、大热有毒。归心、脾、肾经	辛，温归肝、肾、脾、胃经	甘、温归肝经、肾经	酸、涩，微温归肝、肾经
丹皮	麦冬	五味子	白花蛇舌草
苦、辛，微寒归心、肝、肾经	甘、微苦，微寒归心、肺、胃经	酸、甘，温归肺、心、肾经	甘、寒归心、肝、脾经

【制法】 上药加水煎煮3次，滤汁去渣，合并滤液，加热浓缩为膏，加蜂蜜500g收膏即成。

【功效】 温补肾阳，清热利湿。

【用法】 每次15～20g，每日2次，两餐之间用温开水冲服。

【注意事项】 孕妇禁用。不宜与半夏、瓜蒌、天花粉、贝母、白蔹、白及同用。附子含有毒性成分乌头碱，主要对心肌、迷走神经、末梢神经又兴奋麻痹作用，中毒症状如舌尖麻木、肢体麻木，有蚁走感，头晕、视力模糊、恶心、呕吐等，最严重至危及生命。

膏方三：无比山药丸加减膏

【来源】　朝阳市中医院张琪教授。

【组成】　肉桂100g、制附片（先煎）100g、小茴香50g、杜仲250g、熟地黄150g、山药200g、山茱萸200g、续断200g、补骨脂200g、泽泻100g、黄柏100g、萹蓄100g、瞿麦100g、蒲公英300g、益智仁200g、山药200g、石韦150g、白花蛇舌草200g、大黄50g、甘草100g。

【图解】

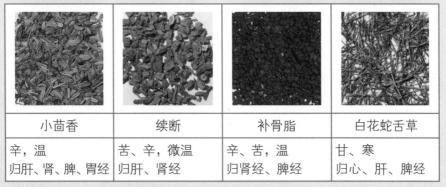

小茴香	续断	补骨脂	白花蛇舌草
辛，温 归肝、肾、脾、胃经	苦、辛，微温 归肝、肾经	辛、苦，温 归肾经、脾经	甘、寒 归心、肝、脾经

【制法】　上药加水煎煮3次，滤汁去渣，合并滤液，加热浓缩为膏，加蜂蜜500g收膏即成。

【功效】　温补肾阳，清热利湿。

【用法】　每次15～20g，每日2次，两餐之间用温开水冲服。

【注意事项】　孕妇禁用。不宜与半夏、瓜蒌、天花粉、贝母、白蔹、白及同用。附子含有毒性成分乌头碱，主要对心肌、迷走神经、末梢神经又兴奋麻痹作用，中毒症状如舌尖麻木、肢体麻木，有蚁走感，头晕、视力模糊、恶心、呕吐等，最严重至危及生命。

第七节　IgA　肾　病

　　IgA 肾病（IgA nephropathy，IgAN），又称 Berger 病，是一组以 IgA 或 IgA 为主的免疫复合物在肾小球系膜区沉积为特征，临床和肾病理表现多样且不伴系统性损害的原发性肾小球疾病。本病多数以血尿为主要临床表现，或伴有蛋白尿，甚至大量蛋白尿，是最常见的肾小球疾病之一和导致终末期肾病最主要的原因之一。本病属于中医学的"虚劳""尿血""腰痛""肾风""水肿"等范畴。

　　1. 临床表现

　　（1）症状。临床上可以表现为孤立性血尿、反复发作性肉眼血尿、无症状血尿和蛋白尿，也可合并水肿、尿量减少、小便泡沫多、肾功能减退，表现为肾炎综合征或肾病综合征。少数患者可合并急性肾衰竭，出现无尿、恶心呕吐、身软乏力等症状，部分患者伴肉眼血尿发作和严重腰痛。

　　（2）体征。单纯肉眼血尿或镜下血尿伴有少量蛋白尿者可无特殊体征；表现为肾炎综合征、肾病综合征或急性肾衰竭者可出现颜面或双下肢水肿，部分患者血压升高，或有肾区叩击痛。

　　2. 理化检查

　　（1）尿液常规检查。常显示尿红细胞增多，相差显微镜显示畸形红细胞（草莓样、芽孢样、面包圈样）为主，提示肾小球源性血尿，但有时可见混合性血尿。尿红细胞容积往往变小。尿蛋白可阴性或微量，少数患者呈大量蛋白尿（> 3.5g/d）。

　　（2）血液常规检查。发生呼吸道或肠道细菌感染时，血白细胞计数升高，中性粒细胞偏高。而病毒感染时血白细胞计数不升高或

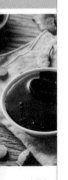

略降低。

（3）血液生化检查。多次查血 IgA 升高者可达 30% ~ 50%。部分患者肾功能异常（血肌酐、尿素氮、血尿酸升高）。若有肾病综合征临床表现，则人血白蛋白降低，低于 30g/L，血清胆固醇和甘油三酯升高。少数病人抗"O"滴度升高。

（4）影像学检查。该病早期影像学检查没有特异性，发展到慢性肾衰竭后期肾脏彩超提示双肾缩小，双肾实质变薄，皮质和髓质界限不清，双肾血流信号减少；肾脏 ECT 提示肾小球滤过率下降。

（5）肾活检。①免疫病理改变。是诊断 IgA 肾病必须的检查，主要表现为以 IgA 为主的免疫球蛋白在肾小球系膜区呈团块状或颗粒状弥漫沉积，可伴有 IgG 和 IgM 的沉积。绝大多数病例合并 C3 的沉积，并与 IgA 的分布一致。出现 C4、C1q 沉积要注意除外继发性因素。②光镜所见。表现为系膜增生和系膜基质增多。典型的 IgA 肾病 PAS 染色时可见系膜区、旁系膜区圆拱状的深染物质。Masson 三色染色上述部位则可见嗜复红物沉积。③电镜所见。肾小球系膜区、旁系膜区见电子致密物沉积，有的呈圆拱状，少数病例肾小球内皮下亦见节段性电子致密物，基膜上皮侧一般无电子致密物沉积。少数患者肾小球毛细血管袢可见节段性基膜厚薄不一或基膜节段分层、系膜插入。

3. 辨证膏方

IgA 肾病多因风、热、寒、湿等因素在正虚的基础上诱发，使肺、脾、肾三脏功能失调所致。本病急性发作阶段，常由感受风热之邪所致；而慢性迁延阶段，则多为肺脾气虚、气阴两虚、肝肾阴虚或兼夹风湿、瘀血所致。对 IgA 肾病的中医治疗，目前多数按血尿和蛋白尿论治。血尿期多由风热之邪上犯于肺，日久不解，下传于膀胱，热积于下焦而发生尿血，治疗以疏风散热、清上治下为法。以蛋白尿为主者多按慢性迁延阶段治疗。

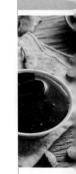

（1）风热上扰（肺肾风热）症

【症候】 咽痛，咽红肿（或扁桃体肿大），血尿，或伴蛋白尿，发热，微恶风，口干，咳嗽，舌红，苔薄黄，脉浮数或滑数。

【治法】 疏风散热。

【注意事项】 此证型暂不适宜使用膏方。

（2）下焦湿热（膀胱湿热、肠道湿热）症

【症候】 腹痛，泻痢或腰痛，尿频涩痛，血尿，伴或不伴蛋白尿，发热，舌红，苔薄黄腻，脉濡滑数。

【治法】 清热化湿，和血宁络。

膏方一：白头翁汤加减

【来源】 汉·张仲景《伤寒论》："热利下重者，白头翁汤主之；下利欲饮水者，以有热故也，白头翁汤主之。"

【组成】 黄柏200g、白头翁200g、赤芍300g、白芍300g、丹参300g、牡丹皮300g、蒲黄300g（包煎）、大蓟180g、小蓟180g、白茅根600g、茜草600g、白花蛇舌草600g。

【图解】

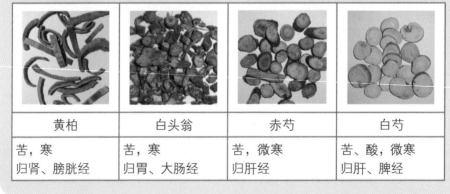

黄柏	白头翁	赤芍	白芍
苦，寒 归肾、膀胱经	苦，寒 归胃、大肠经	苦，微寒 归肝经	苦、酸，微寒 归肝、脾经

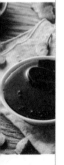

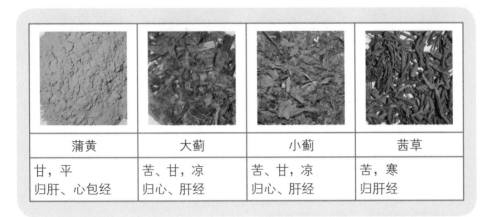

蒲黄	大蓟	小蓟	茜草
甘，平 归肝、心包经	苦、甘，凉 归心、肝经	苦、甘，凉 归心、肝经	苦，寒 归肝经

【制法】 加水煎煮3次，滤汁去渣，合并滤液，加热浓缩为膏，加蜂蜜500g收膏即成。

【功效】 清热化湿，和血宁络。

【用法】 每次15～20g，每日2次，两餐之间用温开水冲服。

【注意事项】 脾胃虚弱者不宜使用。

膏方二：小蓟饮子加减

【来源】 宋·严用和《济生方》："主治下焦热结，尿血成淋。"

【组成】 生地黄600g、小蓟300g、滑石300g、通草120g、蒲黄180g、淡竹叶180g、藕节180g、当归120g、栀子180g、炙甘草120g、石韦300g、蒲公英300g、黄柏300g。

【图解】

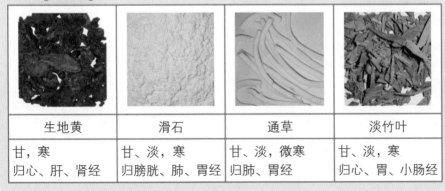

生地黄	滑石	通草	淡竹叶
甘，寒 归心、肝、肾经	甘、淡，寒 归膀胱、肺、胃经	甘、淡，微寒 归肺、胃经	甘、淡，寒 归心、胃、小肠经

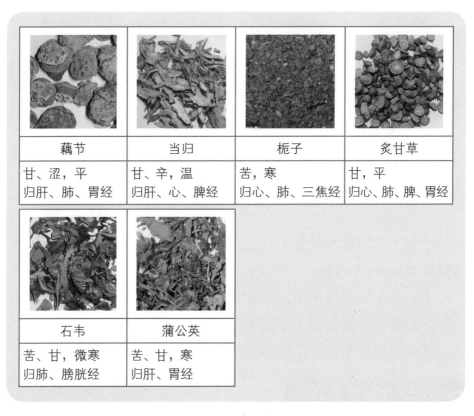

藕节	当归	栀子	炙甘草
甘、涩，平 归肝、肺、胃经	甘、辛，温 归肝、心、脾经	苦，寒 归心、肺、三焦经	甘，平 归心、肺、脾、胃经

石韦	蒲公英
苦、甘，微寒 归肺、膀胱经	苦、甘，寒 归肝、胃经

【制法】 加水煎煮3次，滤汁去渣，合并滤液，加热浓缩为膏，加蜂蜜500g收膏即成。

【功效】 凉血止血，利水通淋。

【用法】 每次15～20g，每日2次，两餐之间用温开水冲服。

【注意事项】 血淋、尿血日久兼寒或阴虚火动或气虚不摄者，均不宜使用。

膏方三：程氏萆薢分清饮加减

【来源】 清·程国彭《医学心悟》。

【组成】 萆薢300g、石菖蒲240g、黄柏240g、车前子（包煎）180g、萹蓄300g、瞿麦300g、白术240g、茯苓300g、丹参300g、甘草200g、牛膝300g、小蓟300g、白茅根600g。

【图解】

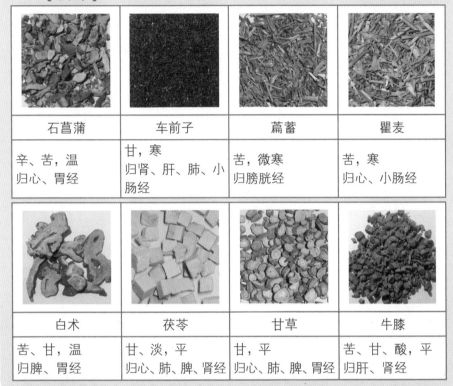

石菖蒲	车前子	萹蓄	瞿麦
辛、苦，温 归心、胃经	甘，寒 归肾、肝、肺、小肠经	苦，微寒 归膀胱经	苦，寒 归心、小肠经

白术	茯苓	甘草	牛膝
苦、甘，温 归脾、胃经	甘、淡，平 归心、肺、脾、肾经	甘，平 归心、肺、脾、胃经	苦、甘、酸，平 归肝、肾经

【制法】 加水煎煮3次，滤汁去渣，合并滤液，加热浓缩为膏，加蜂蜜500g收膏即成。

【功效】 清热利湿，分清泄浊。

【用法】 每次15~20g，每日2次，两餐之间用温开水冲服。

【注意事项】 孕妇及虚寒病者不宜使用。

（3）气阴两虚症

【症候】 泡沫尿（蛋白尿伴或不伴镜下红细胞尿，尿蛋白定量<1.0g/d），腰酸乏力，口干，目涩，手足心热，眼睑或足跗浮肿，夜尿多，舌红体胖，舌边有齿痕，苔薄或少苔，脉细或兼微数。

【治法】 益气养阴，固肾摄精。

膏方一：黄芪四物汤加减

【来源】　中医临床诊疗指南释义（肾与膀胱病分册）。

【组成】　黄芪 600g、当归 180g、生地黄 360g、白芍 180g、川芎 300g、女贞子 180g、墨旱莲 600g、金樱子 180g、芡实 180g、党参 180g、山药 300g、淫羊藿 180g、白术 180g。

【图解】

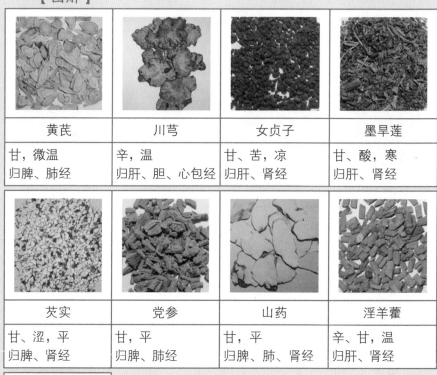

黄芪	川芎	女贞子	墨旱莲
甘，微温 归脾、肺经	辛，温 归肝、胆、心包经	甘、苦，凉 归肝、肾经	甘、酸，寒 归肝、肾经

芡实	党参	山药	淫羊藿
甘、涩，平 归脾、肾经	甘，平 归脾、肺经	甘，平 归脾、肺、肾经	辛、甘，温 归肝、肾经

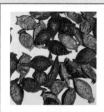

金樱子
酸、甘、涩，平 归肾、膀胱、大肠经

【制法】 加水煎煮3次，滤汁去渣，合并滤液，加热浓缩为膏，加蜂蜜500g收膏即成。

【功效】 益气养阴，固肾摄精。

【用法】 每次15~20g，每日2次，两餐之间用温开水冲服。

【注意事项】 内热炽盛者不宜使用。

膏方二：参芪地黄汤加减

【来源】 清·沈金鳌《沈氏尊生书》。

【组成】 党参270g、黄芪270g、熟地黄360g、山药180g、山茱萸180g、泽泻135g、茯苓135g、牡丹皮135g、当归180g、白芍225g、川芎225g、女贞子225g、墨旱莲225g、金樱子225g、芡实225g。

【图解】

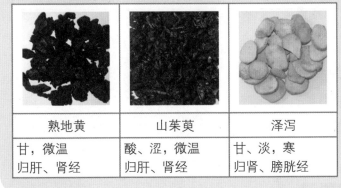

熟地黄	山茱萸	泽泻
甘，微温 归肝、肾经	酸、涩，微温 归肝、肾经	甘、淡，寒 归肾、膀胱经

【制法】 加水煎煮3次，滤汁去渣，合并滤液，加热浓缩为膏，加蜂蜜500g收膏即成。

【功效】 益气养阴。

【用法】 每次15~20g，每日2次，两餐之间用温开水冲服。

【注意事项】 脾虚泄泻者不宜使用。

膏方三：滋阴益肾健脾方

【来源】 中医大师杜雨茂。

【组成】 生地黄180g、山茱萸150g、猪苓225g、土茯苓225g、泽泻180g、牡丹皮135g、当归180g、党参225g、黄芪450g、益母草600g、石韦225g、续断180g、丹参225g。

【图解】

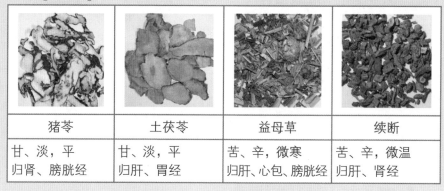

猪苓	土茯苓	益母草	续断
甘、淡，平 归肾、膀胱经	甘、淡，平 归肝、胃经	苦、辛，微寒 归肝、心包、膀胱经	苦、辛，微温 归肝、肾经

【制法】 加水煎煮3次，滤汁去渣，合并滤液，加热浓缩为膏，加蜂蜜500g收膏即成。

【功效】 滋阴益肾，健脾益气。

【用法】 每次15~20g，每日2次，两餐之间用温开水冲服。

【注意事项】 脾虚泄泻者不宜使用。

膏方四：益气养阴方

【来源】 中医大师聂莉芳。

【组成】 太子参225g、生地黄225g、杜仲225g、车前子225g、牛膝225g、黄芪300g、芡实300g、墨旱莲180g、当归150g、白芍150g、焦栀子150g、黄芩150g、小蓟450g、金银花300g、丹参90g、三七粉45g（另兑）。

【图解】

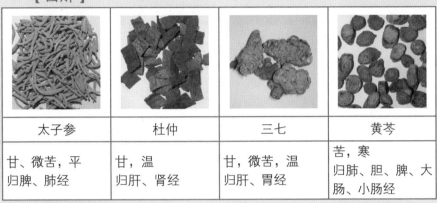

太子参	杜仲	三七	黄芩
甘、微苦，平 归脾、肺经	甘，温 归肝、肾经	甘、微苦，温 归肝、胃经	苦，寒 归肺、胆、脾、大肠、小肠经

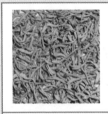

金银花
甘，寒 归肺、心、胃经

【制法】 加水煎煮3次，滤汁去渣，合并滤液，加热浓缩为膏，兑三七粉，加蜂蜜500g收膏即成。

【功效】 益气养阴，清热止血。

【用法】 每次15～20g，每日2次，两餐之间用温开水冲服。

【注意事项】 脾虚泄泻者不宜使用。

（4）肺脾气虚症

【症候】 血尿或泡沫尿，神疲懒言，纳少、腹胀，易感冒，自汗，大便溏，或有眼睑、足跗浮肿，舌淡红，舌体胖或舌边有齿痕，苔薄白，脉细弱。

【治法】 补益肺脾。

膏方一：三才固本膏

【来源】 宋·陈沂《陈素庵妇科补解》："是方大补气血，以三才之中分主佐，更有深义。其人乳、牛乳、羊乳者，以血补血，同气相求之义也。"

【组成】 天冬360g、麦冬240g、人参60g、熟地黄60g、当归480g、白术360g、黄芩240g、杜仲240g、人乳200ml、牛乳200ml、羊乳200ml。

【图解】

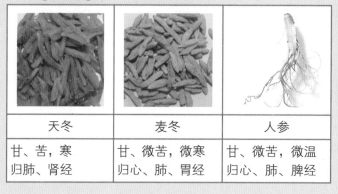

天冬	麦冬	人参
甘、苦，寒 归肺、肾经	甘、微苦，微寒 归心、肺、胃经	甘、微苦，微温 归心、肺、脾经

【制法】 上药除人参外加水煎煮3次，滤汁去渣，人参另煎三次，合并滤液，加热浓缩为膏，加人乳、牛乳、羊乳各200ml和匀再熬，加蜂蜜500g收膏即成。

【功效】 大补气血。

【用法】 每次15～20g，每日2次，两餐之间用温开水冲服。

【注意事项】 内热炽盛者不宜使用。

膏方二：乾坤膏

【来源】 清太医院配方。清·王子接《绛雪园古方选注》："本方补益五脏，阴阳双补，更制成膏剂，适宜五脏虚损、气血亏虚之人缓图治本。"

【组成】 当归640g、熟地黄640g、黄芪640g、党参640g、

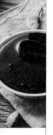

龙眼肉 320g、枸杞子 320g、升麻 320g、肉苁蓉 320g。

【图解】

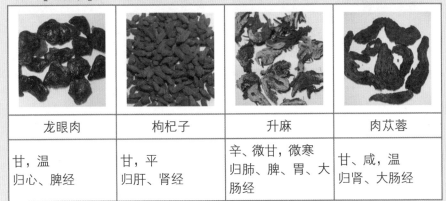

龙眼肉	枸杞子	升麻	肉苁蓉
甘，温 归心、脾经	甘，平 归肝、肾经	辛、微甘，微寒 归肺、脾、胃、大肠经	甘、咸，温 归肾、大肠经

【制法】　加水煎煮 3 次，滤汁去渣，合并滤液，加热浓缩为膏，加蜂蜜 500g 收膏即成。

【功效】　大补气血。

【用法】　每次 15 ~ 20g，每日 2 次，两餐之间用温开水冲服。

【注意事项】　内热炽盛者不宜使用。

膏方三：玉屏风散合补中益气汤加减

【来源】　玉屏风散来自《医方类聚》（朝鲜金礼蒙等撰）；《古今名医方论》："夫以防风之善祛风，得黄芪以固表，则外有所卫，得白术以固里，则内有所据，风邪去而不复来，当倚如屏，珍如玉也。"补中益气汤来自金·李东垣的《脾胃论》；清·罗美《古今名医方论》："补中之剂，得发表之品而中自安；益气之剂，赖清气之品而气益倍，此用药有相须之妙也。"

【组成】　黄芪 400g、党参 400g、菟丝子 300g、白术 300g、防风 240g、山药 300g、生地黄 300g、当归 240g、陈皮 240g、升麻 240g、柴胡 240g、甘草 200g。

【图解】

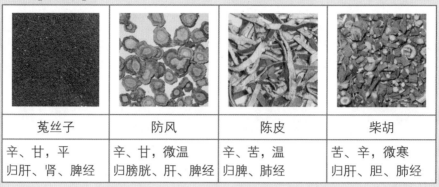

菟丝子	防风	陈皮	柴胡
辛、甘、平 归肝、肾、脾经	辛、甘，微温 归膀胱、肝、脾经	辛、苦，温 归脾、肺经	苦、辛，微寒 归肝、胆、肺经

【制法】 加水煎煮 3 次，滤汁去渣，合并滤液，加热浓缩为膏，加蜂蜜 500g 收膏即成。

【功效】 补肺健脾，益气固表。

【用法】 每次 15～20g，每日 2 次，两餐之间用温开水冲服。

【注意事项】 阴虚发热、外感自汗及内热炽盛者不宜使用。

膏方四：四君子汤合补肺汤加减

【来源】 四君子汤出自宋代太平惠民和剂局编写的《太平惠民和剂局方》："荣卫气虚，脏腑怯弱。心腹胀满，全不思食，肠鸣泄泻，呕哕吐逆，大宜服之。"补肺汤出自元·李仲南《锡类铃方》。《医方考》："益其所利，去其所害，则肺受益，故曰补肺。"

【组成】 党参 400g、白术 300g、甘草 200g、茯苓 300g、黄芪 400g、熟地黄 300g、五味子 300g、桑白皮 240g、紫菀 240g、芡实 300g、山茱萸 240g。

【图解】

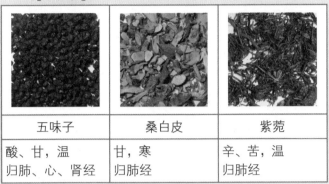

五味子	桑白皮	紫菀
酸、甘，温 归肺、心、肾经	甘，寒 归肺经	辛、苦，温 归肺经

【制法】　加水煎煮3次，滤汁去渣，合并滤液，加热浓缩为膏，加蜂蜜500g收膏即成。

【功效】　补肺健脾。

【用法】　每次15～20g，每日2次，两餐之间用温开水冲服。

【注意事项】　内热炽盛者不宜使用。

（5）肝肾阴虚症

【症候】　血尿或泡沫尿，目睛干涩，眩晕耳鸣，咽干而痛，腰酸膝软，潮热盗汗，五心烦热，大便偏干，舌红少津，苔薄，脉细数或弦细数。

【治法】　滋养肝肾。

膏方一：集灵膏

【来源】　《活人方》（作者不详）："主治诸阴亏损，六阳偏炽。"

【组成】　熟地黄360g、麦冬360g、枸杞子360g、牛膝270g、龙眼肉270g、大枣270g、天冬180g、人参（可用党参代替）360g、黄芪270g、白术180g、陈皮90g、酸枣仁270g、制何首乌270g、蒺藜270g、茯神180g、地骨皮180g、川贝母180g。

【图解】

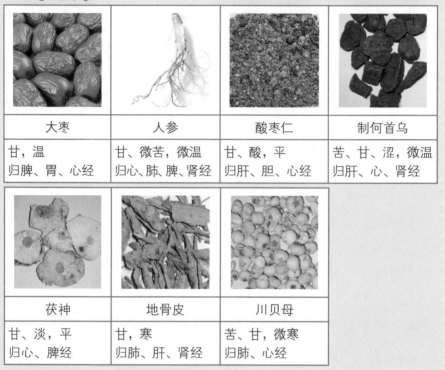

大枣	人参	酸枣仁	制何首乌
甘，温 归脾、胃、心经	甘、微苦，微温 归心、肺、脾、肾经	甘、酸，平 归肝、胆、心经	苦、甘、涩，微温 归肝、心、肾经

茯神	地骨皮	川贝母
甘、淡，平 归心、脾经	甘，寒 归肺、肝、肾经	苦、甘，微寒 归肺、心经

【制法】　上药除川贝母外加水煎煮3次，滤汁去渣，合并滤液，加热浓缩为膏，加入川贝母粉，加蜂蜜 500g 收膏即成。

【功效】　滋养肝肾。

【用法】　每次 15～20g，每日 2 次，两餐之间用温开水冲服。

【注意事项】　脾虚泄泻者慎用。

膏方二：滋营养液膏

【来源】　清·吴金寿《三家医案合刻》："此方为林下服食之大药，肝气不和之妙品；服之不特调元却老，且以见天地之生生有如是也。"

【组成】　女贞子 240g、橘红 240g、桑叶 240g、熟地黄 240g、墨旱莲 240g、白芍 240g、黑芝麻 240g、枸杞子 240g、

菊花 240g、当归 240g、黑豆 240g、南烛叶 240g、玉竹 240g、茯神 240g、沙蒺藜 120g、炙甘草 120g。

【图解】

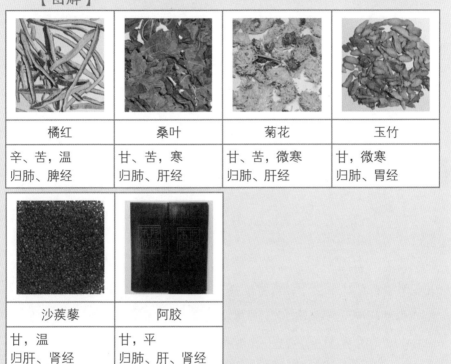

橘红	桑叶	菊花	玉竹
辛、苦，温 归肺、脾经	甘、苦，寒 归肺、肝经	甘、苦，微寒 归肺、肝经	甘，微寒 归肺、胃经

沙蒺藜	阿胶
甘，温 归肝、肾经	甘，平 归肺、肝、肾经

【制法】　加水煎煮 3 次，滤汁去渣，合并滤液，加热浓缩为膏，加阿胶、蜂蜜各 180g 熬匀收膏。

【功效】　峻养肝肾。

【用法】　每次 15～20g，每日 1 次，清晨 5—7 点间空腹温开水冲服。

【注意事项】　脾虚泄泻、外感发热者不宜使用。

膏方三：杞菊地黄丸加减

【来源】　清·董西园《医级》。

【组成】　熟地黄 600g、山药 300g、山茱萸 300g、牡丹皮

165

240g、茯苓 300g、泽泻 240g、枸杞子 300g、菊花 300g、女贞子 300g、墨旱莲 300g。

【制法】 加水煎煮 3 次，滤汁去渣，合并滤液，加热浓缩为膏，加蜂蜜 500g 收膏即成。

【功效】 滋肾养肝明目。

【用法】 每次 15～20g，每日 2 次，两餐之间用温开水冲服。

【注意事项】 脾虚泄泻、外感发热者不宜使用。

膏方四：左归丸合大补阴丸加减

【来源】 左归丸出自明·张景岳《景岳全书》："主治真阴肾水不足，不能滋养营卫，渐至衰弱，或虚热往来，自汗盗汗；或神不守舍，血不归原；或虚损伤阴；或遗淋不禁；或气虚昏运；或眼花耳聋；或口燥舌干；或腰酸腿软，凡精髓内亏，津液枯涸之证。"大补阴丸出自元·朱丹溪《丹溪心法》。《医宗金鉴·删补名医方论》："是方能骤补真阴，承制相火，较之六味功效尤捷。"

【组成】 熟地黄 480g、山药 300g、山茱萸 240g、茯苓 240g、枸杞子 300g、牛膝 180g、菟丝子 300g、鹿角胶 240g、龟甲胶 240g、黄柏 240g、知母 240g、金樱子 300g、芡实 300g。

【图解】

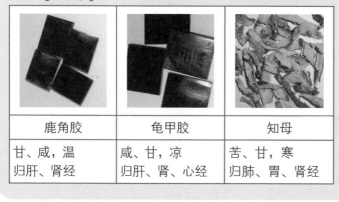

鹿角胶	龟甲胶	知母
甘、咸，温 归肝、肾经	咸、甘，凉 归肝、肾、心经	苦、甘，寒 归肺、胃、肾经

【制法】 上药(除鹿角胶、龟甲胶)加水煎煮3次,滤汁去渣,合并滤液,加入鹿角胶、龟甲胶加热浓缩为膏,加蜂蜜500g收膏即成。

【功效】 滋阴补肾。

【用法】 每次15~20g,每日2次,两餐之间用温开水冲服。

【注意事项】 脾胃虚弱、食少便溏以及火热属于实证者不宜使用。

(6)脉络瘀阻症

【症候】 血尿(包括镜下红细胞尿),腰部刺痛,或久病(反复迁延不愈病程1年以上);或见面色晦暗或黧黑,肌肤甲错,皮肤赤丝红缕,蟹爪纹络,唇色紫暗或有瘀斑,肢体麻木,舌暗,或舌有瘀点、瘀斑,或舌下脉络瘀滞,脉细涩或涩。(肾病理见毛细血管襻闭塞、塌陷、僵硬,毛细血管有微血栓样物质形成,系膜基质增生,局灶节段或球性硬化,肾小球球囊粘连,肾小球基底膜增厚。)

【治法】 养血活血,祛瘀消癥。

膏方一:桃红四物汤加减

【来源】 清·吴谦《医宗金鉴》。

【组成】 黄芪600g、当归180g、生地黄300g、川芎600g、赤芍180g、桃仁180g、红花180g、延胡索300g、柴胡240g、川楝子180g、陈皮240g、丹参300g。

【图解】

桃仁	红花	延胡索	川楝子
苦、甘,平 归心、肝、大肠经	辛,温 归心、肝经	辛、苦,温 归肝、脾经	苦、寒 有小毒。归肝、小肠、膀胱经

【制法】　加水煎煮3次，滤汁去渣，合并滤液，加热浓缩为膏，加蜂蜜500g收膏即成。

【功效】　养血活血，祛瘀消癥。

【用法】　每次15~20g，每日2次，两餐之间用温开水冲服。

【注意事项】　无瘀血内阻者忌用；孕妇慎用。

膏方二：温经汤加减

【来源】　汉·张仲景《金匮要略》。

【组成】　吴茱萸360g、当归240g、赤芍240g、川芎240g、党参240g、桂枝240g、阿胶240g、牡丹皮240g、甘草240g、姜半夏240g、麦冬360g、牛膝240g、莪术120g。

【图解】

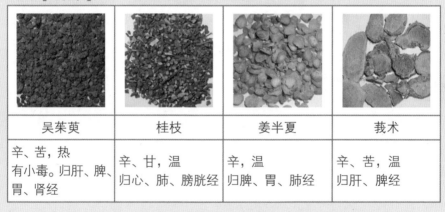

吴茱萸	桂枝	姜半夏	莪术
辛、苦，热 有小毒。归肝、脾、胃、肾经	辛、甘，温 归心、肺、膀胱经	辛，温 归脾、胃、肺经	辛、苦，温 归肝、脾经

【制法】　上药除阿胶外加水煎煮3次，滤汁去渣，合并滤液，加入烊化后的阿胶继续加热浓缩，加蜂蜜500g收膏即成。

【功效】　温经散寒，活血祛瘀。

【用法】　每次15~20g，每日2次，两餐之间用温开水冲服。

【注意事项】　实热证或无瘀血内阻者忌用；孕妇慎用。

膏方三：少腹逐瘀汤加减

【来源】 清·王清任《医林改错》。《医林改错评注》："全方能温经散寒、活血祛瘀、消肿止痛。"

【组成】 小茴香 150g、干姜 375g、延胡索 375g、没药 125g、当归 375g、川芎 375g、肉桂 1250g、赤芍 375g、蒲黄 375g、五灵脂 375g、丹参 375g、乳香 125g、三七粉 75g。

【图解】

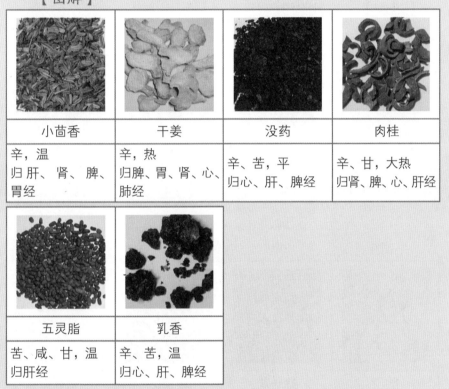

小茴香	干姜	没药	肉桂
辛，温 归肝、肾、脾、胃经	辛，热 归脾、胃、肾、心、肺经	辛、苦，平 归心、肝、脾经	辛、甘，大热 归肾、脾、心、肝经

五灵脂	乳香
苦、咸、甘，温 归肝经	辛、苦，温 归心、肝、脾经

【制法】 加水煎煮 3 次，滤汁去渣，合并滤液，加热浓缩为膏，兑三七粉，加蜂蜜 500g 收膏即成。

【功效】 活血祛瘀，温经止痛。

【用法】 每次 15～20g，每日 2 次，两餐之间用温开水冲服。

【注意事项】 实热证或无瘀血内阻者忌用；孕妇慎用。

（7）风湿内扰症

【症候】　泡沫尿（蛋白尿伴或不伴镜下红细胞尿），尿蛋白定量≥1.0g/d；乏力、眩晕加重，水肿逐渐加重，舌淡红，苔薄腻，脉弦或弦细或沉。（实验室、辅助检查及肾病理：血压、血清肌酐、尿蛋白等从原先稳定的水平出现波动、升高；病理出现系膜细胞增生、间质炎症细胞浸润或节段性毛细血管袢纤维素样坏死、细胞性新月体形成或足突广泛融合。）

【治法】　祛风除湿。

膏方一：防己黄芪汤加减

【来源】　汉·张仲景《金匮要略》："风湿，脉浮身重，汗出恶风者，防己黄芪汤主之。"清·张秉成《成方便读》："此治卫阳不足，风湿乘虚客予表也。"

【组成】　防己300g、黄芪375g、甘草250g、白术375g、徐长卿375g、鬼箭羽375g、茯苓375g、当归300g、薏苡仁375g、车前子375g。

【图解】

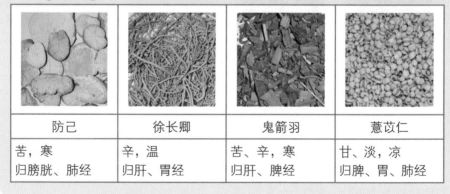

防己	徐长卿	鬼箭羽	薏苡仁
苦，寒 归膀胱、肺经	辛，温 归肝、胃经	苦、辛，寒 归肝、脾经	甘、淡，凉 归脾、胃、肺经

【制法】　加水煎煮3次，滤汁去渣，合并滤液，加热浓缩为膏，加蜂蜜500g收膏即成。

【功效】　益气祛风，健脾利水。

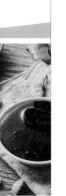

中医 肾脏病证 调养膏方

【用法】 每次 15~20g，每日 2 次，两餐之间用温开水冲服。

【注意事项】 阴虚血燥或水湿壅盛肿甚者不宜使用。

膏方二：大秦艽汤加减

【来源】 金·刘完素《素问病机气宜保命集》："中风，外无六经之形证，内无便溺之阻格，知血弱不能养筋，故手足不能运动、舌强不能言语，宜养血而筋自荣，大秦艽汤主之。"

【组成】 黄芪 450g、当归 150g、生地黄 270g、川芎 450g、白芍 135g、秦艽 135g、防己 225g、徐长卿 135g、薏苡仁 450g、茯苓 225g、豨莶草 225g、川牛膝 225g。

【图解】

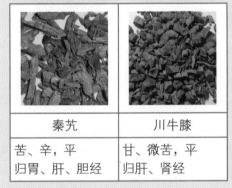

秦艽	川牛膝
苦、辛，平 归胃、肝、胆经	甘、微苦，平 归肝、肾经

【制法】 加水煎煮 3 次，滤汁去渣，合并滤液，加热浓缩为膏，加蜂蜜 500g 收膏即成。

【功效】 养血活血，祛风胜湿。

【用法】 每次 15~20g，每日 2 次，两餐之间用温开水冲服。

【注意事项】 阴虚血燥、内风所致或水湿壅盛肿甚者不宜使用。

第八节　狼疮性肾炎

系统性红斑狼疮（systemic lupus erythematosus，SLE）是自身免疫介导的、以免疫性炎症为突出表现的弥漫性结缔组织病。血清中出现以抗核抗体为代表的多种自身抗体和多系统受累是系统性红斑狼疮的两个主要临床特征。肾脏是狼疮中最易受累的器官之一，狼疮性肾炎是免疫复合物介导的肾小球肾炎，也是 SLE 的主要致死原因之一。临床表现为蛋白尿、血尿、高血压、水肿、肾功能减退，并可有发热、皮肤红斑、浆膜炎、关节痛、贫血等系统表现。本病属中医学"阴阳毒""蝴蝶疮病""痹证""丹疹"等范畴。

1. 临床表现

（1）症状。狼疮性肾炎的临床表现多样，多表现为急性肾炎综合征或者肾病综合征，活动期血尿、蛋白尿、白细胞尿常见，也可有不同程度的肾功能异常。活动期大多数有全身症状，如发热、乏力、疲倦、体重下降等。此外累及各个脏腑，如皮肤（以颊部蝶形红斑为典型）、肌肉骨骼（关节痛）、心血管（心包炎）、肺（胸腔积液、干咳、气促）、神经系统（轻者头痛记忆力减退，重者脑血管意外、昏迷）、消化系统（食欲减退、腹痛、呕吐、腹泻）、血液系统（红细胞、白细胞、血小板减少）、眼（眼底出血、视乳头水肿）等。

（2）体征。可出现肾脏疾病常见体征如水肿、肾区叩击痛等，与其他肾小球疾病基本相同。

2. 理化检查

（1）尿常规。可有程度不等的蛋白尿、血尿，约 1/4 狼疮患者可表现为肾病综合征范围的蛋白尿。

（2）血清学指标。包括抗 dsDNA 抗体水平和补体水平。抗 dsDNA 抗体和疾病的活动性相关；补体的活性及补体下降的程度与病变的活动也相关，最特异的指标是 C3 下降。

（3）影像学检查。肾脏彩超检查有助于测量肾脏大小和实质厚度，而且是诊断肾静脉血栓方便敏感的方法。

（4）肾活检。明确病理类型，协助诊疗。

3. 辨证膏方

目前狼疮性肾炎的治疗以中西医结合为主，现代医学运用糖皮质激素、细胞毒药物及多种新方法（血浆置换、干细胞移植、生物制剂、大剂量免疫球蛋白冲击疗法）治疗，取得了一定疗效，但复发率高、副作用大、价格昂贵。而中医药治疗在提高疗效、改善预后、减少复发和副作用等方面，获得满意疗效。

狼疮性肾炎病机复杂，症候变化多样，不同的病变阶段可以有截然不同的临床表现，临床上激素、细胞毒药物的大量使用对机体又有不同程度的影响。本病的治疗多主张分期施治，并与激素、免疫抑制剂相配合，用以减少激素剂量和降低激素的毒副作用。在激素足量或大量冲击阶段多表现为阴虚内热；在激素减量阶段，表现为气阴两虚甚或阴阳两虚；在激素维持量阶段，表现为脾肾阳虚；病情基本不活动后，因长期用药，加之病久正气受损，患者多表现肝肾阴虚之象。

（1）阴虚内热症

【症候】 低热面红，五心烦热，虚烦难寐，大便干结，咽干舌红，苔白或黄，脉细数。

【治法】 滋阴清热。

膏方一：知柏地黄丸加减

【来源】 吴昆《医方考》。

【组成】 知母 240g、黄柏 240g、熟地黄 960g、山药 480g、

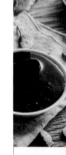

山茱萸 480g、牡丹皮 360g、茯苓 360g、泽泻 360g。

【图解】

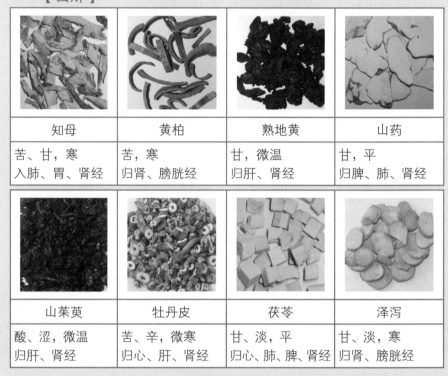

知母	黄柏	熟地黄	山药
苦、甘，寒 入肺、胃、肾经	苦，寒 归肾、膀胱经	甘，微温 归肝、肾经	甘，平 归脾、肺、肾经

山茱萸	牡丹皮	茯苓	泽泻
酸、涩，微温 归肝、肾经	苦、辛，微寒 归心、肝、肾经	甘、淡，平 归心、肺、脾、肾经	甘、淡，寒 归肾、膀胱经

【制法】 上药加水煎煮 3 次，滤汁去渣，合并滤液，加热浓缩为膏，加蜂蜜 500g 收膏即成。

【功效】 滋阴降火。

【用法】 每次 15～20g，每日 2 次，两餐之间用温开水冲服。

【注意事项】 阳虚者、腹泻者不宜使用。

膏方二：坎离膏

【来源】 《万病回春》："治阴虚发热、嗽血、大便结者，此虚火也。"

【组成】 黄柏 600g、知母 600g、生地黄 300g、熟地黄 300g、天冬 300g、麦冬 300g、杏仁 100g、胡桃肉 600g。

【图解】

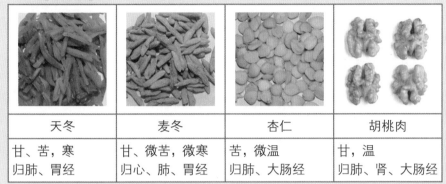

天冬	麦冬	杏仁	胡桃肉
甘、苦，寒 归肺、胃经	甘、微苦，微寒 归心、肺、胃经	苦，微温 归肺、大肠经	甘，温 归肺、肾、大肠经

【制法】　上药加水煎煮 3 次，滤汁去渣，合并滤液，加热浓缩为膏，加蜂蜜 500g 收膏即成。

【功效】　滋阴清热。

【用法】　每服三五汤匙，空腹服。

【注意事项】　阳虚者、腹泻者不宜使用。

（2）气阴两虚型

【症候】　面部潮热，手足心热，心烦难寐，少气懒言，面色不华，视物模糊，大便易溏，舌质红无苔，脉细数而软。

【治法】　养阴益气。

膏方一：参芪地黄汤加减

【来源】　沈金鳌《沈氏尊生书》。

【组成】　党参 300g，黄芪 400g、熟地 400g、茯苓 400g、山药 610g、牡丹皮 300g、山茱萸 400g、泽泻 200g、枸杞 400g、当归 200g、陈皮 200g。

【图解】

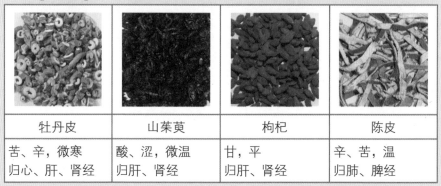

牡丹皮	山茱萸	枸杞	陈皮
苦、辛，微寒 归心、肝、肾经	酸、涩，微温 归肝、肾经	甘，平 归肝、肾经	辛、苦，温 归肺、脾经

【制法】 上药加水煎煮3次，滤汁去渣，人参另煎，合并滤液，加热浓缩为膏，加蜂蜜500g收膏即成。

【功效】 健脾益气，滋阴补肾。

【用法】 每次15～20g，每日2次，两餐之间用温开水冲服。

【注意事项】 阳虚者不宜使用。

膏方二：生脉散加减

【来源】 《医学启源》。

【组成】 人参1200g、麦冬1200g、五味子800g。

【图解】

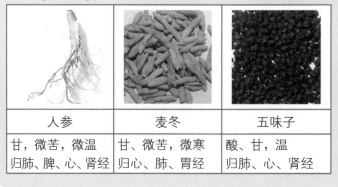

人参	麦冬	五味子
甘、微苦，微温 归肺、脾、心、肾经	甘、微苦，微寒 归心、肺、胃经	酸、甘，温 归肺、心、肾经

【制法】 上药除人参外加水煎煮3次，滤汁去渣，人参另煎，合并滤液，加热浓缩为膏，加蜂蜜500g收膏即成。

【功效】 益气养阴。

【用法】 每次 15～20g，每日 2 次，两餐之间用温开水冲服。

【注意事项】 阳虚者、腹泻者不宜使用。

膏方三：两仪膏

【来源】 《景岳全书》。

【组成】 人参 1000g、熟地 2000g。

【图解】

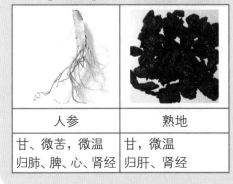

人参	熟地
甘、微苦，微温 归肺、脾、心、肾经	甘，微温 归肝、肾经

【制法】 上药除人参外加水煎煮 3 次，滤汁去渣，人参另煎，合并滤液，加热浓缩为膏，加蜂蜜 500g 收膏即成。

【功效】 益气养阴生津。

【用法】 每次 15～30g（1～2 汤匙），每日 1～2 次，开水冲服。

【注意事项】 凡脾胃虚弱，呕吐泄泻，腹胀便溏、咳嗽痰多者慎用。

（3）脾肾阳虚症

【症候】 可见神倦形寒，肢冷脱发，面色白，全身浮肿，腹部胀满，动则气促，不思饮食，小便短少，大便溏薄，舌淡胖或有齿印，舌苔薄白，脉沉细。

【治法】 温补脾肾。

【来源】 《洪氏集验方》。

【组成】 干山药450g、牛膝450g、山茱萸300g、茯苓300g、五味子300g、肉苁蓉300g、巴戟天300g、杜仲300g、楮实子300g、茴香300g、枸杞子150g、熟地黄150g。

【图解】

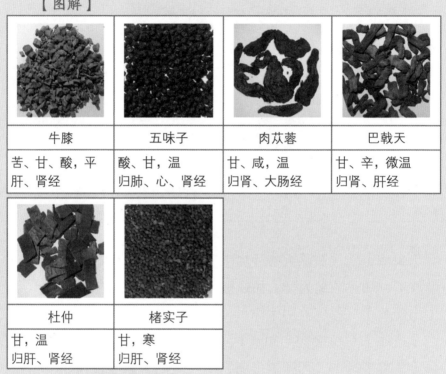

牛膝	五味子	肉苁蓉	巴戟天
苦、甘、酸，平 肝、肾经	酸、甘，温 归肺、心、肾经	甘、咸，温 归肾、大肠经	甘、辛，微温 归肾、肝经

杜仲	楮实子
甘，温 归肝、肾经	甘，寒 归肝、肾经

【制法】 上药加水煎煮3次，滤汁去渣，合并滤液，加热浓缩为膏，加蜂蜜500g收膏即成。

【功效】 温补脾肾。

【用法】 每次15～30g（1～2汤匙），每日1～2次，开水冲服。

【注意事项】 伤风感冒及热症忌用。

膏方二：右归饮加减

【来源】　张景岳《景岳全书》："此益火之剂也，凡命门之阳衰阴胜者，宜此方加减主之。"

【组成】　熟地 600g、山药 600g、山茱萸 600g、枸杞 400g、炙甘草 200g、杜仲 400g、肉桂 300g、制附片 300g。

【图解】

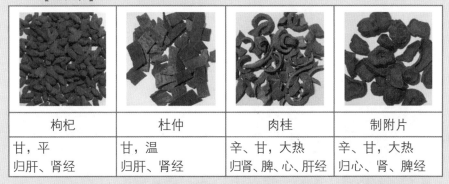

枸杞	杜仲	肉桂	制附片
甘，平 归肝、肾经	甘，温 归肝、肾经	辛、甘，大热 归肾、脾、心、肝经	辛、甘，大热 归心、肾、脾经

【制法】　上药加水煎煮 3 次，滤汁去渣，合并滤液，加热浓缩为膏，加蜂蜜 500g 收膏即成。

【功效】　温补肾阳。

【用法】　每次 15～20g，每日 2 次，两餐之间用温开水冲服。

【注意事项】　附片有毒，请勿过量食用。若出现舌体发麻请及时到医院就诊。

膏方三：参术健脾丸加减

【来源】　《万病回春》："滋养元气，补理脾胃，益肾水，温下元，进饮食，调中下气。脐腹冷痛，泻泄年久不止，此药温补脾肾、除寒湿、大补诸虚。"

【组成】　苍术 400g、人参 200g、白术 300g、白茯苓 300g、干山药（炒）200g、补骨脂（酒炒）200g、枸杞子 200g、菟丝子 200g、莲肉 200g、川楝子 150g、五味子 150g、川牛膝（去芦）

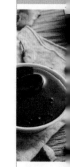

150g、陈皮 150g、木香 150g、远志 150g。

【图解】

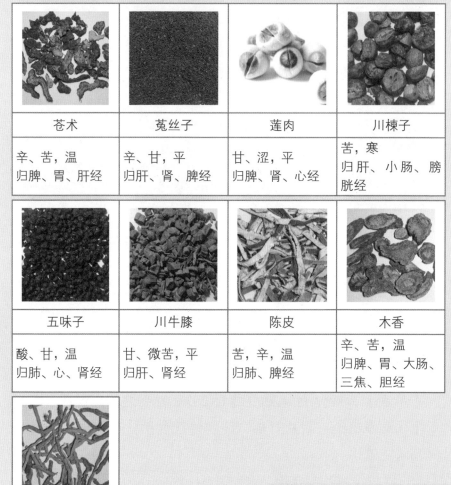

苍术	菟丝子	莲肉	川楝子
辛、苦，温 归脾、胃、肝经	辛、甘，平 归肝、肾、脾经	甘、涩，平 归脾、肾、心经	苦，寒 归肝、小肠、膀胱经
五味子	川牛膝	陈皮	木香
酸、甘，温 归肺、心、肾经	甘、微苦，平 归肝、肾经	苦，辛，温 归肺、脾经	辛、苦，温 归脾、胃、大肠、三焦、胆经
远志			
苦、辛，温 归心、肾、肺经			

【制法】 上药除人参外加水煎煮 3 次，滤汁去渣，人参另煎，合并滤液，加热浓缩为膏，加蜂蜜 500g 收膏即成。

【功效】 温补脾肾。

【用法】 每次15～30g（1～2匙），每日1～2次，开水冲服。

【注意事项】 伤风感冒及热证忌用。

（4）脾肾气虚症

【症候】 面白自汗，倦怠乏力，腰酸肢肿，食欲不振，大便溏薄，面目虚浮，舌淡苔薄，脉濡弱。

【治法】 益气健脾补肾。

膏方一：补肾健脾益气方

【来源】 《先醒斋医学广笔记》。

【组成】 白茯苓400g、枸杞子1200g、怀生地240g、麦门冬600g、人参240g、陈皮400g、白术400g。

【图解】

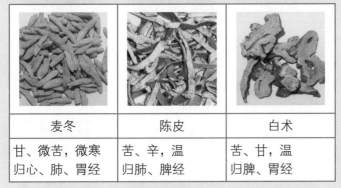

麦冬	陈皮	白术
甘、微苦，微寒 归心、肺、胃经	苦、辛，温 归肺、脾经	苦、甘，温 归脾、胃经

【制法】 上药除人参外加水煎煮3次，滤汁去渣，人参另煎，合并滤液，加热浓缩为膏，加蜂蜜500g收膏即成。

【功效】 益气健脾补肾。

【用法】 每次15～30g（1～2汤匙），每日1～2次，开水冲服。

【注意事项】 伤风感冒及热症忌用。

膏方二：十补丸加减

【来源】 《医学心悟》："大补气血脾气旺能摄精，时下体虚者众，服此累效。"

【组成】 大熟地400g、当归200g、白芍200g、黄芪400g、人参200g、白术400g、茯苓200g、山药300g、酸枣仁200g、远志100g、山萸肉300g、杜仲300g、续断200g、五味子100g、龙骨100g、牡蛎100g、石斛400g。

【图解】

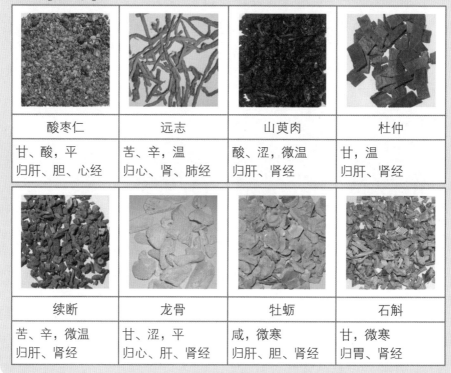

酸枣仁	远志	山萸肉	杜仲
甘、酸，平 归肝、胆、心经	苦、辛，温 归心、肾、肺经	酸、涩，微温 归肝、肾经	甘，温 归肝、肾经
续断	龙骨	牡蛎	石斛
苦、辛，微温 归肝、肾经	甘、涩，平 归心、肝、肾经	咸，微寒 归肝、胆、肾经	甘，微寒 归胃、肾经

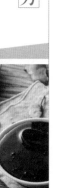

【制法】 上药除人参外加水煎煮3次，滤汁去渣，人参另煎，合并滤液，加热浓缩为膏，加蜂蜜500g收膏即成。

【功效】 益气健脾补肾。

【用法】 每次15~30g（1~2匙），每日1~2次，开水冲服。

【注意事项】 伤风感冒及热证忌用。

（5）肝肾阴虚症

【症候】 低热，皮疹色红，面部潮红，胁肋隐痛，口干心烦，关节疼痛，头晕目眩，耳鸣脱发，舌红少苔，脉细数。

【治法】 滋补肝肾。

膏方一：加味地黄丸加减

【来源】 《先醒斋医学广笔记》："滋阴固精明目，不寒不热和平之剂，久服延年。"

【组成】 生地600g、山药300g、茯苓300g、山茱萸300g、牡丹皮230g、麦冬450g、泽泻150g、菊花450g、枸杞450g、五味子380g。

【图解】

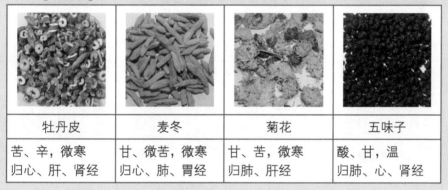

牡丹皮	麦冬	菊花	五味子
苦、辛，微寒 归心、肝、肾经	甘、微苦，微寒 归心、肺、胃经	甘、苦，微寒 归肺、肝经	酸、甘，温 归肺、心、肾经

【制法】 上药加水煎煮3次，滤汁去渣，合并滤液，加热浓缩为膏，加蜂蜜500g收膏即成。

【功效】 滋补肝肾，清热养阴。

【用法】 每次15～30g（1～2汤匙），每日1～2次，开水冲服。

【注意事项】 阳虚里寒者忌用，脾虚便溏者慎用。

膏方二：石斛夜光丸加减

【来源】 《瑞竹堂经验方》："治肾虚血弱，风毒上攻，

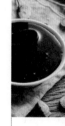

眼目视物昏花不明，久而渐变内障。常服降心火，益肾水，明目。"

【组成】　天冬 300g、麦冬 300g、生地黄 300g、熟地黄 300g、人参 300g、茯苓 300g、山药 300g、枸杞子 200g、牛膝 200g、石斛 200g、决明子 200g、杏仁 200g、菊花 200g、菟丝子 200g、肉苁蓉 150g、五味子 150g、甘草 150g、沙苑蒺藜 150g、黄连 150g、枳壳 150g、川芎 150g。

【图解】

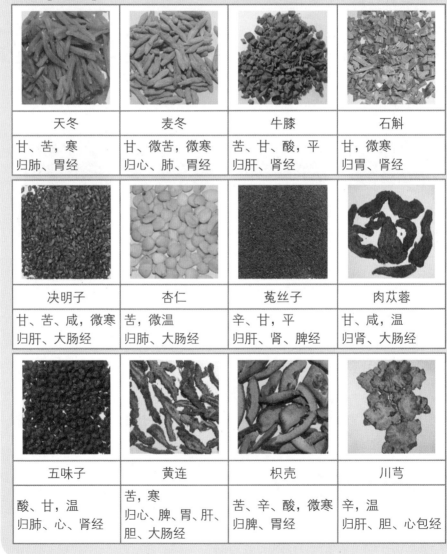

天冬	麦冬	牛膝	石斛
甘、苦，寒 归肺、胃经	甘、微苦，微寒 归心、肺、胃经	苦、甘、酸，平 归肝、肾经	甘，微寒 归胃、肾经
决明子	杏仁	菟丝子	肉苁蓉
甘、苦、咸，微寒 归肝、大肠经	苦，微温 归肺、大肠经	辛、甘，平 归肝、肾、脾经	甘、咸，温 归肾、大肠经
五味子	黄连	枳壳	川芎
酸、甘，温 归肺、心、肾经	苦，寒 归心、脾、胃、肝、胆、大肠经	苦、辛、酸，微寒 归脾、胃经	辛，温 归肝、胆、心包经

【制法】　上药除人参外加水煎煮3次，滤汁去渣，人参另煎，合并滤液，加热浓缩为膏，加蜂蜜500g收膏即成。

【功效】　滋补肝肾，清热明目。

【用法】　每次15~30g（1~2汤匙），每日1~2次，开水冲服。

【注意事项】　本方药性偏凉，且较为滋腻，故阳虚里寒者忌用，脾虚便溏者亦应慎用。

膏方三：一贯膏加减

【来源】　魏之琇《柳州医话》。

【组成】　枸杞600g、沙参600g、麦冬500g、当归400g、生地600g、川楝子200g。

【图解】

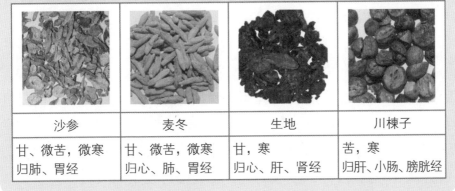

沙参	麦冬	生地	川楝子
甘、微苦，微寒 归肺、胃经	甘、微苦，微寒 归心、肺、胃经	甘，寒 归心、肝、肾经	苦，寒 归肝、小肠、膀胱经

【制法】　上药加水煎煮3次，滤汁去渣，合并滤液，加热浓缩为膏，加蜂蜜500g收膏即成。

【功效】　滋补肝肾。

【用法】　每次15~20g，每日2次，两餐之间用温开水冲服。

【注意事项】　阳虚者、腹泻者不宜使用。川楝子有小毒，不宜大剂量、长期使用。

第九节　尿酸性肾病

尿酸性肾病（uric acid nephropathy，UN），又称痛风肾，是指血尿酸产生过多、排泄减少而形成高尿酸血症所致的肾损害。临床分为慢性尿酸性肾病、急性尿酸性肾病、尿酸性肾结石三种类型。根据本病临床表现，初期以关节疼痛为主症者可归属于中医学的"痛痹""历节"等范畴；以泌尿系结石为主要表现者可归属于中医学的"血淋""石淋""腰痛"等范畴；后期导致明显肾脏病变者归属于中医学的"水肿""虚劳""浊毒""关格"等范畴。

1. 临床表现

（1）症状。可表现为夜尿增多，腰部不适，不同程度水肿、蛋白尿、血尿，血压轻度升高等。晚期因肾小球受累，肾功能呈进行性恶化，出现高血压、氮质血症等表现。

（2）体征。①关节肿痛，多发于足大趾跖关节处，多在夜间起病，局部疼痛剧烈，发热，皮肤暗红；②局部可发生痛风石，甚至关节畸形；③有尿酸结石者肾区可有压痛或叩击痛，可出现肾绞痛所致的体征；④镜下或肉眼血尿；⑤高血压；⑥晚期患者有不同程度的贫血。

2. 理化检查

（1）尿液检查：镜检可见尿酸结晶、蛋白尿、血尿。

（2）男性血尿酸＞416.5μmol/L（7.0mg/dl），女性血尿酸＞357μmol/L（6.0mg/dl）。

（3）肾功能进行性恶化。

（4）血尿酸／血肌酐＞2.5mg/dl。

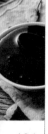

（5）有不对称单关节痛患者 X 线片显示骨皮质下囊性变而不伴骨浸润；尿路结石患者 X 线检查阴性者。

（6）病理：肾表面呈不规则颗粒性，肾皮质变薄，髓质可见白色斑点和（或）放射状条纹。光镜下尿酸结晶沉积于肾髓质、乳头和锥体中，沉积物周围有炎症反应，肾小管萎缩、硬化，管腔内亦可见短或不规则形的双折光尿酸结晶，晚期可见肾球囊纤维化及肾小球毛细血管基底膜增厚、肾小动脉硬化。

3. 辨证膏方

本病的病机特点多因先天禀赋不足，脾肾气虚，或平素嗜食肥甘厚味，损伤脾胃，日久脾肾两虚，脾失运化，肾失主水，清浊失司，湿浊内生，久病入络，浊瘀互结而酿生本病。本病病位在肾，与脾密切相关，病性总属本虚标实，以脾肾亏虚为本，湿、浊、瘀为标。治疗以扶正祛邪为大法，本病起病急，病之初期以清热化痰、利湿泄浊、活血化瘀为主，兼顾扶正；病之后期以健脾益肾固本为主，兼顾泄浊。

（1）痰热阻络症

【症候】　关节灼热肿痛，病位喜凉，但受凉后疼痛加重，口干口苦，烦躁易怒，大便秘结，小便黄赤，舌质红，苔黄腻，脉滑数。

【治法】　清热化痰，通络止痛。

膏方一：三妙丸合当归拈痛汤加减

【组成】　薏苡仁、黄芪各300g，党参150g、川牛膝150g、黄柏150g、炒苍术150g、当归100g、羌活90g、防风100g、陈皮150g、法半夏100g、黄芩150g、土茯苓200g、萆薢150g、木瓜150g、薏苡仁300g、鸡血藤150g。

【图解】

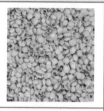	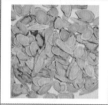	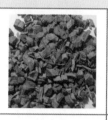	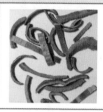
薏苡仁	黄芪	川牛膝	黄柏
甘、淡，凉 归脾、胃、肺经	甘，微温 归脾、肺经	甘、微苦，平 归肝、肾经	苦，寒 归肾、膀胱经
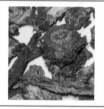	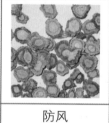	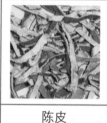	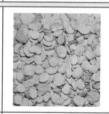
羌活	防风	陈皮	法半夏
辛、苦，温 归膀胱、肾经	辛、甘，微温 归膀胱、肝、脾经	辛、苦，温 归肺、脾经	辛，温 归脾、胃、肺经
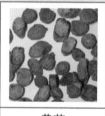	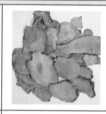	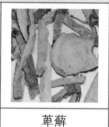	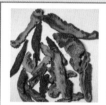
黄芩	土茯苓	萆薢	木瓜
苦，寒 归肺、胆、脾、大肠、小肠经	甘、淡，平 归肝、胃经	苦，平 归肾、胃经	酸，温 归肝、脾经
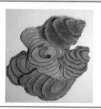			
鸡血藤			
苦、甘，温 归肝、肾经			

膏方二：苓桂术甘汤合二陈汤加减

【组成】 茯苓 500g、桂枝 250g、白术 500g、陈皮 250g、法半夏 250g、土茯苓 400g、虎杖 250g、萆薢 300g、苍术 400g、益母草 200g、甘草 60g。

【图解】

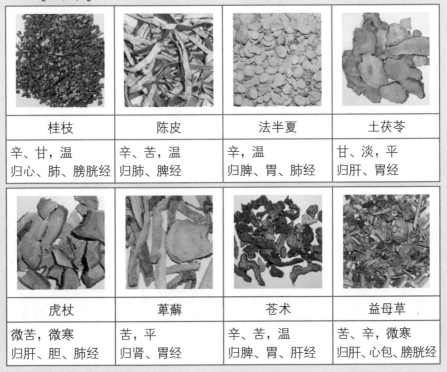

桂枝	陈皮	法半夏	土茯苓
辛、甘，温 归心、肺、膀胱经	辛、苦，温 归肺、脾经	辛，温 归脾、胃、肺经	甘、淡，平 归肝、胃经

虎杖	萆薢	苍术	益母草
微苦，微寒 归肝、胆、肺经	苦，平 归肾、胃经	辛、苦，温 归脾、胃、肝经	苦、辛，微寒 归肝、心包、膀胱经

（2）湿热夹瘀症

【症候】 腰痛如折，全身关节肌肉痛如锥刺，关节痛风石形成，局部红肿疼痛，小便滴沥，小腹拘急，尿黄赤，大便秘结，舌质暗红，或有瘀斑，苔黄或腻，脉涩或细数。

【治法】 清热利湿，活血化瘀。

膏方一：四妙丸合桃红四物汤加减

【组成】 桃仁 200g、红花 150g、当归 400g、熟地黄 400g、白芍 120g、苍术 150g、黄柏 200g、川牛膝 200g、益母草 200g、威灵仙 200g、秦艽 150g、海风藤 200g、络石藤 200g、乳香 100g、杜仲 150g、续断 100g、桑寄生 400g。

【图解】

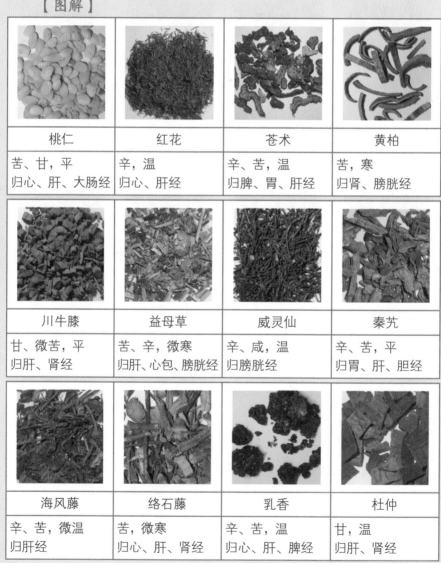

桃仁	红花	苍术	黄柏
苦、甘，平 归心、肝、大肠经	辛，温 归心、肝经	辛、苦，温 归脾、胃、肝经	苦，寒 归肾、膀胱经
川牛膝	益母草	威灵仙	秦艽
甘、微苦，平 归肝、肾经	苦、辛，微寒 归肝、心包、膀胱经	辛、咸，温 归膀胱经	辛、苦，平 归胃、肝、胆经
海风藤	络石藤	乳香	杜仲
辛、苦，微温 归肝经	苦，微寒 归心、肝、肾经	辛、苦，温 归心、肝、脾经	甘，温 归肝、肾经

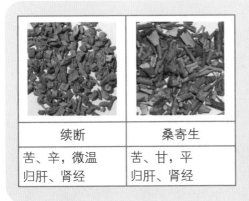

续断	桑寄生
苦、辛，微温 归肝、肾经	苦、甘，平 归肝、肾经

膏方二：保元汤合桃红四物汤加减

【组成】 黄芪 300g、党参 200g、白术 200g、茯苓 200g、桃仁 150g、红花 150g、赤芍 200g、当归 200g、川芎 100g、鸡血藤 300g、牛膝 150g、土茯苓 200g、威灵仙 150g、忍冬藤 300g、侧柏叶 150g。

【图解】

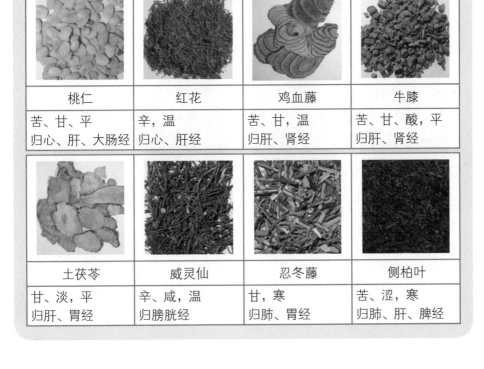

桃仁	红花	鸡血藤	牛膝
苦、甘，平 归心、肝、大肠经	辛，温 归心、肝经	苦、甘，温 归肝、肾经	苦、甘、酸，平 归肝、肾经

土茯苓	威灵仙	忍冬藤	侧柏叶
甘、淡，平 归肝、胃经	辛、咸，温 归膀胱经	甘，寒 归肺、胃经	苦、涩，寒 归肺、肝、脾经

（3）脾肾两虚，湿浊内蕴症

【症候】　面色无华，腰膝酸软，食欲不振，体倦乏力，夜尿频多，恶心呕吐，下肢浮肿，舌淡红，苔腻，脉沉细。

【治法】　健脾益肾，利湿通痹。

膏方：温脾汤合真武汤加减

【组成】　制附子（先煎）150g、党参500g、白术500g、茯苓400g、大黄（后下）150g、法半夏150g、厚朴100g、紫苏200g、陈皮150g、石菖蒲200g、郁金100g、砂仁（后下）150g、豆蔻（后下）150g。

【图解】

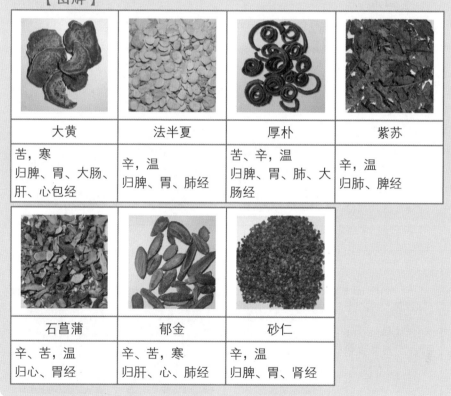

大黄	法半夏	厚朴	紫苏
苦，寒 归脾、胃、大肠、肝、心包经	辛，温 归脾、胃、肺经	苦、辛，温 归脾、胃、肺、大肠经	辛，温 归肺、脾经

石菖蒲	郁金	砂仁
辛、苦，温 归心、胃经	辛、苦，寒 归肝、心、肺经	辛，温 归脾、胃、肾经

（4）肝肾阴虚症

【症候】　腰膝或其他关节酸痛，头晕耳鸣，神疲乏力，双目

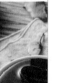

干涩（昏花），口干欲饮，手足心热，大便干结，舌红少苔，脉细弦或细数。

【治法】 滋养肝肾，升清泻浊。

膏方：六味地黄汤加减

【组成】 熟地黄 600g、山茱萸 500g、山药 600g、茯苓 400g、牡丹皮 300g、泽泻 90g、何首乌 50g、玄参 250g、鹿角胶 200g。

【图解】

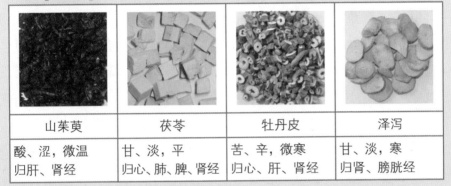

山茱萸	茯苓	牡丹皮	泽泻
酸、涩，微温 归肝、肾经	甘、淡，平 归心、肺、脾、肾经	苦、辛，微寒 归心、肝、肾经	甘、淡，寒 归肾、膀胱经

第十节　过敏性紫癜性肾炎

过敏性紫癜性肾炎（purpura nephritis），简称紫癜性肾炎，是过敏性紫癜（henoch-Schonlein purpura，HSP）所导致的肾损害，主要是由血循环中有可溶性免疫复合物在肾脏内沉积所引起，属免疫复合物性肾炎。临床主要表现为血尿、蛋白尿、皮疹紫斑、关节肿痛，或见水肿等。本病病理共分 VI 型，光镜下肾穿刺发现本病与 IgA 肾病相似。典型的肾小球病变为系膜增生型肾小球肾炎伴不同程度的新月体形成。本病属于中医学的"血证""水肿""虚劳""腰痛"

193

等范畴。

1. 临床表现

（1）症状。皮肤紫癜：在紫癜发作前 1～2 周，患者常有疲倦、乏力、头痛、低热、急性上呼吸道感染或其他前驱症状，然后皮肤出现紫癜（有时呈圆形丘疹或类似渗出性红斑），以四肢、臀部为多，尤其下肢伸侧多见，两侧对称分布，常分批出现。除紫癜外，可并发荨麻疹、水肿、多形性红斑或溃疡坏死。②关节酸痛或关节肿胀：多见于膝、踝、肘、手指等关节，可为游走性（关节型紫癜）。如伴有低热，在皮肤紫癜未出现前易误诊为风湿病。③腹痛：多为儿童病例，常常为发作性绞痛，伴有恶心、呕吐、便血（腹型紫癜）。腹痛虽剧烈，但多无腹肌强直。如果腹痛不伴有紫癜，甚易误诊为急腹症。肠道不规则蠕动可诱发肠套叠，此现象小儿多见。④肾脏损害：表现为肉眼或镜下血尿，有时有蛋白尿、管型尿，有水肿、血压升高等症状。15% 的患者表现为肾病综合征，若出现肾病综合征伴有高血压时，约 25% 患者可发展至肾功能衰竭。少数患者可表现为急进性肾炎。⑤其他症状：少数病例可有神经系统症状（发生率为 3%～7%）。少数病例可有呼吸系统受累，出现咯血等症状。

（2）体征。皮疹发生在四肢远端、臀部及下腹部，多呈对称性分布，为出血性斑点，稍高于皮肤表面，皮疹可分批出现，严重者可融合成片；腹痛患者可有黑便或鲜血便，偶见鼻衄或咯血。

2. 理化检查

（1）血小板计数、出血时间、凝血时间、血块收缩时间等均正常，毛细血管脆性试验半数以上阳性。少数病例血小板可稍减少，出血时间稍延长。

（2）白细胞计数可轻度或中度增多，嗜酸性粒细胞可能增多。

（3）部分患者血清 IgA 增高，C3 正常。

（4）尿常规检查可有血尿、蛋白尿、管型尿。

（5）严重病例可有程度不等的肾功能受损。

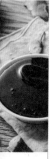

（6）大便潜血在胃肠道受累时为阳性。

（7）骨髓检查无异常。

（8）肾活检对过敏性紫癜性肾炎与其他疾病在鉴别、选择治疗方案及评估预后时均有帮助。

（9）光镜以局灶性、节段性肾小球增生为特点。晚期出现节段或球性肾小球硬化。

（10）电镜在系膜区、系膜旁区及内皮细胞下，可见电子致密物沉积。

3. 辨证膏方

过敏性紫癜性肾炎的主要病机在于热、瘀和虚三方面。病位在肾，与肝、脾密切相关。邪实正虚是过敏性紫癜性肾炎的病机特点。邪实多为血热、瘀血；正虚多为气阴两虚、脾肾两虚、肝肾阴虚。病程早期常属血热之证，以清热解毒、凉血止血为主；紫癜反复不退，或尿血持续迁延属血瘀之证，以活血化瘀为主；病程日久，脏腑受损，虚实错杂互见，则以扶正与祛邪兼顾为宜。

（1）血热妄行症

【症候】 起病突然或发病前有嗜食动风辛燥之品，皮肤紫癜颜色鲜红，散见四肢、背臀部，可有痒痛，小便呈肉眼血尿或镜下血尿，发热，咽痛，关节痛，腰痛，黑便，舌边红，苔薄黄，脉数。

【治法】 清热解毒，凉血止血。

【注意事项】 此证型暂不适宜使用膏方。

（2）湿瘀互结症

【症候】 病情反复，紫癜时隐时现，以镜下血尿为主，蛋白尿，常伴关节肿痛，颜面或下肢浮肿，舌质暗红或有瘀点、瘀斑，苔腻，脉滑。

【治法】 清热除湿，化瘀止血。

膏方一：桑枝煎

【来源】 《太平圣惠方·卷二十四·治紫癜风诸方》。

【组成】 桑枝2000g、益母草1000g。

【图解】

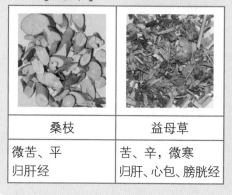

桑枝	益母草
微苦、平 归肝经	苦、辛，微寒 归肝、心包、膀胱经

【制法】 加水煎煮3次，滤汁去渣，合并滤液，加热浓缩为膏，加蜂蜜500g收膏即成。

【功效】 清热解毒、祛风除湿、活血化瘀。

【用法】 每次15～20g，每夜卧时，用温酒调服。

【注意事项】 孕妇禁用。

膏方二：解毒活血汤加减

【来源】 《医林改错·卷下》。

【组成】 连翘300g、小蓟300g、黄柏200g、当归150g、赤芍180g、桃仁300g、红花300g、生地黄300g、柴胡180g、枳壳120g、甘草160g。

中医

肾脏病证

调养膏方

【图解】

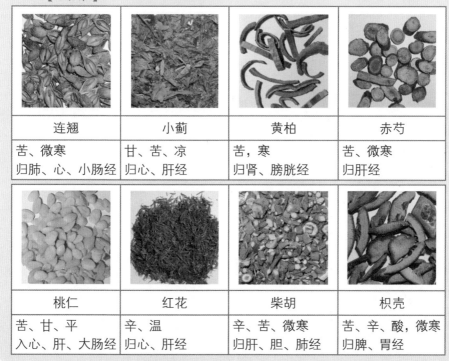

连翘	小蓟	黄柏	赤芍
苦、微寒 归肺、心、小肠经	甘、苦、凉 归心、肝经	苦，寒 归肾、膀胱经	苦、微寒 归肝经

桃仁	红花	柴胡	枳壳
苦、甘、平 入心、肝、大肠经	辛、温 归心、肝经	辛、苦、微寒 归肝、胆、肺经	苦、辛、酸，微寒 归脾、胃经

【制法】 加水煎煮3次，滤汁去渣，合并滤液，加热浓缩为膏，加蜂蜜500g收膏即成。

【功效】 清热解毒、凉血活血。

【用法】 每次15～20g，每日2次，两餐之间用温开水冲服。

【注意事项】 阴虚者、孕妇不宜使用。

膏方三：益消饮加减

【来源】 《中国中医秘方大全》。

【组成】 生地黄300g、赤芍200g、桃仁200g、牡丹皮200g、小蓟200g、水牛角120g、白茅根600g、茜草300g。

【图解】

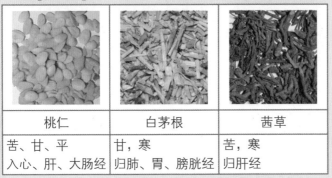

桃仁	白茅根	茜草
苦、甘、平 入心、肝、大肠经	甘，寒 归肺、胃、膀胱经	苦，寒 归肝经

【制法】 加水煎煮3次，滤汁去渣，合并滤液，加热浓缩为膏，加蜂蜜500g收膏即成。

【功效】 清热祛风、活血化瘀。

【用法】 每次15～20g，每日2次，两餐之间用温开水冲服。

【注意事项】 阴虚者、孕妇不宜使用。

（3）气阴两虚症

【症候】 腰酸乏力，常易感冒，口干咽干，手足心热，紫癜消退或反复发作，舌红苔薄黄，脉细数或沉细。

【治法】 益气养阴。

膏方一：参芪地黄汤加减

【来源】 沈金鳌《沈氏尊生书》。

【组成】 党参300g，黄芪300g、熟地300g、茯苓150g、山药300g、牡丹皮150g、山茱萸150g、泽泻100g、菟丝子150g、麦冬150g、玄参150g、川芎100g、当归100g。

【图解】

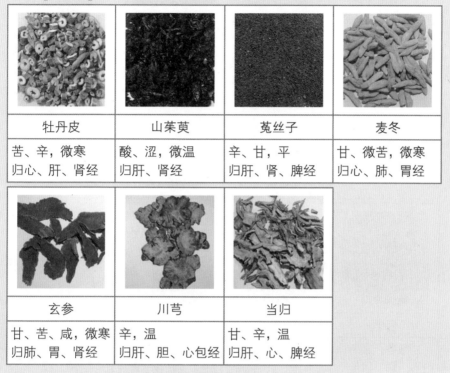

牡丹皮	山茱萸	菟丝子	麦冬
苦、辛，微寒 归心、肝、肾经	酸、涩，微温 归肝、肾经	辛、甘，平 归肝、肾、脾经	甘、微苦，微寒 归心、肺、胃经

玄参	川芎	当归
甘、苦、咸，微寒 归肺、胃、肾经	辛，温 归肝、胆、心包经	甘、辛，温 归肝、心、脾经

【制法】　上药加水煎煮3次，滤汁去渣，人参另煎，合并滤液，加热浓缩为膏，加蜂蜜500g收膏即成。

【功效】　健脾益气，滋阴补肾。

【用法】　每次15～20g，每日2次，两餐之间用温开水冲服。

【注意事项】　阳虚者不宜使用。

膏方二：清心莲子饮加减

【来源】　《太平惠民和剂局方》。

【组成】　黄芪300g、党参150g、莲子150g、黄芩100g、地骨皮100g、车前子（包煎）150g、茯苓150g、麦冬180g、益母草150g、炙甘草80g。

【图解】

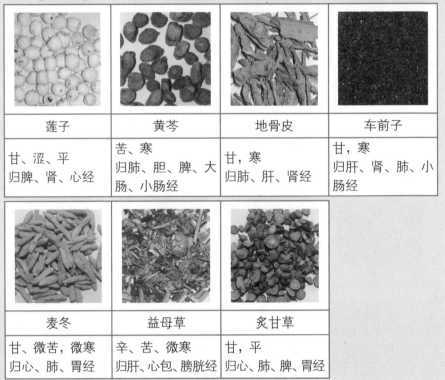

莲子	黄芩	地骨皮	车前子
甘、涩、平 归脾、肾、心经	苦、寒 归肺、胆、脾、大肠、小肠经	甘，寒 归肺、肝、肾经	甘，寒 归肝、肾、肺、小肠经

麦冬	益母草	炙甘草
甘、微苦，微寒 归心、肺、胃经	辛、苦、微寒 归肝、心包、膀胱经	甘，平 归心、肺、脾、胃经

【制法】　上药加水煎煮3次，滤汁去渣，合并滤液，加热浓缩为膏，加蜂蜜500g收膏即成。

【功效】　益气养阴。

【用法】　每次15～20g，每日2次，两餐之间用温开水冲服。

【注意事项】　阳虚者、腹泻者不宜使用。

膏方三：加减地黄汤

【来源】　湖北省中医院邵朝弟教授。

【组成】　黄芪600g、生地黄300g、茯苓300g、山药300g、山茱萸300g、怀牛膝300g、车前子300g（包煎）。

【图解】

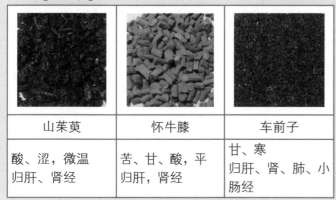

山茱萸	怀牛膝	车前子
酸、涩，微温 归肝、肾经	苦、甘、酸，平 归肝，肾经	甘、寒 归肝、肾、肺、小肠经

【制法】 上药加水煎煮3次，滤汁去渣，人参另煎，合并滤液，加热浓缩为膏，加蜂蜜500g收膏即成。

【功效】 健脾益气，滋阴补肾。

【用法】 每次15～20g，每日2次，两餐之间用温开水冲服。

【注意事项】 阳虚者不宜使用。

（4）脾肾两虚症

【症候】 神疲乏力，腰膝酸软，或有浮肿，皮肤紫癜消退，纳差便溏，舌体胖，周边有齿痕，脉沉细。

【治法】 健脾补肾。

膏方一：真武汤加减

【来源】 《金匮要略》。

【组成】 制附子90g（先煎）、茯苓150g、白芍150g、炒白术100g、黄芪300g、党参150g、当归100g、车前子100g、陈皮100g、生姜90g、炙甘草80g。

【图解】

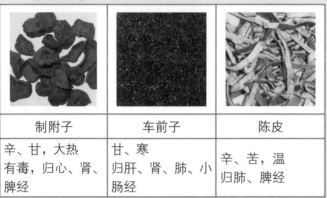

制附子	车前子	陈皮
辛、甘，大热有毒，归心、肾、脾经	甘、寒归肝、肾、肺、小肠经	辛、苦，温归肺、脾经

【制法】　上药加水煎煮3次，滤汁去渣，合并滤液，加热浓缩为膏，加蜂蜜500g收膏即成。

【功效】　温肾健脾。

【用法】　每次15～20g，每日2次，两餐之间用温开水冲服。

【注意事项】　制附片有毒，剂量不宜过大，不宜长期使用；有实热者不宜使用。

膏方二：实脾散加减

【来源】　《重订严氏济生方》。

【组成】　制附子60g（先煎）、干姜100g、茯苓120g、白术100g、薏苡仁300g、泽泻100g、车前子100g、大腹皮100g、当归100g、木香100g、陈皮90g、炙甘草60g。

【图解】

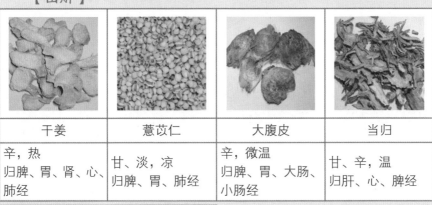

干姜	薏苡仁	大腹皮	当归
辛，热 归脾、胃、肾、心、肺经	甘、淡，凉 归脾、胃、肺经	辛，微温 归脾、胃、大肠、小肠经	甘、辛，温 归肝、心、脾经

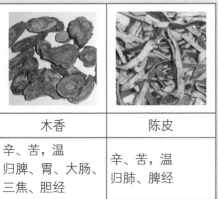

木香	陈皮
辛、苦，温 归脾、胃、大肠、三焦、胆经	辛、苦，温 归肺、脾经

【制法】　上药加水煎煮 3 次，滤汁去渣，合并滤液，加热浓缩为膏，加蜂蜜 500g 收膏即成。

【功效】　温肾健脾、清热利湿。

【用法】　每次 15 ～ 20g，每日 2 次，两餐之间用温开水冲服。

【注意事项】　制附子有毒，剂量不宜过大，不宜长期使用；有实热者不宜使用。

膏方三：济生肾气丸加减

【来源】　严用和《济生方》。

【组成】　熟地黄 300g、山药 180g、山茱萸 160g、茯苓 120g、泽泻 100g、牡丹皮 100g、制附片（先煎）80g、肉桂 80g、车前

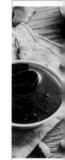

子（包煎）100g、怀牛膝150g、白茅根150g、仙鹤草100g。

【图解】

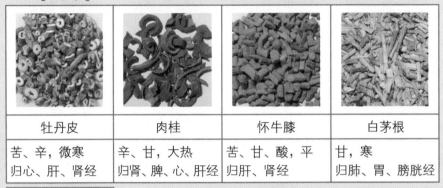

牡丹皮	肉桂	怀牛膝	白茅根
苦、辛，微寒 归心、肝、肾经	辛、甘，大热 归肾、脾、心、肝经	苦、甘、酸，平 归肝、肾经	甘，寒 归肺、胃、膀胱经

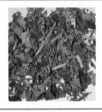

仙鹤草
苦、涩，平 归心、肝经

【制法】　加水煎煮3次，滤汁去渣，合并滤液，加热浓缩为膏，加蜂蜜500g收膏即成。

【功效】　温补肾阳，化气行水。

【用法】　每次15~20g，每日2次，两餐之间用温开水冲服。

【注意事项】　制附片有毒，剂量不宜过大，不宜长期使用；有实热者不宜使用。

（5）肝肾阴虚症

【症候】　腰膝酸软，咽干口燥，手足心热，头晕耳鸣，体倦乏力，心悸气短，舌红少苔或无苔，脉细数或沉数。

【治法】　滋补肝肾。

膏方一：知柏地黄丸加减

【来源】 吴昆《医方考》。

【组成】 知母 150g、黄柏 150g、熟地黄 300g、山药 300g、茯苓 150g、山茱萸 150g、牡丹皮 150g、泽泻 100g、怀牛膝 100g。

【图解】

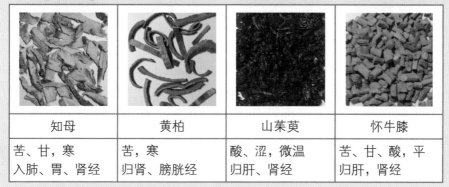

知母	黄柏	山茱萸	怀牛膝
苦、甘，寒 入肺、胃、肾经	苦，寒 归肾、膀胱经	酸、涩，微温 归肝、肾经	苦、甘、酸，平 归肝，肾经

【制法】 上药加水煎煮 3 次，滤汁去渣，合并滤液，加热浓缩为膏，加蜂蜜 500g 收膏即成。

【功效】 滋阴降火，凉血止血。

【用法】 每次 15～20g，每日 2 次，两餐之间用温开水冲服。

【注意事项】 阳虚者、腹泻者不宜使用。

膏方二：地黄二至丸加减

【来源】 《马培之医案》。

【组成】 生地黄 200g、熟地黄 200g、女贞子 150g、墨旱莲 150g、茯苓 120g、泽泻 90g、山药 200g、牡丹皮 100g、当归 150g、怀牛膝 150g。

【图解】

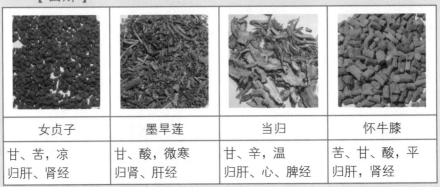

女贞子	墨旱莲	当归	怀牛膝
甘、苦，凉 归肝、肾经	甘、酸，微寒 归肾、肝经	甘、辛，温 归肝、心、脾经	苦、甘、酸，平 归肝，肾经

【制法】　上药加水煎煮 3 次，滤汁去渣，合并滤液，加热浓缩为膏，加蜂蜜 500g 收膏即成。

【功效】　滋阴补肾、凉血止血。

【用法】　每次 15～20g，每日 2 次，两餐之间用温开水冲服。

【注意事项】　阳虚者、腹泻者不宜使用。

膏方三：大补阴丸加减

【来源】　《丹溪心法》。

【组成】　黄柏 150g、知母 150g、熟地黄 180g、龟甲 180g、（先煎）山药 200g、山茱萸 150g、牡丹皮 100g、茯苓 200g、女贞子 150g、墨旱莲 150g。

【图解】

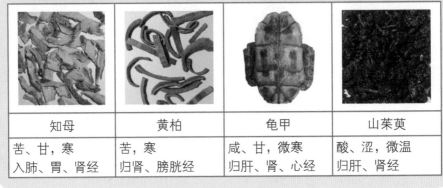

知母	黄柏	龟甲	山茱萸
苦、甘，寒 入肺、胃、肾经	苦，寒 归肾、膀胱经	咸、甘，微寒 归肝、肾、心经	酸、涩，微温 归肝、肾经

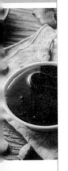

中医
肾脏病证
调养膏方

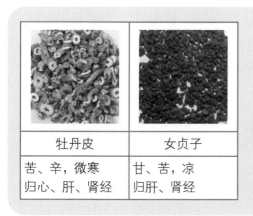

牡丹皮	女贞子
苦、辛，微寒 归心、肝、肾经	甘、苦，凉 归肝、肾经

【制法】　上药加水煎煮 3 次，滤汁去渣，合并滤液，加热浓缩为膏，加蜂蜜 500g 收膏即成。

【功效】　滋阴除火。

【用法】　每次 15～20g，每日 2 次，两餐之间用温开水冲服。

【注意事项】　阳虚者、腹泻者不宜使用。

第十一节　原发性肾病综合征

原发性肾病综合征（nephrotic syndrome，NS）是以肾小球滤过膜通透性增高，导致大量蛋白质从尿中漏出为主要病变的临床症候群。临床上以大量蛋白尿（> 3.5g/24h）、低蛋白血症（< 30g/L）、高脂血症和水肿（简称"三高一低"）为主要特征。本病在发病过程中，以水肿最具特征性，故属于中医学的"水肿"范畴。

1. 临床表现

（1）症状。①水肿：以全身性为多。严重者可以出现胸腔、腹腔、阴囊等积液，甚至心包腔大量积液。②蛋白尿：尿液中含有大量泡沫，消散缓慢。1 日流失蛋白 3.5g 以上。③低蛋白血症：人血白蛋白水平

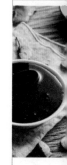

在 30g/L 以下。④高脂血症：血浆胆固醇、甘油三酯均明显增加，血清中低密度及极低密度脂蛋白浓度增加，高密度脂蛋白正常或稍下降。⑤消化道功能障碍：因胃肠道水肿，可见厌食、恶心、呕吐、腹泻、腹痛等。

（2）体征。眼睑、颜面及双下肢不同程度的水肿，严重者可有胸腔积液、腹水，肾区叩击痛。

2. 理化检查

（1）尿液生化检查：尿常规中尿蛋白定性多（+++）~（++++），24 小时尿蛋白量 > 3.5g。

（2）血液生化检查：①人血白蛋白 < 30g/L；②血浆胆固醇、甘油三酯及血清低密度脂蛋白升高；③血清免疫球蛋白以 IgG 下降为主；④血清补体 C3 含量测定对膜增殖性病变的鉴别有意义；⑤肾功能多数正常，但肾炎性的肾病综合征可见不同程度的肾损害。

（3）血或尿的 FDP（纤维蛋白降解产物）检测：其含量增加。

（4）选择性蛋白尿：如尿中出现的是大分子、中分子蛋白质则提示病变在肾小球；如是小分子蛋白质则提示病变在肾小管及间质；如为混合性蛋白质则提示病变累及肾小球、肾小管及间质。如尿中主要是中分子蛋白质，则为选择性蛋白尿，说明损害较轻；如有大分子蛋白漏出，则选择性差，肾损害较严重。

（5）肾活检：这是确定临床病理类型的唯一手段，且对明确诊断、制订治疗方案及判断预后有帮助。

3. 辨证膏方

原发性肾病综合征患者初期多见尿液泡沫不易消散，继而出现水肿及精微亏损症候，多见本虚标实。病程中虚实症候常有转化。其病位在肾，累及肝、脾时则见病情严重而致多脏器损害。本病治疗上要以澄源、塞流和复本为原则。澄源是以祛邪解毒，化湿利水为主；塞流是以扶正祛邪，益肾祛瘀为主；复本是以固本培元为主。

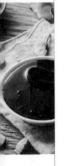

（1）脾肾阳虚症

【症候】　面色白，形寒肢冷，遍体浮肿，按之没指，甚则伴有胸腔积水、腹水，乃至胸闷气急，小溲短少，大便溏薄，舌淡体胖，苔薄腻或白腻，脉沉细滑。

【治法】　健脾温肾，通阳利水。

膏方一：济生肾气丸加减

【来源】　宋·严用和《济生方》："治肾虚腰重脚肿，小便不利。"

【组成】　制附片（先煎）200g、肉桂60g、生地黄300g、山茱萸300g、牡丹皮240g、山药300g、泽泻300g、茯苓300g、车前子（包煎）300g、益母草300g、金樱子300g、芡实600g。

【图解】

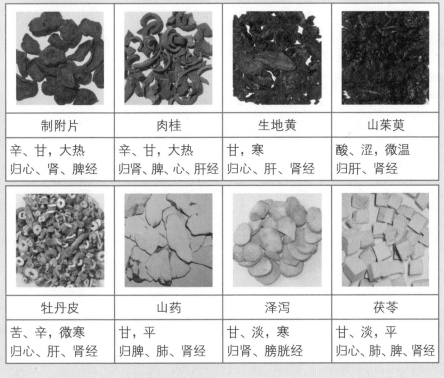

制附片	肉桂	生地黄	山茱萸
辛、甘，大热 归心、肾、脾经	辛、甘，大热 归肾、脾、心、肝经	甘，寒 归心、肝、肾经	酸、涩，微温 归肝、肾经
牡丹皮	山药	泽泻	茯苓
苦、辛，微寒 归心、肝、肾经	甘，平 归脾、肺、肾经	甘、淡，寒 归肾、膀胱经	甘、淡，平 归心、肺、脾、肾经

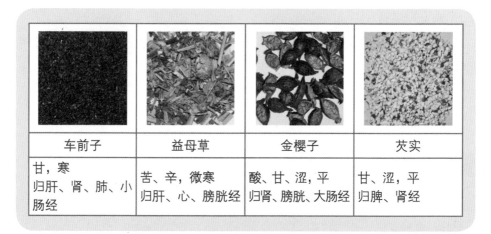

车前子	益母草	金樱子	芡实
甘，寒 归肝、肾、肺、小肠经	苦、辛，微寒 归肝、心、膀胱经	酸、甘、涩，平 归肾、膀胱、大肠经	甘、涩，平 归脾、肾经

【制法】　加水煎煮 3 次，滤汁去渣，合并滤液，加热浓缩为膏，加蜂蜜 500g 收膏即成。

【功效】　温补肾阳，化气行水。

【用法】　每次 15～20g，每日 2 次，两餐之间用温开水冲服。

【注意事项】　制附片有毒，剂量不宜过大，不宜长期使用；有实热者不宜使用。

膏方二：实脾饮加减

【来源】　宋·严用和《济生方》。

【组成】　制附片 100g、干姜 150g、白术 300g、茯苓 300g、槟榔 150g、炙甘草 150g、草果 150g、木瓜 250g、厚朴 150g、木香 150g。

中医
肾脏病证
调养膏方

【图解】

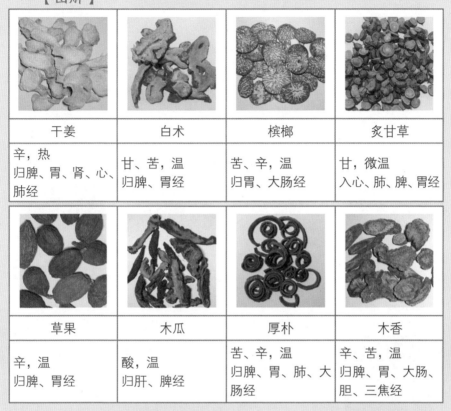

干姜	白术	槟榔	炙甘草
辛，热 归脾、胃、肾、心、肺经	甘、苦，温 归脾、胃经	苦、辛，温 归胃、大肠经	甘，微温 入心、肺、脾、胃经

草果	木瓜	厚朴	木香
辛，温 归脾、胃经	酸，温 归肝、脾经	苦、辛，温 归脾、胃、肺、大肠经	辛、苦，温 归脾、胃、大肠、胆、三焦经

【制法】　加水煎煮3次，滤汁去渣，合并滤液，加热浓缩为膏，加蜂蜜500g收膏即成。

【功效】　温阳健脾，行气利水。

【用法】　每次15～20g，每日2次，两餐之间用温开水冲服。

【注意事项】　制附片有毒，剂量不宜过大，不宜长期使用；实热者不宜使用。

（2）肝肾阴虚症

【症候】　面目四肢浮肿不甚，眩晕口干，咽喉干痛反复不已，心烦急躁，腰酸，时见盗汗，小便短赤，舌质红，脉细弦数。

【治法】　滋补肝肾，化湿利水。

膏方：一贯煎合杞菊地黄丸加减

【来源】　魏之琇《柳州医话》。

【组成】　生地黄300g、当归300g、麦冬300g、沙参240g、枸杞子300g、泽泻300g、山药300g、山茱萸300g、茯苓300g、益母草300g、怀牛膝300g、车前子（包煎）300g。

【图解】

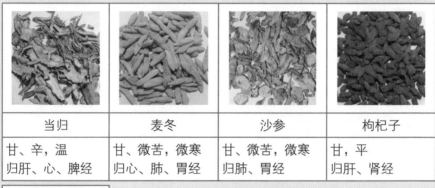

当归	麦冬	沙参	枸杞子
甘、辛，温 归肝、心、脾经	甘、微苦，微寒 归心、肺、胃经	甘、微苦，微寒 归肺、胃经	甘，平 归肝、肾经

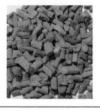

怀牛膝
苦、甘、酸，平 归肝、肾经

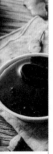

【制法】　上药加水煎煮3次，滤汁去渣，合并滤液，加热浓缩为膏，加蜂蜜500g收膏即成。

【功效】　滋补肝肾，化湿利水。

【用法】　每次15～20g，每日2次，两餐之间用温开水冲服。

【注意事项】　阳虚者、腹泻者不宜使用。

（3）气阴两虚症

【症候】　神疲乏力，面浮肢肿，手足心热，咽燥口干，少气懒言，腰酸身重，或自汗，易感冒，心烦少寐，便结，尿短赤，舌嫩或胖、质偏红，少苔，脉虚细或偏数。

【治法】　益气养阴，化湿利水。

膏方：加减参芪地黄汤

【来源】　《邵朝弟肾病临证经验实录》邵朝弟老中医自拟方。由《小儿药证直诀》"六味地黄丸"化裁而来，此型多见于激素减量治疗阶段，常由阴虚向气虚转化，而呈气阴两虚证。

【组成】　黄芪 600g、党参 300g、生地黄 300g、泽泻 300g、山药 300g、山茱萸 300g、茯苓 300g、怀牛膝 300g、车前子（包煎）300g、益母草 300g。

【图解】

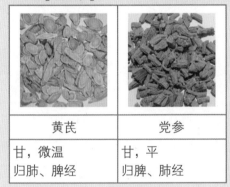

黄芪	党参
甘，微温 归肺、脾经	甘，平 归脾、肺经

【制法】　上药水煎煮 3 次，滤汁去渣，合并滤液，加热浓缩为膏，加蜂蜜 500g 收膏即成。

【功效】　益气养阴，活血利水。

【用法】　每次 15～20g，每日 2 次，两餐之间用温开水冲服。

（4）瘀血内阻症

【症候】　面色黧黑或晦暗，腰痛固定或呈刺痛，肌肤甲错或肢体麻木，唇、舌、肌肤有瘀点或色素沉着，尿中红细胞较多，兼见溲少，浮肿，纳差或有泛恶，舌质黯，苔薄腻，脉细涩。

【治法】　活血化瘀利水。

【来源】　《玉机微义》。

【组成】　桃仁240g、红花160g、赤芍300g、生地黄300g、当归300g、黄芪400g、陈皮300g、党参300g、益母草300g、蒲黄240g、车前子（包煎）300g、王不留行240g。

【图解】

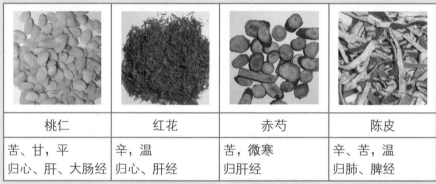

桃仁	红花	赤芍	陈皮
苦、甘，平 归心、肝、大肠经	辛，温 归心、肝经	苦，微寒 归肝经	辛、苦，温 归肺、脾经

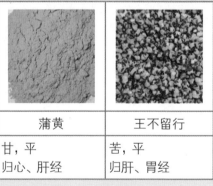

蒲黄	王不留行
甘，平 归心、肝经	苦，平 归肝、胃经

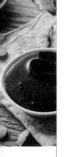

【制法】　上药加水煎煮3次，滤汁去渣，合并滤液，加热浓缩为膏，加蜂蜜500g收膏即成。

【功效】　活血化瘀，利水消肿。

【用法】　每次15～20g，每日2次，两餐之间用温开水冲服。

【注意事项】　有出血或潜在出血风险者不宜使用。

第十二节　慢性肾衰竭

慢性肾衰竭（chronic renal failure，CRF）是指发生在各种慢性肾脏疾病的基础上，肾实质遭到严重破坏，缓慢地出现肾功能减退直至衰竭。临床上以肾功能减退、代谢废物潴留、机体内环境失衡为主要表现，恶心呕吐是最突出的症状。本病属于中医学的"溺毒""虚劳""关格"等范畴。

1. 临床表现

（1）症状。临床表现十分复杂，基本可以分为代谢紊乱和各系统症状两大组。但两者亦互为因果，许多代谢紊乱可以是系统症状的基本原因，反过来，各系统脏器因代谢异常而导致毒性代谢产物潴留，影响脏器功能，从而加剧代谢紊乱。

（2）体征。慢性肾衰竭患者无明显特异性的体征，主要根据患者的原发病及控制情况、肾功能损害、并发症、生活方式的调节等不同而表现各异，如水肿、高血压、皮肤改变等。

2. 理化检查

（1）尿常规检查。可有程度不等的蛋白尿、血尿、管型尿，也可无明显尿检异常，以24小时尿肌酐计算肌酐清除率，有明显下降。

（2）血常规检查。有红细胞、血红蛋白、血细胞比容的明显下降，部分患者可有白细胞和血小板的减少；肾功能有尿素氮及血肌酐的明显升高，达到失代偿指标；早期患者可呈低钙高磷，在合并甲状旁腺功能亢进时可呈高钙高磷，慢性肾功能不全患者应注意血钾水平的变化及酸中毒状态的纠正；血脂水平为甘油三酯的中度升高及胆固醇在不同脂蛋白的分布异常；血 β2- 微球水平可反映肾小

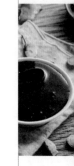

球的滤过功能通常可升高，血碱性磷酸酶升高，钙磷乘积升高。病因诊断时还可以检查血糖、血尿酸、免疫指标等项目。

（3）影像学检查：包括 B 超、ECT、心脏超声、X 线摄片等。

（4）肾活检：一般来说，慢性肾衰竭不是肾活检的适应证。

3. 辨证膏方

本病为本虚标实，正虚为本，邪实为标；以正虚为纲，邪实为目。临床辨证分类以正虚为主，治疗多采用扶正与祛邪兼顾，标本同治。但应分清标本主次，轻重缓急。治本是根本措施，应贯穿在全过程中，治标可在某一阶段突出，时间宜短。因此，保护肾气和其他内脏功能，调节阴阳平衡，始终是治疗慢性肾衰竭的基本原则。

（1）脾肾气虚症

【症候】 倦怠乏力，气短懒言，食少纳呆，腰酸膝软，脘腹胀满，大便不实，口淡不渴，舌淡有齿痕，脉沉细。

【治法】 益气健脾强肾。

膏方一：无比薯蓣丸加减

【来源】 孙思邈《备急千金要方》："治诸虚劳百损方。"

【组成】 山药 400g、杜仲 200g、菟丝子 300g、五味子 200g、肉苁蓉 200g、茯苓 400g、牛膝 200g、山茱萸 300g、地黄 400g、泽泻 100g、赤石脂 100g。

【图解】

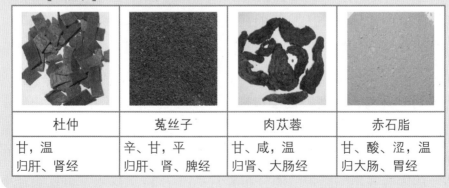

杜仲	菟丝子	肉苁蓉	赤石脂
甘，温 归肝、肾经	辛、甘，平 归肝、肾、脾经	甘、咸，温 归肾、大肠经	甘、酸、涩，温 归大肠、胃经

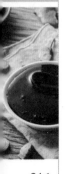

【制法】　加水煎煮3次，滤汁去渣，合并滤液，加热浓缩为膏，加蜂蜜500g收膏即成。

【功效】　健脾补肾。

【用法】　每次15～20g，每日2次，两餐之间用温开水冲服。

【注意事项】　腹泻者不宜使用。

膏方二：健脾补肾膏

【来源】　湖北省中医院巴元明教授。

【组成】　杜仲300g、续断150g、狗脊250g、桑寄生250g、骨碎补200g、仙茅100g、山萸肉250g、益智仁200g、太子参400g、黄芪400g、制首乌50g、女贞子200g、旱莲草200g、芡实250g。

【图解】

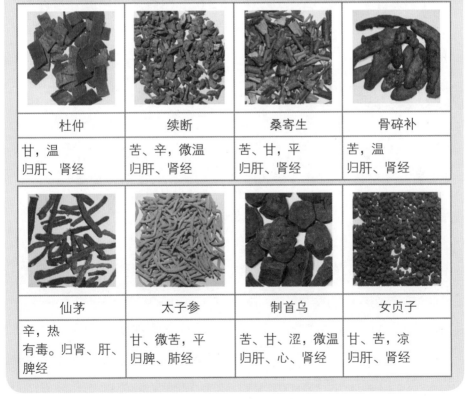

杜仲	续断	桑寄生	骨碎补
甘，温 归肝、肾经	苦、辛，微温 归肝、肾经	苦、甘，平 归肝、肾经	苦，温 归肝、肾经

仙茅	太子参	制首乌	女贞子
辛，热 有毒。归肾、肝、脾经	甘、微苦，平 归脾、肺经	苦、甘、涩，微温 归肝、心、肾经	甘、苦，凉 归肝、肾经

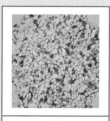

芡实
甘、涩，平 归脾、肾经

【制法】 加水煎煮3次，滤汁去渣，合并滤液，加热浓缩为膏，加蜂蜜500g收膏即成。

【功效】 健脾补肾。

【用法】 每次15～20g，每日2次，两餐之间用温开水冲服。

【注意事项】 仙茅有毒，不宜大剂量、长期使用；腹泻者不宜使用。

膏方三：健脾补肾膏方

【来源】 国医大师张镜人。

【组成】 炒党参90g、炒白术60g、茯苓60g、炙甘草20g、炒山药60g、香扁豆60g、建莲肉（去莲心）60g、炒白芍60g、制半夏60g、炒陈皮60g、炒枳壳60g、制香附60g、佛手片60g、八月札60g、白杏仁60g、白豆蔻30g、川石斛60g、枸杞60g、炒滁菊60g、炒知母60g、炒黄柏30g、山萸肉60g、泽泻60g、生石决60g（先煎）、白蒺藜60g、女贞子60g、旱莲草60g、菟丝子60g、制狗脊60g、炒川断60g、炒杜仲60g、川草薢60g、炒当归60g、丹参60g、炙远志20g、炒山楂60g、炒神曲60g、香谷芽60g。

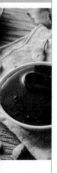

【功效】 健脾补肾，滋阴化湿。

【用法】 每次15～20g，每日2次，两餐之间用温开水冲服。

【制法】 加水煎煮3次,滤汁去渣,合并滤液,加热浓缩为膏,加蜂蜜 500g 收膏即成。

膏方四：煎膏子方加减

【来源】 冯兆张《冯氏锦囊录》:"此方上补君火,以生阳明胃土,下补相火,以补太阴脾土,既补火以生土,复补水以滋土,则土自得化育之功。"

【组成】 熟地 400g、酸枣仁 250g、当归 200g、白术 400g、白芍 250g、茯神 300g、远志 300g、怀牛膝 200g、五味子 200g、麦冬 250g、肉桂 200g。

【图解】

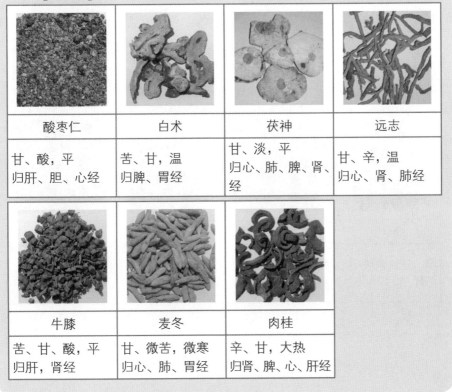

酸枣仁	白术	茯神	远志
甘、酸,平 归肝、胆、心经	苦、甘,温 归脾、胃经	甘、淡,平 归心、肺、脾、肾经	甘、辛,温 归心、肾、肺经

牛膝	麦冬	肉桂	
苦、甘、酸,平 归肝,肾经	甘、微苦,微寒 归心、肺、胃经	辛、甘,大热 归肾、脾、心、肝经	

【制法】 加水煎煮3次,滤汁去渣,合并滤液,加热浓缩为膏,加蜂蜜 500g 收膏即成。

【功效】　健脾养心，滋阴补肾。

【用法】　每次 15～20g，每日 2 次，两餐之间用温开水冲服。

【注意事项】　有实热者不宜使用。

（2）脾肾阳虚症

【症候】　畏寒肢冷，倦怠乏力，气短懒言，食少纳呆，腰酸膝软，腰部冷痛，脘腹胀满，大便不实，夜尿清长，舌淡有齿痕，脉沉弱。

【治法】　温补脾肾，振奋阳气。

膏方一：济生肾气丸加减

【来源】　严用和《济生方》："治肾虚腰重脚肿，小便不利。"

【组成】　制附片（先煎）200g、肉桂 200g、生地黄 500g、山茱萸 500g、山药 500g、泽泻 100g、牡丹皮 200g、茯苓 500g、车前子（包煎）200g、牛膝 150g。

【图解】

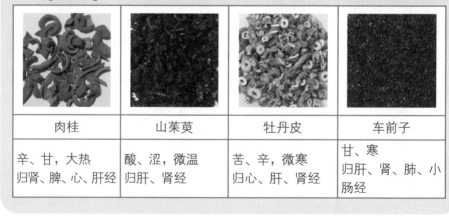

肉桂	山茱萸	牡丹皮	车前子
辛、甘，大热 归肾、脾、心、肝经	酸、涩，微温 归肝、肾经	苦、辛，微寒 归心、肝、肾经	甘、寒 归肝、肾、肺、小肠经

中医

肾脏病证

调养膏方

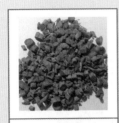

牛膝
苦、甘、酸，平 归肝，肾经

【制法】 加水煎煮3次，滤汁去渣，合并滤液，加热浓缩为膏，加蜂蜜500g收膏即成。

【功效】 温补肾阳，化气行水。

【用法】 每次15～20g，每日2次，两餐之间用温开水冲服。

【注意事项】 制附片有毒，剂量不宜过大，不宜长期使用；有实热者不宜使用。

膏方二：鹿茸丸方加减

【来源】 宋·太医院《圣济总录》："治男子肾脏虚损，腰脚弱、气不足、体烦倦、面色黑、小便数。"

【组成】 鹿茸50g、肉苁蓉200g、制附片150g、牛膝200g、五味子200g、巴戟天200g、葫芦巴100g、山茱萸300g、菟丝子200g、熟地黄300g、肉桂150g、桑螵蛸150g、楮实子200g、木香100g、肉豆蔻200g、红豆200g、川椒150g、没药100g、沉香50g、人参50g、茯苓300g、羌活150g、白蒺藜150g。

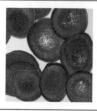 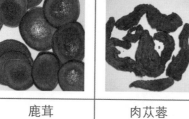	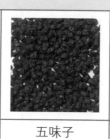	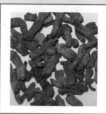
鹿茸	肉苁蓉	五味子	巴戟天
甘、咸，温 归肝、肾经	甘、咸，温 归肾、大肠经	酸、甘，温 归肺、心、肾经	甘、辛，微温 归肾、肝经

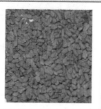		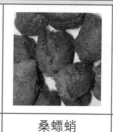	
葫芦巴	菟丝子	桑螵蛸	楮实子
苦，温 归肾经	辛、甘，平 归肝、肾、脾经	甘、咸，平 归肝、肾经	甘，寒 归肝、脾、肾经

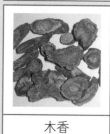	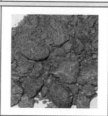	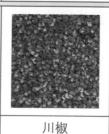	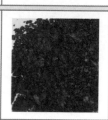
木香	肉豆蔻	川椒	没药
辛、苦，温 归脾、胃、大肠、 三焦、胆经	辛，温 归脾、胃、大肠经	辛，温 归脾、胃、肾经	辛、苦，平 归心、肝、脾经

中医

肾脏病证

调养膏方

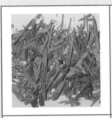	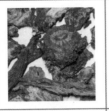	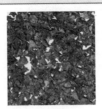
沉香	羌活	白蒺藜
辛、苦，微温 归脾、胃、肾经	辛、苦，温 归肾、膀胱经	苦、辛，微温 有小毒。归肝经

【制法】 上药除人参外，其余药加水煎煮 3 次，滤汁去渣，人参另煎，合并滤液，加热浓缩为膏，加蜂蜜 500g 收膏即成。

【功效】 温补肾阳，健脾固涩。

【用法】 每次 15～20g，每日 2 次，两餐之间用温开水冲服。

【注意事项】 附片、没药有毒，请勿过量食用。若出现舌体发麻请及时到医院就诊。阴虚者不宜使用。

膏方三：右归饮加减

【来源】 张景岳《景岳全书》："此益火之剂也，凡命门之阳衰阴胜者，宜此方加减主之。"

【组成】 熟地 600g、山药 600g、山茱萸 500g、枸杞 400g、炙甘草 100g、杜仲 400g、肉桂 150g、制附片 150g。

【制法】 上药加水煎煮 3 次，滤汁去渣，合并滤液，加热浓缩为膏，加蜂蜜 500g 收膏即成。

【功效】 温补肾阳。

【用法】 每次 15～20g，每日 2 次，两餐之间用温开水冲服。

【注意事项】 附片有毒，请勿过量食用。若出现舌体发麻请及时到医院就诊。

膏方四：大造固真膏加减

【来源】 冯兆张《冯氏锦囊录》："填补精血，壮固元阳。"

【组成】 补骨脂150g、核桃仁200g、山药600g、山茱萸200g、菟丝子200g、小茴香100g、肉苁蓉200g、巴戟天200g、鹿茸100g、五味子200g、人参100g、熟地黄600g、枸杞子300g、白术500g、紫河车150g。

【图解】

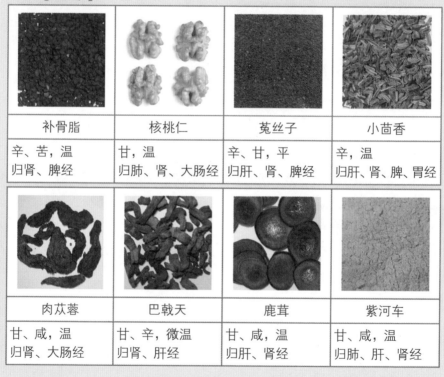

补骨脂	核桃仁	菟丝子	小茴香
辛、苦，温 归肾、脾经	甘，温 归肺、肾、大肠经	辛、甘，平 归肝、肾、脾经	辛，温 归肝、肾、脾、胃经
肉苁蓉	巴戟天	鹿茸	紫河车
甘、咸，温 归肾、大肠经	甘、辛，微温 归肾、肝经	甘、咸，温 归肝、肾经	甘、咸，温 归肺、肝、肾经

【制法】 上药除人参、紫河车外加水煎煮3次，滤汁去渣，人参另煎，合并滤液，紫河车、鹿茸研末，加热浓缩为膏，加蜂蜜500g收膏即成。

【功效】 温补肾阳。

【用法】 每次15~20g，每日2次，两餐之间用温开水冲服。

【注意事项】 对异型蛋白过敏者慎用。

中医
肾脏病证
调养膏方

（3）脾肾气阴两虚症

【症候】 倦怠乏力，腰酸膝软，口干咽燥，五心烦热，夜尿清长，舌淡有齿痕，脉沉细。

【治法】 益气养阴。

膏方一：参芪地黄汤加减

【来源】 沈金鳌《沈氏尊生书》。

【组成】 党参250g，黄芪400g、熟地黄400g、茯苓400g、山药300g、牡丹皮150g、山茱萸200g、泽泻90g、枸杞600g、当归100g、陈皮200g。

【图解】

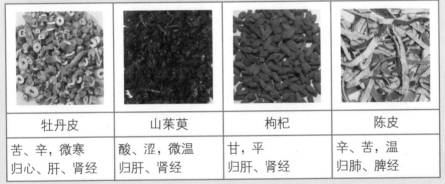

牡丹皮	山茱萸	枸杞	陈皮
苦、辛，微寒 归心、肝、肾经	酸、涩，微温 归肝、肾经	甘，平 归肝、肾经	辛、苦，温 归肺、脾经

【制法】 上药加水煎煮3次，滤汁去渣，人参另煎，合并滤液，加热浓缩为膏，加蜂蜜500g收膏即成。

【功效】 健脾益气，滋阴补肾。

【用法】 每次15～20g，每日2次，两餐之间用温开水冲服。

【注意事项】 阳虚者不宜使用。

膏方二：知柏地黄丸加减

【来源】 吴昆《医方考》。

【组成】 知母200g、黄柏200g、熟地黄600g、山药400g、

山茱萸 600g、牡丹皮 250g、茯苓 600g、泽泻 100g、麦冬 200g、五味子 150g。

【图解】

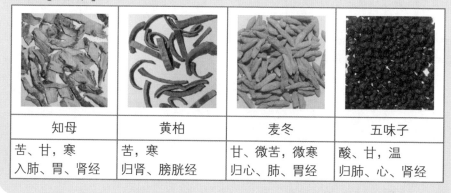

知母	黄柏	麦冬	五味子
苦、甘，寒 入肺、胃、肾经	苦，寒 归肾、膀胱经	甘、微苦，微寒 归心、肺、胃经	酸、甘，温 归肺、心、肾经

【制法】 上药加水煎煮3次，滤汁去渣，合并滤液，加热浓缩为膏，加蜂蜜500g收膏即成。

【功效】 健脾益气，滋阴补肾。

【用法】 每次15～20g，每日2次，两餐之间用温开水冲服。

【注意事项】 阳虚者、腹泻者不宜使用。

膏方三：琼玉膏加减

【来源】 杨士瀛《仁斋直指方论》。

【组成】 人参200g、生地黄1500g、茯苓1500g。

【图解】

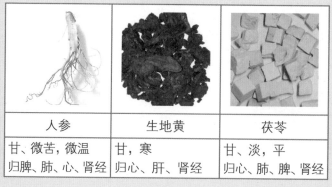

人参	生地黄	茯苓
甘、微苦，微温 归脾、肺、心、肾经	甘，寒 归心、肝、肾经	甘、淡，平 归心、肺、脾、肾经

中医
肾脏病证
调养膏方

【制法】 上药除人参外加水煎煮3次，滤汁去渣，人参另煎，合并滤液，加热浓缩为膏，加蜂蜜500g收膏即成。

【功效】 益气养阴。

【用法】 每次15～20g，每日2次，两餐之间用温开水冲服。

【注意事项】 阳虚者、腹泻者不宜使用。

（4）肝肾阴虚症

【症候】 头晕，头痛，腰酸膝软，口干咽燥，五心烦热，大便干结，尿少色黄，舌淡红少苔，脉沉细或弦细。

【治法】 滋补肝肾。

膏方一：六味地黄丸加减

【来源】 钱乙《小儿药证直诀》。

【组成】 熟地黄600g、山茱萸400g、山药800g、泽泻90g、丹皮400g、茯苓600g。

【制法】 上药加水煎煮3次，滤汁去渣，合并滤液，加热浓缩为膏，加蜂蜜500g收膏即成。

【功效】 滋阴补肾。

【用法】 每次15～20g，每日2次，两餐之间用温开水冲服。

【注意事项】 阳虚者、腹泻者不宜使用。

膏方二：左归丸加减

【来源】 张景岳《景岳全书》。

【组成】 熟地黄600g、山药800g、山茱萸400g、枸杞400g、牛膝150g、菟丝子200g、鹿角胶150g、龟甲胶150g。

【图解】

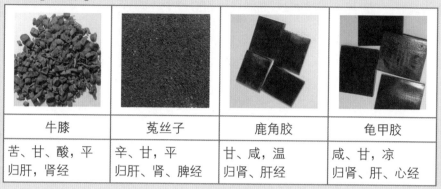

牛膝	菟丝子	鹿角胶	龟甲胶
苦、甘、酸，平 归肝，肾经	辛、甘，平 归肝、肾、脾经	甘、咸，温 归肾、肝经	咸、甘，凉 归肾、肝、心经

【制法】　上药除鹿角胶、龟甲胶外加水煎煮 3 次，滤汁去渣，合并滤液，加入鹿角胶、龟甲胶加热浓缩为膏，加蜂蜜 500g 收膏即成。

【功效】　滋阴补肾。

【用法】　每次 15 ~ 20g，每日 2 次，两餐之间用温开水冲服。

【注意事项】　阳虚者、腹泻者不宜使用。

膏方三：一贯膏加减

【来源】　魏之琇《柳州医话》加减。

【组成】　枸杞 400g、沙参 600g、麦冬 450g、当归 300g、生地黄 1000g、川楝子 100g。

【图解】

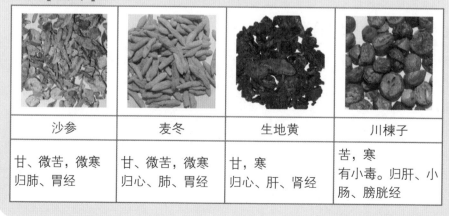

沙参	麦冬	生地黄	川楝子
甘、微苦，微寒 归肺、胃经	甘、微苦，微寒 归心、肺、胃经	甘，寒 归心、肝、肾经	苦，寒 有小毒。归肝、小肠、膀胱经

【制法】 上药加水煎煮3次，滤汁去渣，合并滤液，加热浓缩为膏，加蜂蜜500g收膏即成。

【功效】 滋补肝肾。

【用法】 每次15～20g，每日2次，两餐之间用温开水冲服。

【注意事项】 阳虚者、腹泻者不宜使用。川楝子有小毒，不宜大剂量、长期使用。

膏方四：集灵膏加减

【来源】 缪稀雍《先醒斋医学广笔记》。

【组成】 天冬500g、麦冬600g、生地黄800g、熟地黄800g、人参100g、枸杞400g、牛膝200g。

【图解】

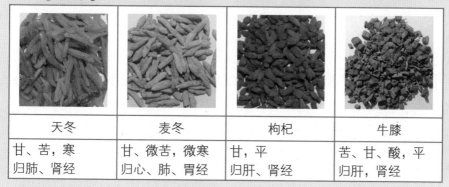

天冬	麦冬	枸杞	牛膝
甘、苦，寒 归肺、肾经	甘、微苦，微寒 归心、肺、胃经	甘，平 归肝、肾经	苦、甘、酸，平 归肝，肾经

【制法】 上药除人参外加水煎煮3次，滤汁去渣，人参另煎，合并滤液，加热浓缩为膏，加蜂蜜500g收膏即成。

【功效】 滋阴补肾。

【用法】 每次15～20g，每日2次，两餐之间用温开水冲服。

【注意事项】 阳虚者、腹泻者不宜使用。

（5）阴阳两虚症

【症候】 畏寒肢冷，五心烦热，口干咽燥，腰酸膝软，夜尿清长，大便干结，舌淡有齿痕，脉沉细。

【治法】 阴阳双补。

膏方一：金匮肾气丸加减

【来源】 张仲景《金匮要略》。

【组成】 熟地500g、山药600g、山茱萸400g、泽泻100g、茯苓500g、牡丹皮150g、肉桂200g、制附片（先煎）200g、淫羊藿300g、菟丝子400g。

【图解】

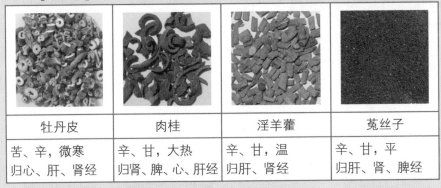

牡丹皮	肉桂	淫羊藿	菟丝子
苦、辛，微寒 归心、肝、肾经	辛、甘、大热 归肾、脾、心、肝经	辛、甘，温 归肝、肾经	辛、甘，平 归肝、肾、脾经

【制法】 加水煎煮3次，滤汁去渣，合并滤液，加热浓缩为膏，加蜂蜜500g收膏即成。

【功效】 温补肾阳，化气行水。

【用法】 每次15～20g，每日2次，两餐之间用温开水冲服。

【注意事项】 制附片有毒，剂量不宜过大，不宜长期使用。

膏方二：龟鹿二仙胶加减

【来源】 王三才《医便》。

【组成】 鹿角胶100g、龟胶100g、人参100g、枸杞400g、山药600g、麦冬200g、山茱萸400g、五味子150g、茯苓300g、肉苁蓉200g、巴戟天400g、制附片（先煎）200g、补骨脂200g、菟丝子200g。

【图解】

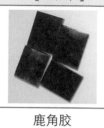	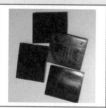	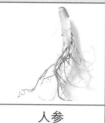	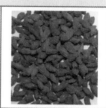
鹿角胶	龟甲胶	人参	枸杞
甘、咸，温 归肾、肝经	咸、甘、凉 归肾、肝、心经	甘、微苦，微温 归脾、肺、心肾经	甘，平 归肝、肾经
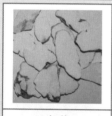	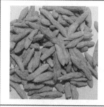	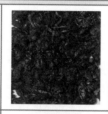	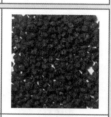
山药	麦冬	山茱萸	五味子
甘，平 归脾、肺、肾经	甘、微苦，微寒 归心、肺、胃经	酸、涩，微温 归肝、肾经	酸、甘，温 归肺、心、肾经
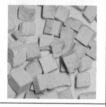	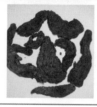	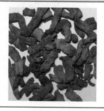	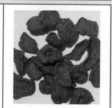
茯苓	肉苁蓉	巴戟天	制附片
甘、淡，平 归心、肺、脾、肾经	甘、咸，温 归肾、大肠经	甘、辛，微温 归肾、肝经	辛、甘，大热 有毒。归心、肾、脾经

补骨脂	菟丝子		
辛、苦，温 归肾、脾经	辛、甘，平 归肝、肾、脾经		

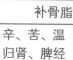

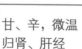

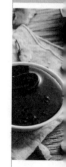

【制法】 加水煎煮3次，滤汁去渣，合并滤液，加热浓缩为膏，加蜂蜜500g收膏即成。

【功效】 温补肾阳，化气行水。

【用法】 每次15～20g，每日2次，两餐之间用温开水冲服。

【注意事项】 制附片有毒，剂量不宜过大，不宜长期使用。

膏方三：龟鹿二仙膏加减

【来源】 张璐《张氏医通》："治督任俱虚。精血不足。"

【组成】 鹿角胶1000g、龟甲胶1000g、人参200g、枸杞800g、桂圆400g。

【图解】

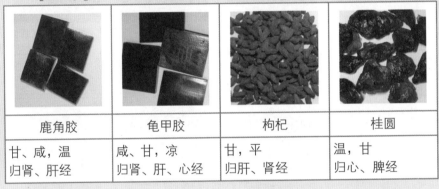

鹿角胶	龟甲胶	枸杞	桂圆
甘、咸，温 归肾、肝经	咸、甘，凉 归肾、肝、心经	甘，平 归肝、肾经	温，甘 归心、脾经

【制法】 上五味。以杞、圆煎膏，炼白蜜收。先将二胶酒浸。烊杞圆膏中。候化尽，入人参末。

【功效】 补肾填精。

【用法】 每次15～20g，每日2次，两餐之间用温开水冲服。

【注意事项】 腹泻患者不宜使用。

膏方四：滋阴大补丸加减

【来源】 吴昆《医方考》："此阴阳平补之剂也。"

【组成】 熟地黄500g、牛膝200g、山药500g、山茱萸

400g、杜仲 200g、茯苓 500g、巴戟天 200g、五味子 200g、小茴香 150g、肉苁蓉 200g、远志 200g、石菖蒲 200g、枸杞 500g。

【图解】

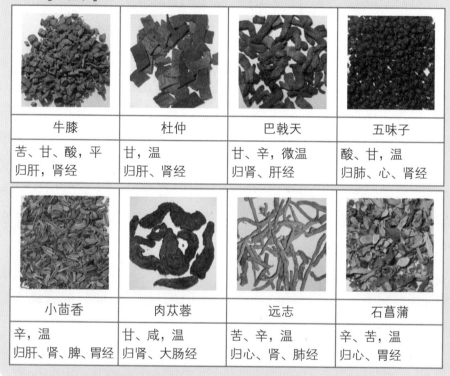

牛膝	杜仲	巴戟天	五味子
苦、甘、酸，平 归肝，肾经	甘，温 归肝、肾经	甘、辛，微温 归肾、肝经	酸、甘，温 归肺、心、肾经
小茴香	肉苁蓉	远志	石菖蒲
辛，温 归肝、肾、脾、胃经	甘、咸，温 归肾、大肠经	苦、辛，温 归心、肾、肺经	辛、苦，温 归心、胃经

【制法】 上药加水煎煮 3 次，滤汁去渣，合并滤液，加热浓缩为膏，加蜂蜜 500g 收膏即成。

【功效】 滋阴补阳。

【用法】 每次 15～20g，每日 2 次，两餐之间用温开水冲服。

第十三节 糖尿病肾病

糖尿病肾病（diabetic nephropathy，DN）是指糖尿病本身引起的肾脏损害，以糖尿病患者出现持续的蛋白尿为主要标志，其肾脏病理改变以肾小球系膜区无细胞性增宽或结节性病变、肾小球毛细血管基底膜增厚为特征。临床特征为蛋白尿，渐进性肾功能损害，高血压，水肿，晚期出现严重肾功能衰竭。多数医家认为糖尿病肾病当归属中医"消渴"之"下消"范畴，亦可根据患者不同表现归属于"水肿""尿浊""关格"等范畴。

糖尿病肾病是糖尿病患者常见的慢性微血管并发症之一，目前国内其发病率有显著增加的趋势。糖尿病肾病很可能将成为终末期肾脏病（ESRD）的主要原因之一。

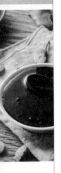
糖尿病肾病分期及其主要临床特征

分期	主要临床特征	血压	GFR（ml/min）	UAER（ug/min）
I 期	肾小球高滤过期，肾脏体积增大	正常	增高，>150	正常
II 期	正常白蛋白尿期	可轻度升高	正常或增高	可稍增高
III 期	微量白蛋白尿期，持续尿蛋白排泄量超过正常，尿常规蛋白多阴性	升高	正常	20 ~ 200
IV 期	临床蛋白尿期，尿常规蛋白持续阳性，24 小时尿蛋白定量 > 0.5g	常明显升高	逐渐下降	>200
V 期	终末肾衰期，出现尿毒症症状	明显升高	<10	>200

注：GFR 为肾小球滤过率；UAER 为尿白蛋白排泄率。

1. 临床表现

（1）蛋白尿。最主要的临床表现，出现在早期肾病期。早期可为间歇性，以后则变为持续性蛋白尿。

（2）高血压。糖尿病肾病中高血压发生率显著增高，疾病后期患者多有持续性高血压，合并高血压的患者可在更短时间内发生肾功能衰竭。

（3）肾病综合征。约有 10% 的糖尿病肾病患者临床表现为肾病综合征（24 小时尿蛋白量≥3.5g，血清蛋白严重降低，重度水肿等），多数此类患者预后不佳，将在短时间内进入肾衰竭。

（4）肾功能不全。临床糖尿病肾病多发生在糖尿病发病后 15 年以后，持续性蛋白尿出现后，肾小球滤过率逐渐下降而进入肾功能不全期。

（5）贫血及糖尿病引起的心脑血管、神经、视网膜等病变。

2. 理化检查

（1）尿液检查。蛋白尿的主要诊断依据。①收集 24 小时尿，测 24 小时尿总白蛋白排泄量；②收集 4 小时或夜间 8 小时尿，计算单位时间尿白蛋白排泄率；③即刻尿白蛋白与尿肌酐的比值。微量白蛋白尿的定义为尿白蛋白排泄率持续在 20~200ug/min（或 24 小时 30~300mg）。

（2）肾小球滤过率。不但能诊断糖尿病肾病，还能了解疾病的严重程度。

（3）肾功能。肾功能不全的诊断依据是氮质血症的出现，尤其是血肌酐（Cr）和血尿素氮（BUN）的升高。

（4）影像学检查和肾穿刺。泌尿系彩超检查可了解肾脏的形态大小、皮质厚度和血流情况。肾脏穿刺活检能确切地了解肾脏病理改变及其严重程度。

（5）其他检查。眼底视网膜检查、血管彩超等检查、神经功能检查等，对本病的诊断有一定参考价值。

3. 辨证膏方

糖尿病肾病的基本特点为本虚标实，本虚主要为气（脾气、肾气）

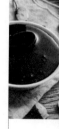

阴（肝阴、肾阴）两虚，标实为湿浊、瘀毒等。发病初期，阴虚为主，涉及肝肾；消渴日久，阴损耗气，以致脾肾气虚；后期阴损及阳，脾肾阳虚，湿浊、瘀毒内停。故本病治疗原则主要为益气养阴，调理肝脾肾三脏，或辅以健脾温肾，兼以化浊除湿，消瘀排毒。

（1）肝肾阴虚症

【症候】　腰膝酸软，眩晕耳鸣，两目干涩，口苦咽干，失眠多梦，须发早白，五心烦热，潮热盗汗，尿少色黄，大便干结，舌红少苔，脉弦细数。

【治法】　滋补肝肾。

膏方一：六味地黄丸加减

【来源】　宋·钱乙《小儿药证直诀》。

【组成】　熟地黄300g、山茱萸150g、山药300g、泽泻100g、牡丹皮150g、茯苓300g。

【制法】　上药加水煎煮3次，滤汁去渣，合并滤液，加热浓缩为膏，加木糖醇500g收膏即成。

【功效】　滋阴补肾。

【用法】　每次15～20g，每日2次，两餐之间用温开水冲服。

【注意事项】　阳虚、腹泻者不宜使用。

膏方二：牛髓膏子加减

【来源】　元·忽思慧《饮膳正要》。

【组成】　黄精300g、熟地黄300g、天冬300g、牛髓油90g。

【图解】

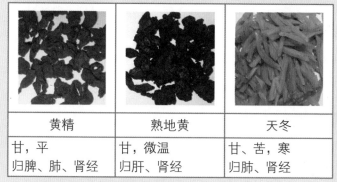

黄精	熟地黄	天冬
甘，平 归脾、肺、肾经	甘，微温 归肝、肾经	甘、苦，寒 归肺、肾经

【制法】　上药除牛髓外加水煎煮 3 次，滤汁去渣，合并滤液，加入牛髓油加热浓缩为膏，加木糖醇 500g 收膏即成。

【功效】　滋阴填精补肾。

【用法】　每次 15～20g，每日 2 次，两餐之间用温开水冲服。

【注意事项】　阳虚、腹泻者不宜使用。

膏方三：左归丸加减

【来源】　明·张景岳《景岳全书》。

【组成】　熟地黄 300g、山药 300g、山茱萸 150g、枸杞子 150g、牛膝 150g、菟丝子 150g、鹿角胶 150g、龟甲胶 150g。

【图解】

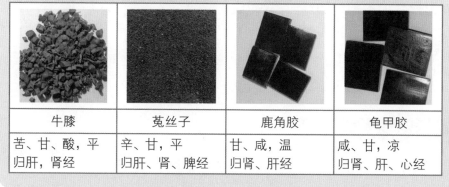

牛膝	菟丝子	鹿角胶	龟甲胶
苦、甘、酸，平 归肝，肾经	辛、甘，平 归肝、肾、脾经	甘、咸，温 归肾、肝经	咸、甘，凉 归肾、肝、心经

【制法】　上药除鹿角胶、龟甲胶外加水煎煮 3 次，滤汁去渣，

合并滤液，加入鹿角胶、龟甲胶加热浓缩为膏，加木糖醇 500g 收膏即成。

【功效】 滋阴补肾。

【用法】 每次 15～20g，每日 2 次，两餐之间用温开水冲服。

【注意事项】 阳虚、腹泻者不宜使用。

膏方四：二至丸加减

【来源】 明·吴旻《扶寿精方》。

【组成】 女贞子 300g、墨旱莲 300g、枸杞子 150g、怀牛膝 150g、熟地黄 150g、山药 300g、山茱萸 150g、茯苓 150g。

【图解】

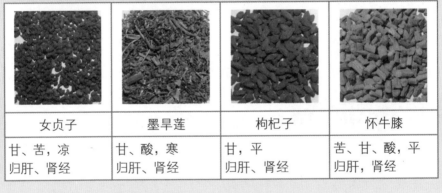

女贞子	墨旱莲	枸杞子	怀牛膝
甘、苦，凉 归肝、肾经	甘、酸，寒 归肝、肾经	甘，平 归肝、肾经	苦、甘、酸，平 归肝，肾经

【制法】 上药加水煎煮 3 次，滤汁去渣，合并滤液，加热浓缩为膏，加木糖醇 500g 收膏即成。

【功效】 滋补肝肾。

【用法】 每次 15～20g，每日 2 次，两餐之间用温开水冲服。

【注意事项】 阳虚、腹泻者不宜使用。

膏方五：集灵膏加减

【来源】 明·缪稀雍《先醒斋医学广笔记》。

【组成】 生地黄 300g、熟地黄 300g、麦冬 300g、天冬

300g、人参 150g、枸杞子 300g、牛膝 150g。

【图解】

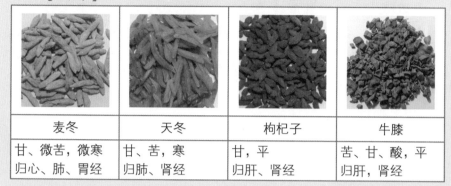

麦冬	天冬	枸杞子	牛膝
甘、微苦，微寒 归心、肺、胃经	甘、苦，寒 归肺、肾经	甘，平 归肝、肾经	苦、甘、酸，平 归肝、肾经

【制法】　上药除人参外加水煎煮 3 次，滤汁去渣，人参另煎，合并滤液，加热浓缩为膏，加木糖醇 500g 收膏即成。

【功效】　滋阴补肾。

【用法】　每次 15～20g，每日 2 次，两餐之间用温开水冲服。

【注意事项】　阳虚、腹泻者不宜使用。

膏方六：一贯煎加减

【来源】　清·魏之琇《柳州医话》。

【组成】　生地黄 300g、当归 150g、枸杞子 150g、沙参 150g、麦冬 150g、川楝子 90g。

【图解】

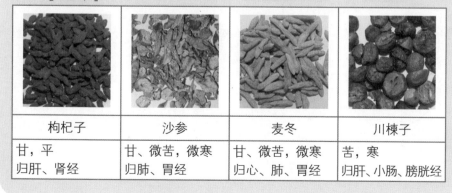

枸杞子	沙参	麦冬	川楝子
甘，平 归肝、肾经	甘、微苦，微寒 归肺、胃经	甘、微苦，微寒 归心、肺、胃经	苦，寒 归肝、小肠、膀胱经

【制法】　上药加水煎煮3次，滤汁去渣，合并滤液，加热浓缩为膏，加木糖醇500g收膏即成。

【功效】　滋补肝肾。

【用法】　每次15～20g，每日2次，两餐之间用温开水冲服。

【注意事项】　阳虚、腹泻者不宜使用。川楝子有小毒，不宜大剂量、长期使用。

（2）脾肾气虚症

【症候】　倦怠乏力，气短懒言，食少纳呆，腰酸膝软，脘腹胀满，大便不实，口淡不渴，舌淡有齿痕，脉沉细。

【治法】　健脾补肾益气。

膏方一：肾气丸合四君子汤加减

【来源】　汉·张仲景《金匮要略》，宋·《圣济总录》。

【组成】　人参150g、白术150g、茯苓150g、甘草90g、干地黄300g、山药300g、山茱萸150g、泽泻100g、牡丹皮150g、制附子45g、桂枝45g。

【图解】

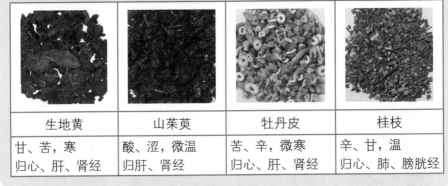

生地黄	山茱萸	牡丹皮	桂枝
甘、苦，寒 归心、肝、肾经	酸、涩，微温 归肝、肾经	苦、辛，微寒 归心、肝、肾经	辛、甘，温 归心、肺、膀胱经

【制法】　上药除人参外加水煎煮3次，滤汁去渣，人参另煎，合并滤液，加热浓缩为膏，加木糖醇500g收膏即成。

【功效】　健脾补肾益气。

【用法】　每次 15～20g，每日 2 次，两餐之间用温开水冲服。

【注意事项】　制附片有毒，不宜大剂量、长期使用；有实热者不宜使用。

膏方二：肾气丸合水陆二仙丹加减

【来源】　汉·张仲景《金匮要略》，宋·洪遵《洪氏集验方》。

【组成】　干地黄 300g、山药 300g、山茱萸 150g、泽泻 100g、牡丹皮 150g、制附子 45g、桂枝 45g、金樱子 300g、芡实 300g、五味子 150g。

【图解】

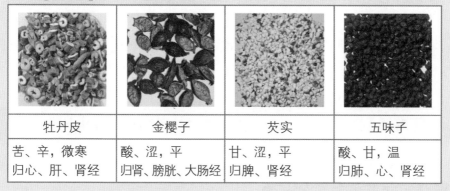

牡丹皮	金樱子	芡实	五味子
苦、辛，微寒 归心、肝、肾经	酸、涩，平 归肾、膀胱、大肠经	甘、涩，平 归脾、肾经	酸、甘，温 归肺、心、肾经

【制法】　上药加水煎煮 3 次，滤汁去渣，合并滤液，加热浓缩为膏，加木糖醇 500g 收膏即成。

【功效】　健脾补肾涩精。

【用法】　每次 15～20g，每日 2 次，两餐之间用温开水冲服。

【注意事项】　制附子有毒，不宜大剂量、长期使用；湿热者不宜使用。

膏方三：无比山药丸加减

【来源】　唐·孙思邈《备急千金要方》："治诸虚劳百损方。"

【组成】　山药 300g、杜仲 150g、菟丝子 150g、五味子 150g、

肉苁蓉 150g、茯苓 150g、牛膝 150g、山茱萸 150g、干地黄 150g、泽泻 90g、赤石脂 150g。

【图解】

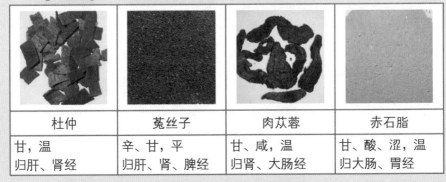

杜仲	菟丝子	肉苁蓉	赤石脂
甘，温 归肝、肾经	辛、甘，平 归肝、肾、脾经	甘、咸，温 归肾、大肠经	甘、酸、涩，温 归大肠、胃经

【制法】 上药加水煎煮 3 次，滤汁去渣，合并滤液，加热浓缩为膏，加木糖醇 300g 收膏即成。

【功效】 健脾补肾。

【用法】 每次 15～20g，每日 2 次，两餐之间用温开水冲服。

【注意事项】 湿热者不宜使用。

膏方四：参苓白术散加减

【来源】 宋·《太平惠民和剂局方》。

【组成】 人参 150g、白术 150g、茯苓 300g、山药 300g、莲子 300g、白扁豆 300g、薏苡仁 300g、砂仁 150g、桔梗 150g、杜仲 150g、菟丝子 150g、五味子 150g。

中医
肾脏病证
调养膏方

【图解】

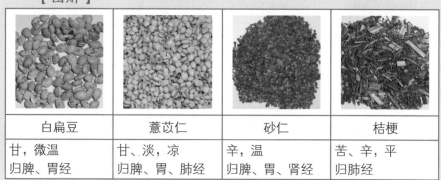

白扁豆	薏苡仁	砂仁	桔梗
甘，微温 归脾、胃经	甘、淡，凉 归脾、胃、肺经	辛，温 归脾、胃、肾经	苦、辛，平 归肺经

【制法】　上药除人参外加水煎煮3次，滤汁去渣，人参另煎，合并滤液，加热浓缩为膏，加木糖醇300g收膏即成。

【功效】　健脾补肾。

【用法】　每次15～20g，每日2次，两餐之间用温开水冲服。

【注意事项】　湿热者不宜使用。

膏方五：煎膏子方加减

【来源】　清·冯兆张《冯氏锦囊秘录》。

【组成】　人参150g、酸枣仁150g、当归150g、白术300g、茯神150g、白芍150g、远志150g、怀牛膝150g、肉桂90g、五味子150g、麦冬150g。

【图解】

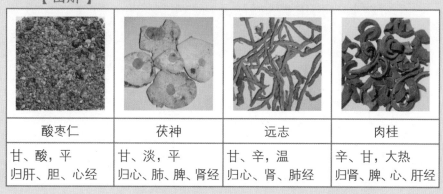

酸枣仁	茯神	远志	肉桂
甘、酸，平 归肝、胆、心经	甘、淡，平 归心、肺、脾、肾经	甘、辛，温 归心、肾、肺经	辛、甘，大热 归肾、脾、心、肝经

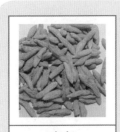

麦冬
甘、微苦，微寒 归心、肺、胃经

【制法】 上药除人参外加水煎煮 3 次，滤汁去渣，人参另煎，合并滤液，加热浓缩为膏，加木糖醇 500g 收膏即成。

【功效】 健脾补肾养心。

【用法】 每次 15～20g，每日 2 次，两餐之间用温开水冲服。

【注意事项】 湿热者不宜使用。

（3）气阴两虚症

【症候】 倦怠乏力，汗出气短，腰酸膝软，头晕目眩，耳鸣目涩，食少纳呆，口干少饮，舌质红或淡，脉细弱或细数无力。

【治法】 益气养阴。

膏方一：炙甘草汤加减

【来源】 汉·张仲景《伤寒论》。

【组成】 炙甘草 300g、桂枝 150g、人参 150g、生地黄 300g、麦冬 150g、胡麻仁 150g、阿胶 150g、生姜 150g、大枣 150 枚。

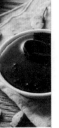

【图解】

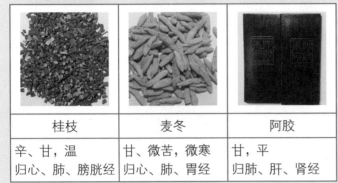

桂枝	麦冬	阿胶
辛、甘，温 归心、肺、膀胱经	甘、微苦，微寒 归心、肺、胃经	甘，平 归肺、肝、肾经

【制法】　上药除人参、阿胶外加水煎煮 3 次，滤汁去渣，人参另煎，合并滤液，加入阿胶加热浓缩为膏，加木糖醇 300g 收膏即成。

【功效】　益气养阴，通阳复脉。

【用法】　每次 15～20g，每日 2 次，两餐之间用温开水冲服。

【注意事项】　湿热者不宜使用。

膏方二：六味地黄丸合四君子汤加减

【来源】　宋·钱乙《小儿药证直诀》，宋·《圣济总录》。

【组成】　人参 150g、白术 150g、茯苓 150g、甘草 75g、干地黄 300g、山药 300g、山茱萸 150g、泽泻 90g、牡丹皮 150g。

【制法】　上药除人参外加水煎煮 3 次，滤汁去渣，人参另煎，合并滤液，加热浓缩为膏，加木糖醇 500g 收膏即成。

【功效】　健脾益气，补肾养阴。

【用法】　每次 15～20g，每日 2 次，两餐之间用温开水冲服。

【注意事项】　湿热者不宜使用。

膏方三：生脉散加减

【来源】 金·张元素《医学启源》。

【组成】 人参 500g、麦冬 500g、五味子 250g。

【图解】

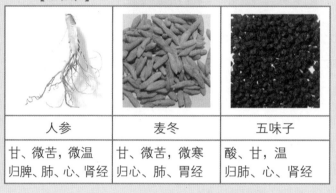

人参	麦冬	五味子
甘、微苦，微温 归脾、肺、心、肾经	甘、微苦，微寒 归心、肺、胃经	酸、甘，温 归肺、心、肾经

【制法】 上药除人参外加水煎煮 3 次，滤汁去渣，人参另煎，合并滤液，加热浓缩为膏，加木糖醇 200g 收膏即成。

【功效】 益气养阴。

【用法】 每次 15～20g，每日 2 次，两餐之间用温开水冲服。

【注意事项】 阳虚、湿热者不宜使用。

膏方四：乌梅膏加减

【来源】 元·曾世荣《活幼心书》。

【组成】 人参 150g、乌梅 300g、葛根 350g、砂仁 300g、薄荷 150g、生甘草 90g。

【图解】

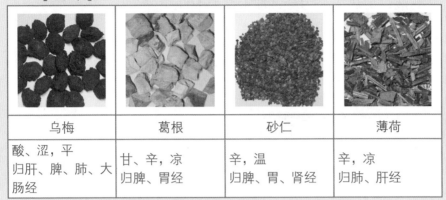

乌梅	葛根	砂仁	薄荷
酸、涩，平 归肝、脾、肺、大肠经	甘、辛，凉 归脾、胃经	辛，温 归脾、胃、肾经	辛，凉 归肺、肝经

【制法】 上药除人参外加水煎煮 3 次，滤汁去渣，人参另煎，合并滤液，加热浓缩为膏，加木糖醇 200g 收膏即成。

【功效】 益气养阴，生津止渴。

【用法】 每次 15～20g，每日 2 次，两餐之间用温开水冲服。

【注意事项】 阳虚、湿热者不宜使用。

膏方五：三才大补膏加减

【来源】 明·龚信《古今医鉴》。

【组成】 生地黄 300g、熟地黄 300g、麦冬 300g、天冬 300g、人参 150g、枸杞子 150g、牛膝 150g、制首乌 30g。

【图解】

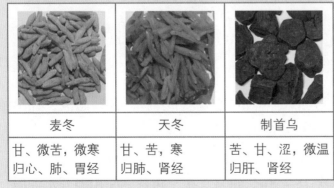

麦冬	天冬	制首乌
甘、微苦，微寒 归心、肺、胃经	甘、苦，寒 归肺、肾经	苦、甘、涩，微温 归肝、肾经

【制法】 上药除人参外加水煎煮 3 次，滤汁去渣，人参另煎，合并滤液，加热浓缩为膏，加木糖醇 500g 收膏即成。

【功效】 滋阴益气。

【用法】 每次 15～20g，每日 2 次，两餐之间用温开水冲服。

【注意事项】 阳虚、腹泻者不宜使用。

膏方六：龟鹿二仙膏加减

【来源】 清·张璐《张氏医通》。

【组成】 鹿角胶 150g、龟甲胶 150g、人参 150g、枸杞子 300g、龙眼肉 300g。

【制法】 上药枸杞子、龙眼肉加水煎煮 3 次，滤汁去渣，人参另煎，合并滤液，加入鹿角胶、龟甲胶加热浓缩为膏，加木糖醇 200g 收膏即成。

【功效】 滋阴填精、补肾益气。

【用法】 每次 15～20g，每日 2 次，两餐之间用温开水冲服。

【注意事项】 阳虚、腹泻者不宜使用。

膏方七：参芪地黄汤加减

【来源】 清·沈金鳌《沈氏尊生书》。

【组成】 党参 300g，黄芪 300g、熟地黄 300g、茯苓 300g、山药 300g、牡丹皮 150g、山茱萸 150g、泽泻 90g、枸杞子 150g、当归 150g、陈皮 150g。

【制法】 上药加水煎煮 3 次，滤汁去渣，合并滤液，加热浓缩为膏，加木糖醇 500g 收膏即成。

【功效】 健脾益气，滋阴补肾。

【用法】 每次 15～20g，每日 2 次，两餐之间用温开水冲服。

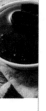

中医
肾脏病证
调养膏方

【注意事项】 阳虚者不宜使用。

膏方八：玉液汤加减

【来源】 清·张锡纯《医学衷中参西录》。

【组成】 山药300g、黄芪150g、知母150g、鸡内金150g、葛根150g、五味子150g、天花粉300g。

【图解】

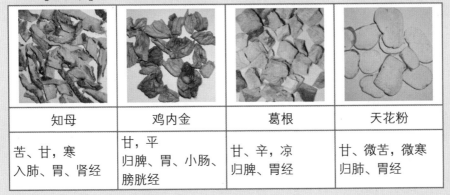

知母	鸡内金	葛根	天花粉
苦、甘，寒 入肺、胃、肾经	甘，平 归脾、胃、小肠、膀胱经	甘、辛，凉 归脾、胃经	甘、微苦，微寒 归肺、胃经

【制法】 上药加水煎煮3次，滤汁去渣，合并滤液，加热浓缩为膏，加木糖醇300g收膏即成。

【功效】 益气生津，润燥止渴。

【用法】 每次15～20g，每日2次，两餐之间用温开水冲服。

【注意事项】 阳虚、腹泻者不宜使用。

（4）脾肾阳虚症

【症候】 形寒肢冷，腰膝或腹部冷痛，面浮肢肿，小便清长，大便稀溏或完谷不化，舌淡胖苔白滑，脉沉迟无力。

【治法】 温补脾肾，振奋阳气。

膏方一：真武汤加减

【来源】 汉·张仲景《伤寒论》。

【组成】 制附子150g、生姜150g、白术150g、茯苓300g、白芍150g。

【制法】　上药加水煎煮 3 次，滤汁去渣，合并滤液，加热浓缩为膏，加木糖醇 300g 收膏即成。

【功效】　温阳利水。

【用法】　每次 15～20g，每日 2 次，两餐之间用温开水冲服。

【注意事项】　制附子有毒，不宜大剂量、长期使用；阴虚、湿热者不宜使用。

膏方二：附子理中丸加减

【来源】　宋·《太平惠民和剂局方》。

【组成】　制附子 150g、干姜 150g、人参 150g、白术 150g、炙甘草 90g。

【制法】　上药除人参外加水煎煮 3 次，滤汁去渣，人参另煎，合并滤液，加热浓缩为膏，加木糖醇 200g 收膏即成。

【功效】　温阳祛寒，益气健脾。

【用法】　每次 15～20g，每日 2 次，两餐之间用温开水冲服。

【注意事项】　制附子有毒，不宜大剂量、长期使用；阴虚、湿热者不宜使用。

膏方三：济生肾气丸加减

【来源】　宋·严用和《济生方》："治肾虚腰重脚肿，小便不利。"

【组成】　制附片 150g、肉桂 150g、生地黄 300g、山茱萸 150g、山药 300g、泽泻 90g、牡丹皮 150g、茯苓 300g、车前子 150g、牛膝 150g。

【制法】　上药加水煎煮 3 次，滤汁去渣，合并滤液，加热浓缩为膏，加木糖醇 300g 收膏即成。

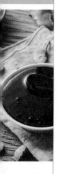

中医

肾脏病证

调养膏方

【功效】　温补肾阳，利水消肿。

【用法】　每次 15～20g，每日 2 次，两餐之间用温开水冲服。

【注意事项】　制附片有毒，不宜大剂量、长期使用；湿热者不宜使用。

膏方四：实脾散加减

【来源】　宋·严用和《济生方》。

【组成】　制附片 150g、干姜 150g、白术 150g、茯苓 300g、槟榔 150g、炙甘草 90g、草果 150g、木瓜 150g、厚朴 150g、木香 150g。

【图解】

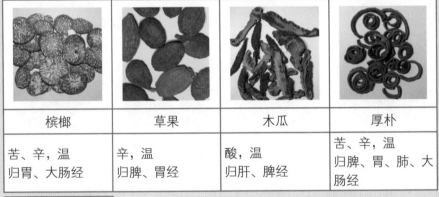

槟榔	草果	木瓜	厚朴
苦、辛，温 归胃、大肠经	辛，温 归脾、胃经	酸，温 归肝、脾经	苦、辛，温 归脾、胃、肺、大肠经

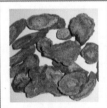

木香
辛、苦，温 归脾、胃、大肠、胆、三焦经

【制法】　加水煎煮 3 次，滤汁去渣，合并滤液，加热浓缩为膏，

加木糖醇 300g 收膏即成。

【功效】　温阳健脾，行气利水。

【用法】　每次 15～20g，每日 2 次，两餐之间用温开水冲服。

【注意事项】　制附片有毒，剂量不宜过大，不宜长期使用；湿热者不宜使用。

膏方五：保元固本膏加减

【来源】　陈可冀《慈禧光绪医方选议》。

【组成】　制附片 150g、白术 150g、党参 300g、干姜 150g、黄芪 150g、川芎 150g、白芍 150g、香附 150g、杜仲 150g、独活 150g、草果 150g、荜茇 150g、鹿角胶 150g、龟甲胶 150g。

【图解】

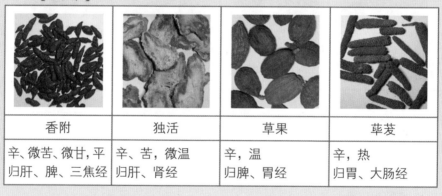

香附	独活	草果	荜茇
辛、微苦、微甘，平 归肝、脾、三焦经	辛、苦，微温 归肝、肾经	辛，温 归脾、胃经	辛，热 归胃、大肠经

【制法】　上药除鹿角胶、龟甲胶外加水煎煮 3 次，滤汁去渣，合并滤液，加入鹿角胶、龟甲胶加热浓缩为膏，加木糖醇 500g 收膏即成。

【功效】　健脾补肾，温阳益气。

【用法】　每次 15～20g，每日 2 次，两餐之间用温开水冲服。

【注意事项】　制附片有毒，剂量不宜过大，不宜长期使用；湿热者不宜使用。

中医
肾脏病证
调养膏方

第十四节 汗 证

汗证是指由于阴阳失调，腠理不固，而致汗液外泄失常的病症。其中，不因外界环境因素的影响，而白昼时时汗出，动辄益甚者，称为自汗；寐中汗出，醒来自止者，称为盗汗，亦称为寝汗。西医学中的甲状腺功能亢进、自主神经功能紊乱、风湿热、结核病等所致的自汗盗汗亦可参考本节辨证论治。

1. 临床表现

本节汗证是指不因其他疾病（如发热等）的影响，而以汗出过度为主要表现的自汗盗汗，其临床特征是：①自汗表现为白昼时时汗出，动则益甚，常伴有气虚不固的症状；盗汗表现为寐中汗出，醒后即止，常伴有阴虚内热的症状。②无其他疾病的症状及体征。

2. 理化检查

查血沉、抗"O"、T3、T4、基础代谢、血糖、胸部 X 线摄片、痰涂片等检查，以排除风湿热、甲亢、糖尿病、肺结核等疾病。

3. 辨证膏方

本病应着重辨明阴阳虚实。一般来说，汗证以属虚者多。自汗多属气虚不固；盗汗多属阴虚内热。但因肝火、湿热等邪热郁蒸所致者，则属实证。病程久者或病变重者会出阴阳虚实错杂的情况。自汗久则可以伤阴，盗汗久则可以伤阳，出现气阴两虚或阴阳两虚之证。

（1）肺卫不固

【症候】 汗出恶风，稍劳汗出尤甚，易于感冒，体倦乏力，面色少华，脉细弱，苔薄白。

【治法】 益气固表。

膏方：玉屏风散加减

【来源】 元·危亦林《世医得效方》。

【组成】 黄芪400g、白术500g、防风250g、党参400g、炙甘草60g、茯苓600g、煅龙骨400g、煅牡蛎400g。

【图解】

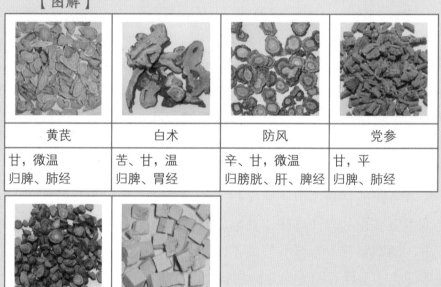

黄芪	白术	防风	党参
甘，微温 归脾、肺经	苦、甘，温 归脾、胃经	辛、甘，微温 归膀胱、肝、脾经	甘，平 归脾、肺经

炙甘草	茯苓
甘，平 归心、肺、脾、胃经	甘、淡，平 归心、肺、脾、肾经

【制法】 加水煎煮3次，滤汁去渣，合并滤液，加热浓缩为膏，加蜂蜜500g收膏即成。

【功效】 益气固表，敛汗止汗。

【用法】 每日2次，早晚一汤匙，开水调服。

（2）营卫不和

【症候】 汗出恶风，周身酸楚，时寒时热，或表现半身、某局部出汗，苔薄白，脉缓。

【治法】 调和营卫。

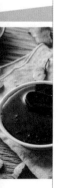

膏方一：桂枝汤加减

【来源】　汉·张仲景《伤寒论》。

【组成】　桂枝 1500g、白芍 500g、生姜 200g、大枣 150 枚、炙甘草 100g、浮小麦 500g、黄精 400g。

【图解】

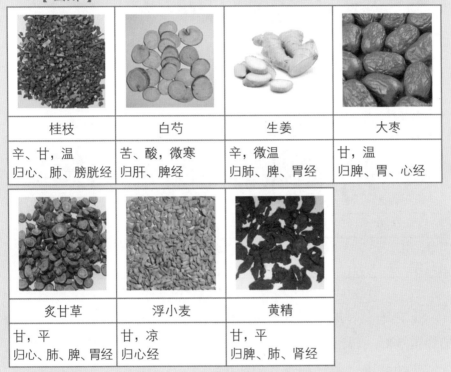

桂枝	白芍	生姜	大枣
辛、甘，温 归心、肺、膀胱经	苦、酸，微寒 归肝、脾经	辛，微温 归肺、脾、胃经	甘，温 归脾、胃、心经

炙甘草	浮小麦	黄精
甘，平 归心、肺、脾、胃经	甘，凉 归心经	甘，平 归脾、肺、肾经

【制法】　加水煎煮 3 次，滤汁去渣，合并滤液，加热浓缩为膏，加蜂蜜 500g 收膏即成。

【功效】　调和营卫，敛汗止汗。

【用法】　每日 2 次，早晚一汤匙，开水调服。

膏方二：黄芪桂枝五物汤加减

【来源】　汉·张仲景《金匮要略》。

【组成】　黄芪 600g、桂枝 500g、白芍 500g、生姜 100g、

大枣 100 枚、炙甘草 100g、糯稻根 500g、茯苓 600g、白术 600g。

【图解】

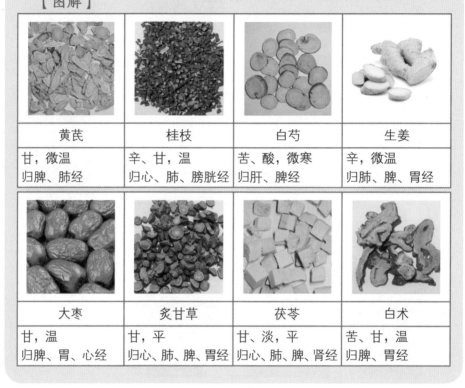

黄芪	桂枝	白芍	生姜
甘，微温 归脾、肺经	辛、甘，温 归心、肺、膀胱经	苦、酸，微寒 归肝、脾经	辛，微温 归肺、脾、胃经
大枣	炙甘草	茯苓	白术
甘，温 归脾、胃、心经	甘，平 归心、肺、脾、胃经	甘、淡，平 归心、肺、脾、肾经	苦、甘，温 归脾、胃经

【制法】　加水煎煮 3 次，滤汁去渣，合并滤液，加热浓缩为膏，加蜂蜜 500g 收膏即成。

【功效】　益气和营，敛汗止汗。

【用法】　每日 2 次，早晚一汤匙，开水调服。

（3）心血不足

【症候】　自汗或盗汗，心悸少寐，神疲气短，面色不华，舌质淡，脉细。

【治法】　补心养血。

膏方：归脾汤加减

【来源】　明·薛己《正体类要》。

【组成】　党参 200g、黄芪 200g、白术 150g、茯苓 200g、当归 150g、龙眼肉 150g、酸枣仁 200g、远志 200g、木香 150g、甘草 80g、生姜 100g、大枣 100 枚、五味子 100g、煅牡蛎 150g、浮小麦 200g、制首乌 30g、枸杞子 200g、熟地黄 200g。

【图解】

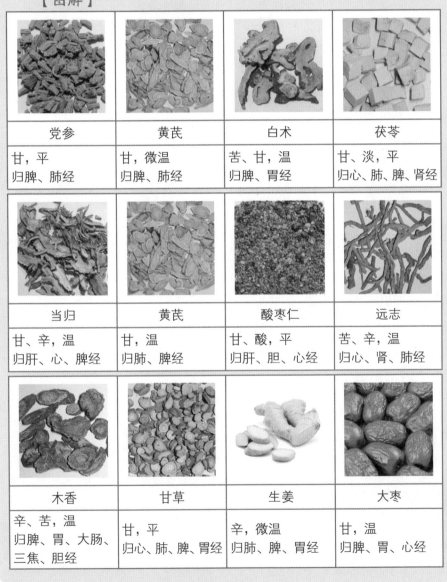

党参	黄芪	白术	茯苓
甘，平 归脾、肺经	甘，微温 归脾、肺经	苦、甘，温 归脾、胃经	甘、淡，平 归心、肺、脾、肾经
当归	黄芪	酸枣仁	远志
甘、辛，温 归肝、心、脾经	甘，温 归肺、脾经	甘、酸，平 归肝、胆、心经	苦、辛，温 归心、肾、肺经
木香	甘草	生姜	大枣
辛、苦，温 归脾、胃、大肠、三焦、胆经	甘，平 归心、肺、脾、胃经	辛，微温 归肺、脾、胃经	甘，温 归脾、胃、心经

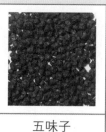	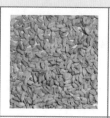	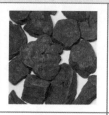	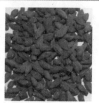
五味子	浮小麦	制首乌	枸杞子
酸、甘，温 归肺、心、肾经	甘，凉 归心经	苦、甘、涩，微温 归肝、心、肾经	甘，平 归肝、肾经

熟地黄
甘，微温 归肝、肾经

【制法】 加水煎煮3次，滤汁去渣，合并滤液，加热浓缩为膏，加蜂蜜500g收膏即成。

【功效】 健脾益气，敛汗止汗。

【用法】 每日2次，早晚一汤匙，开水调服。

（4）阴虚火旺

【症候】 夜寐盗汗或有自汗，五心烦热，或兼午后潮热，两颧色红，口渴，舌红少苔，脉细数。

【治法】 滋阴降火。

膏方：当归六黄汤加减

【来源】 金·李杲《兰室秘藏》。

【组成】 当归300g、生地黄300g、熟地黄400g、黄连150g、黄芩150g、黄柏150g、黄芪500g、糯稻根500g、秦艽

150g、白薇150g。

【图解】

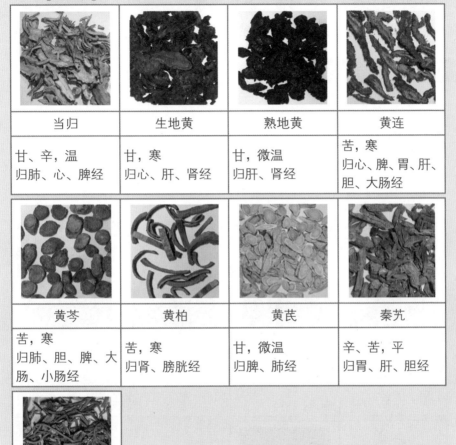

当归	生地黄	熟地黄	黄连
甘、辛，温 归肺、心、脾经	甘，寒 归心、肝、肾经	甘，微温 归肝、肾经	苦，寒 归心、脾、胃、肝、胆、大肠经

黄芩	黄柏	黄芪	秦艽
苦，寒 归肺、胆、脾、大肠、小肠经	苦，寒 归肾、膀胱经	甘，微温 归脾、肺经	辛、苦，平 归胃、肝、胆经

白薇
苦、咸，寒 归胃、肝、肾经

　　【制法】　加水煎煮3次，滤汁去渣，合并滤液，加热浓缩为膏，加蜂蜜500g收膏即成。

　　【功效】　滋阴降火，敛汗止汗。

　　【用法】　每日2次，早晚一汤匙，开水调服。

（5）邪热郁蒸

【症候】　蒸蒸汗出，汗液易使衣服黄染，面赤烘热，烦躁，口苦，小便色黄，舌苔薄黄，脉象弦数。

【治法】　清肝泄热，化湿和营。

膏方：龙胆泻肝汤加减

【来源】　清·汪昂《医方集解》。

【组成】　龙胆草350g、黄芩350g、栀子300g、柴胡100g、泽泻100g、车前子350g、当归300g、生地800g、甘草80g、茵陈200g。

【图解】

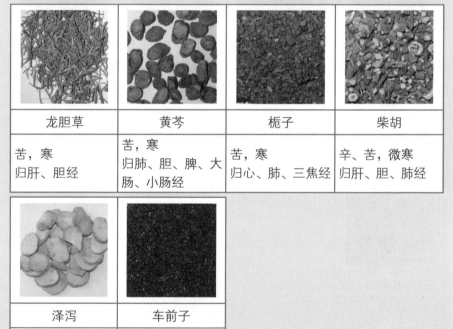

龙胆草	黄芩	栀子	柴胡
苦，寒 归肝、胆经	苦，寒 归肺、胆、脾、大肠、小肠经	苦，寒 归心、肺、三焦经	辛、苦，微寒 归肝、胆、肺经

泽泻	车前子
甘、淡，寒 归肾、膀胱经	甘，寒 归肝、肾、肺、小肠经

【制法】　加水煎煮3次，滤汁去渣，合并滤液，加热浓缩为膏，加蜂蜜500g收膏即成。

中医
肾脏病证
调养膏方

【功效】　清肝泄热，化湿和营。

【用法】　每日2次，早晚一汤匙，开水调服。

第十五节　虚　劳

虚劳（consumptive disease）又称虚损，首见于《金匮要略·血痹虚劳病脉证并治》，是以脏腑亏损，气血阴阳虚衰，久虚不复成劳为主要病机，以脏腑气血阴阳虚证为主要临床表现的多种慢性虚弱症候的总称。

多种慢性虚弱性疾病，发展至严重阶段，以脏腑气血阴阳亏损为主要表现的病症，均属于本病症的范围。现代医学中多个系统的多种慢性消耗性和功能衰退性疾病，出现类似虚劳的临床表现时，均可参照本节辨证施治。

1. 临床表现

（1）症状。临床表现因人而异、复杂多变，根据虚损性质的不同常有气、血、阴、阳虚损之分。气虚损者主要表现为面色萎黄，气短懒言，语声低微，头昏神疲，肢体无力，舌淡苔白，脉细软弱；血虚损者主要表现为面色淡黄或淡白无华，唇、舌、指甲色淡，头晕眼花，肌肤枯糙，舌淡红少苔，脉细；阴虚损者主要表现为面颧红赤，潮热盗汗，手足心热，虚烦不安，口干，舌红少津，脉细数无力；阳虚损者主要表现为面色苍白或晦暗，手足不温，易出冷汗，精神疲倦，气息微弱，或下肢浮肿，舌淡胖、边有齿痕，苔淡白而润，脉细微、沉迟或虚大。

（2）体征。本病患者无明显特异性的体征，多根据原发病或病情轻重而呈现不同体征，患者多呈慢性病面容或贫血面容，严重者可出现形容枯槁、瘦削肉脱或肢体、面部水肿。

2. 理化检查

（1）血生化检查。患者无原发及基础疾病时多无实验室检查异常。慢性消耗性疾病、功能衰退性疾病患者查血常规可有红细胞、血红蛋白、血细胞比容的轻度下降，部分患者可有白细胞和血小板的减少；查肝功能可有低蛋白血症；合并肾功能不全或肾衰竭时则有尿素氮、血肌酐升高，严重者还可出现电解质和酸碱平衡紊乱；尿常规、粪常规、血脂、血糖、凝血功能等在排除相关原发病的基础上多无明显异常。

（2）影像学检查。包括肝胆脾胰肾彩超、心脏彩超、X线摄片等。

（3）免疫学检查。可有免疫球蛋白及补体下降；也可无明显异常。

（4）其他检查。甲状腺功能 5 项、肿瘤全套、心电图等，病因诊断时还可完善骨髓穿刺、肾活检穿刺等检查。

3. 辨证膏方

本病病因众多，禀赋薄弱、劳倦过度、饮食损伤、久病失治、调护失宜等均与本病的发生密切相关，正如《理虚元鉴·虚证有六因》中所言："有先天之因，有后天之因，有痘疹及病后之因，有外感之因，有境遇之因，有医药之因。"本病虽有因虚致病、因病成劳，或因病致虚、久虚不复成劳的不同，但其基本病机均为五脏功能衰退，气、血、阴、阳亏损，故辨证应以气、血、阴、阳为纲，五脏虚候为目。治疗需谨守虚则补益的基本原则，根据病理属性的不同，分别采用益气、养血、滋阴、温阳的治法；同时还要密切结合五脏病位的不同而选方用药。又因气血同源、阴阳互根、五脏相关，故还需注意对气血阴阳相兼为病或一脏累及它脏的复杂症候的辨证施治。

1）气虚

（1）肺气虚症

【症候】 咳嗽无力，痰液清稀，短气自汗，声音低怯，神疲头昏，时寒时热，平素易感冒，舌淡苔白，脉细弱。

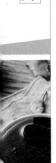

【治法】 补益肺气。

膏方一：补肺汤加减膏

【来源】 唐·孙思邈《备急千金要方》卷十三。

【组成】 黄芪450g，甘草、钟乳、人参各180g，桂枝、干地黄、茯苓、白石英、厚朴、桑白皮、干姜、紫菀、陈皮、当归、五味子、远志、麦门冬各225g，大枣300枚。

【图解】

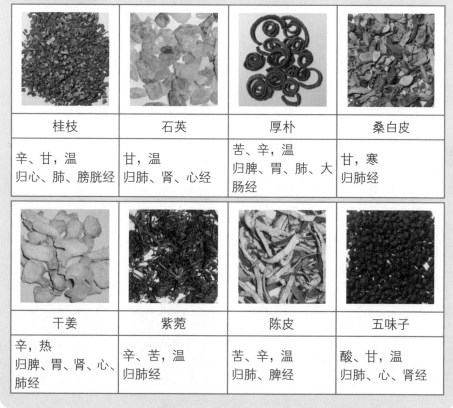

桂枝	石英	厚朴	桑白皮
辛、甘，温 归心、肺、膀胱经	甘，温 归肺、肾、心经	苦、辛，温 归脾、胃、肺、大肠经	甘，寒 归肺经
干姜	紫菀	陈皮	五味子
辛，热 归脾、胃、肾、心、肺经	辛、苦，温 归肺经	苦、辛，温 归肺、脾经	酸、甘，温 归肺、心、肾经

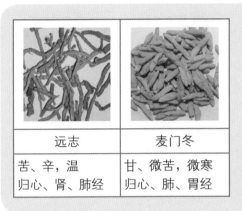

远志	麦门冬
苦、辛，温 归心、肾、肺经	甘、微苦，微寒 归心、肺、胃经

【制法】 加水煎煮3次，滤汁去渣，合并滤液，加热浓缩为膏，加蜂蜜500g收膏即成。

【功效】 补益肺气。

【用法】 每日1次，早晨一汤匙，开水调服。

膏方二：归脾大造膏

【来源】 清·魏之琇《续名医类案》卷十五咳嗽。

【组成】 人参225g，黄芪375g，炙甘草30g，川贝母75g，杏仁、苏子、紫苑、桔梗、防风各150g。

【图解】

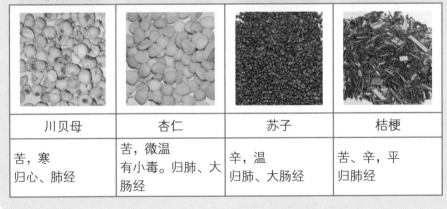

川贝母	杏仁	苏子	桔梗
苦，寒 归心、肺经	苦，微温 有小毒。归肺、大肠经	辛，温 归肺、大肠经	苦、辛，平 归肺经

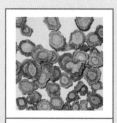
防风
辛、甘，微温 归膀胱、肝、脾经

【制法】　九味药加水煎煮 3 次，滤汁去渣，合并滤液，加热浓缩为膏，加蜂蜜 500g 收膏即成。

【功效】　补益肺气，定喘止嗽。

【用法】　成人每日服一汤匙，约 30g；用少量开水烊化后服用。同时配合七味丸一起服用，效果更佳。

膏方三：通声膏

【来源】　唐·孙思邈《备急千金要方》卷十八。

【组成】　五味子、款冬花、通草各 225g，人参、细辛、桂心、青竹皮、菖蒲各 150g，杏仁 150g 磨成泥。白蜜，枣膏、姜汁各 150g。

【图解】

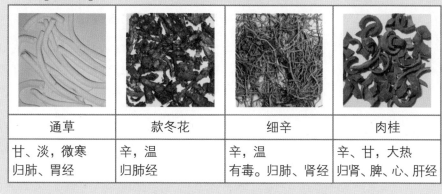

通草	款冬花	细辛	肉桂
甘、淡，微寒 归肺、胃经	辛，温 归肺经	辛，温 有毒。归肺、肾经	辛、甘，大热 归肾、脾、心、肝经

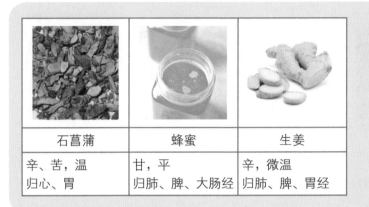

石菖蒲	蜂蜜	生姜
辛、苦，温 归心、胃	甘，平 归肺、脾、大肠经	辛，微温 归肺、脾、胃经

【制法】 加水煎煮 3 次，滤汁去渣，加入姜汁、枣膏、蜜，调和成膏。

【功效】 补益肺气，润燥通声。主治咳嗽语声不出，暴嗽失声，胸中满闷，久病肺虚、风邪传肺及久嗽所致者。

【用法】 成人每日服一汤匙，约 30g；用少量开水烊化后与大枣两枚一同服用。

（2）心气虚症

【症候】 心悸，气短懒言，语声低微，劳则尤甚，神疲体倦，自汗，舌淡苔白，脉细弱。

【治法】 益气养心。

膏方：牛乳膏

【来源】 清·徐文弼·《寿世传真》·修养宜护持药物第八。

【组成】 牛乳 1000g、淮山药 500g(研成粉)、杏仁 500g(滚水泡，去皮尖)。

【图解】

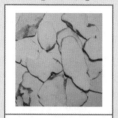

山药
甘，平 归脾、肺、肾经

【制法】　先将山药、杏仁细研成粉，拌入牛乳，用新瓷罐封固久煮。

【功效】　补益心气。

【用法】　每日空心酒调服。

（3）脾气虚症

【症候】　面色萎黄，倦怠乏力，纳差，食后胃脘不舒，大便溏，舌淡胖边有齿痕，苔薄白，脉细弱。

【治法】　健脾益气。

膏方：参术膏

【来源】　清·潘楫《医灯续焰》卷六劳极脉证第五十一。

【组成】　人参、白术。

【制法】　加水煎煮3次，滤汁去渣，合并滤液，加热浓缩为膏，加蜂蜜500g收膏即成。

【功效】　补中益气。

【用法】　每日1次，早晨一汤匙，开水调服。

（4）肾气虚症

【症候】　神疲乏力，腰膝酸软，小便频数而清，舌质淡，苔白，脉细弱。

【治法】　益气补肾。

膏方一：大补元煎加减膏

【来源】　明·张介宾《景岳全书》卷五十。

【组成】　人参 600g、熟地黄 500g、杜仲 350g、当归 500g、山茱萸 200g、枸杞 500g、炙甘草 300g。

【图解】

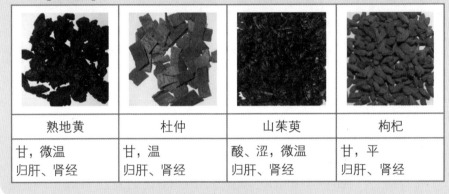

熟地黄	杜仲	山茱萸	枸杞
甘，微温 归肝、肾经	甘，温 归肝、肾经	酸、涩，微温 归肝、肾经	甘，平 归肝、肾经

【制法】　加水煎煮 3 次，滤汁去渣，合并滤液，加热浓缩为膏，加蜂蜜 500g 收膏即成。

【功效】　救本培元，大补气血。

【用法】　每日 1 次，早晨一汤匙，开水调服。

膏方二：金樱膏

【来源】　明·徐春甫《古今医统大全》卷四十六。

【组成】　金樱子 300g（经霜后采红熟者，不拘若干，撞去刺，切开，去子，捣碎煮之，滤滓净用，复将滓榨汁干用，熬成膏），枸杞子 300g，人参 150g，薏苡仁 300g，山药 150g，杜仲（姜汁炒）、芡实肉、山茱萸肉各 300g，益智仁 150g，青盐 30g，桑螵蛸 150g（新瓦焙燥）。

【图解】

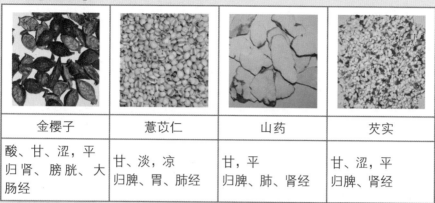

金樱子	薏苡仁	山药	芡实
酸、甘、涩，平 归肾、膀胱、大肠经	甘、淡，凉 归脾、胃、肺经	甘，平 归脾、肺、肾经	甘、涩，平 归脾、肾经

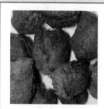

桑螵蛸

甘、咸，平
归肝、肾经

【制法】 上药同熬二次，去滓，熬成膏，和金樱子膏对半和匀。

【功效】 健脾补肾，涩精止遗。

【用法】 每服一汤匙，开水调服。

2）血虚

（1）心血虚症

【症候】 心悸怔忡，面色淡白无华，唇甲色淡，肌肤粗糙，健忘，失眠多梦，舌淡红苔少，脉细。

【治法】 养血宁心。

膏方：归茸膏

【来源】 清·祝登元《心医集》·纪验篇。

【组成】 当归（100g，酒洗净，用好冬酒浸一宿）、鹿茸（100g，酒洗净，切片，用好红酒浸一宿）、麦门冬（50g，水浸去心）、白茯苓（40g，水浸去心）、白术（40g，米泔水洗，切片，陈壁土炒）、人参（40个）、木香（20g，拣净为末）、白豆蔻（20g，去壳为末）、甘草（20g，为末）、萝卜子（20g，微炒为末）、川贝母（20g，去心为末）、砂仁（20g，为末）、没药（10g，为末）、麝香（3g，与贝母共为极细末）。

【图解】

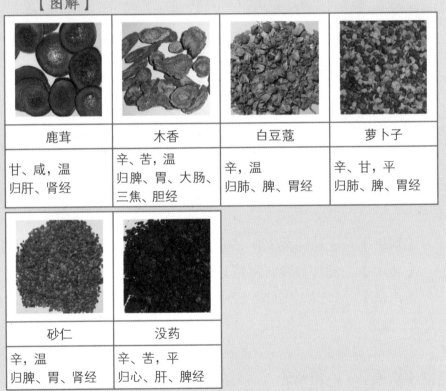

鹿茸	木香	白豆蔻	萝卜子
甘、咸，温 归肝、肾经	辛、苦，温 归脾、胃、大肠、三焦、胆经	辛，温 归肺、脾、胃经	辛、甘，平 归肺、脾、胃经

砂仁	没药
辛，温 归脾、胃、肾经	辛、苦，平 归心、肝、脾经

【制法】 将归、鹿、麦、茯、术、参六味，入铜锅，用清泉水浮药上八寸许，熬至寸许。又冲水浮药上四寸，熬至寸许，取起用绢袋滤净，入木、豆、甘、萝、砂五味末药，微火熬成浓汁，用丝绵滤净，入炼蜜300g，用桑条搅不住手，入川贝母末，没药末、

麝末入水成珠，不散为度，瓷瓶封好，水中浸五昼夜，去火气。

【功效】　补益心血。

【用法】　每清晨与临睡，用白滚汤调服，随意多寡，或夜间卧后，含口中自化。

（2）肝血虚症

【症候】　面色无华，唇甲色淡，头晕目眩，胁肋隐痛，肢体麻木，筋脉拘急，或筋惕肉瞤，妇女月经不调或闭经，舌淡红苔少，脉细。

【治法】　补血养肝。

膏方一：专翕大生膏

【来源】　清·吴鞠通《温病条辨》卷三·下焦篇·秋燥。

【组成】　人参（或西洋参）、牡蛎、羊腰子、猪脊髓、沙苑蒺藜、白蜜、枸杞子各100g，麦冬、乌骨鸡、鲍鱼、海参、阿胶各200g，五味子50g，熟地黄300g，龟板、鳖甲100g另熬胶。鸡子黄10丸。茯苓、白芍、莲子、芡实各200g。

【图解】

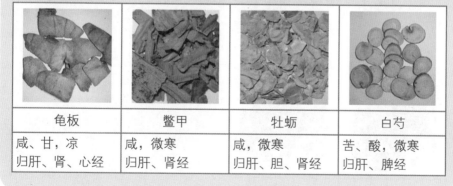

龟板	鳖甲	牡蛎	白芍
咸、甘，凉 归肝、肾、心经	咸，微寒 归肝、肾经	咸，微寒 归肝、胆、肾经	苦、酸，微寒 归肝、脾经

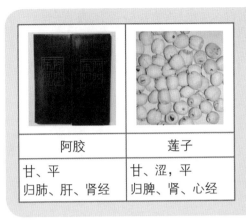

阿胶	莲子
甘、平 归肺、肝、肾经	甘、涩，平 归脾、肾、心经

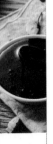

【制法】　将草本药物和动物类分成两锅，小火熬一日，去滓取汁。然后把方中的茯苓、白芍、莲子、芡实研成粉末，放入药汁中加热，阿胶烊化，浓缩为膏即成。

【功效】　补血养肝，滋阴补肾，安胎。主治肝肾阴虚，血虚诸证。

【用法】　成人每日服一汤匙，约30g；用少量开水烊化后服用。

膏方二：桑葚膏

【来源】　明·《周慎斋遗书》。

【组成】　桑葚300g（取汁）、苍术200g。

【图解】

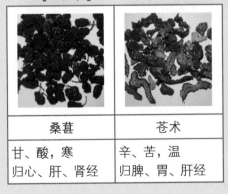

桑葚	苍术
甘、酸，寒 归心、肝、肾经	辛、苦，温 归脾、胃、肝经

【制法】　桑葚汁入苍术内共熬，去苍术渣成膏。

【功效】　滋阴补血，生津润燥。

【用法】　成人每日服一汤匙，约30g；用少量开水烊化后服用。

3）阴虚

（1）肺阴虚症

【症候】　干咳，咽燥口干，甚或失声，咯血，面颧红赤，潮热盗汗，舌质光红少津，脉细数无力。

【治法】　养阴润肺。

膏方一：沙参麦冬汤加减

【来源】　吴鞠通《温病条辨》，是治疗温热和燥热之邪伤及肺胃阴分的代表方。

【组成】　沙参200g、玉竹130g、生甘草70g、桑叶100g、麦冬200g、扁豆100g、天花粉100g。

【图解】

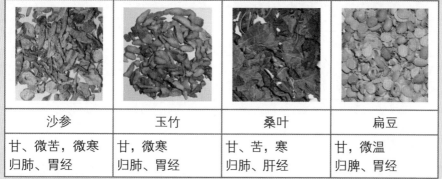

沙参	玉竹	桑叶	扁豆
甘、微苦，微寒 归肺、胃经	甘，微寒 归肺、胃经	甘、苦，寒 归肺、肝经	甘，微温 归脾、胃经

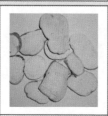

天花粉
甘、微苦，微寒 归肺、胃经

【制法】　加水煎煮3次，滤汁去渣，合并滤液，加热浓缩为膏，加蜂蜜300g收膏即成。

【功效】　养阴润肺。

【用法】　每日1次，早晨一汤匙，开水调服。

膏方二：琼玉膏

【来源】　南宋洪遵《洪氏集验方》，认为此方"既能养阴润肺，调补脾胃，又能治虚劳干咳，咽燥咯血"。

【组成】　人参（研末）360g、茯苓（研末）450g、蜂蜜2500g、生地黄（捣取汁）5000g。

【图解】

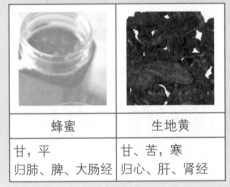

蜂蜜	生地黄
甘，平 归肺、脾、大肠经	甘、苦，寒 归心、肝、肾经

【制法】　将生地黄汁和蜜煎沸，再加人参、茯苓二末，和匀熬成膏。

【功效】　滋阴润肺。

【用法】　每日1次，早晨一汤匙，开水调服。

膏方三：杜劳方

【来源】　清·王士雄《潜斋医话》："杜劳方，专治骨蒸劳热，羸弱神疲，腰脊酸痛，四肢痿软，遗精吐血，咳嗽吐痰，一切阴虚火动之症。轻者，二三料痊愈；重者，四五料除根。"

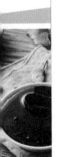

若先天不足之人，不论男女，未病先服，渐可强壮。以其性味中和，久任亦无偏胜之弊，勿以平淡而忽之。"

【组成】 枇杷叶150g、红莲子150g（木去心皮）、梨2枚（大而味甘者良，去心皮，切片）、大枣200g（同煮熟后去皮）、炼白蜜200g。

【图解】

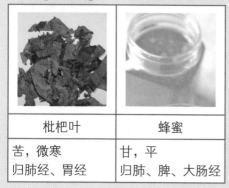

枇杷叶	蜂蜜
苦，微寒 归肺经、胃经	甘，平 归肺、脾、大肠经

【制法】 将枇杷叶、莲子、梨、大枣放入砂锅内，用水煎煮2~3小时后，用细纱布过滤后取汁。然后和白蜜一起搅拌后放入锅中。若无咳嗽着，用水封盖；若咳嗽严重者，以枇杷叶盖其表面。盖好煮15分钟，翻转再煮15分钟后，放入瓷罐内。咳甚者，多加枇杷叶，不咳勿用；若咳嗽多痰，加川贝母50g，研极细，起锅时加入，滚1~2沸即收；若吐血，加藕节捣成汁一起煮；若大便干燥，多加炼白蜜，大便溏泻者勿用。冬季可以多制，夏季建议逐日制作少量。

【功效】 滋阴清热。主治骨蒸劳热，羸弱神疲，腰脊酸痛，四肢痿软，遗精吐血，咳嗽吐痰，一切阴虚火动之症。

【用法】 成人每日服一汤匙，约30g；用少量温水烊化后服用。

膏方四：百花膏

【来源】 宋·严用和《严氏济生方》，又名润肺百花膏。

【组成】 款冬花、百合（蒸，焙）各300g。

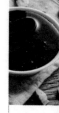

【图解】

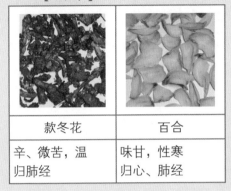

款冬花	百合
辛、微苦，温 归肺经	味甘，性寒 归心、肺经

【制法】　款冬花、百合加水煎煮3次，滤汁去渣，合并滤液，加热浓缩为膏，加蜂蜜收膏即成。

【功效】　润肺止咳。主治喘嗽不已，或痰中有血。

【用法】　每次15～20g，每日2次，两餐之间用温开水冲服。

膏方五：二冬膏

【来源】　明·洪基《摄生秘剖》卷四："人之一身，阴常不足，阳常有余，况保养者少，作丧者多。真阴既亏，邪火必旺。火旺则阴愈消而虚损痰咳、烦渴热燥等证作矣，故宜常滋其阴，使阴与阳齐，则水能制火，而木升火降，斯无病矣。是膏用天冬清金降火，益水之源，故能下通肾气，以滋阴。目仙书极赞其御寒辟谷御女延龄，其于养生，诚为珍品。盖肾主津液，燥则凝而为痰，得润剂则肺不燥而痰自化，亦治本之法也。更以麦冬气薄主升，味厚为阴，有清心润肺之功，堪与天冬相并而施膏泽，以濡其枯槁焉。"

【组成】　天冬500g、麦冬500g、蜂蜜500g。

【图解】

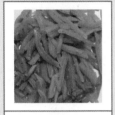

天冬

甘、苦
归肺、肾经

【制法】 将天冬、麦冬盛入砂锅，水煎取汁，再将滓水煎，以无味为度，入蜜，熬成膏。

【功效】 清心润肺，降火消痰。主治肺胃燥热，咳嗽痰少，痰中带血，咽痛音哑。虚损痰咳，烦渴热燥。咳逆上气，咽喉疼痛，燥渴音哑。燥咳痰少，痰中带血，鼻干咽痛。

【用法】 每日早晚各一次，每次10g，用白开水化服。

（2）心阴虚症

【症候】 心悸，失眠，烦躁，潮热，盗汗，或口舌生疮，面色潮红，舌质光红少津，脉细数无力。

【治法】 滋阴养心。

膏方：天王补心丹加减

【来源】 明·薛己《校注妇人良方》。

【组成】 酸枣仁180g、柏子仁150g、当归150g、天冬135g、麦冬150g、生地黄225g、人参150g、丹参135g、玄参150g、云苓180g、五味子120g、远志肉135g、桔梗120g。

【图解】

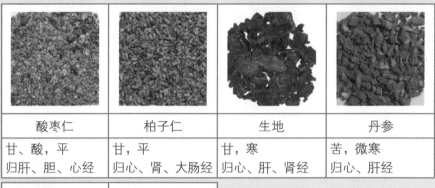

酸枣仁	柏子仁	生地	丹参
甘、酸，平 归肝、胆、心经	甘，平 归心、肾、大肠经	甘，寒 归心、肝、肾经	苦，微寒 归心、肝经

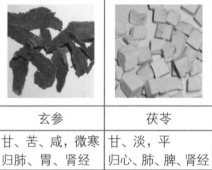

玄参	茯苓
甘、苦、咸，微寒 归肺、胃、肾经	甘、淡，平 归心、肺、脾、肾经

【制法】　上药加水煎煮 3 次，滤汁去渣，合并滤液，加热浓缩为膏，加蜂蜜收膏即成。

【功效】　滋阴养血，补心安神。

【用法】　每次 15 ~ 20g，每日 2 次，两餐之间用温开水冲服。

（3）脾胃阴虚症

【症候】　口干唇燥，不思饮食，大便燥结，甚则干呕，呃逆，面色潮红，舌质光红少津，脉细数无力。

【治法】　养阴和胃。

膏方：益胃汤加减

【来源】　清·吴瑭《温病条辨》。

【组成】　沙参 90g、麦冬 150g、冰糖 30g、生地黄 150g、

玉竹炒香45g。

【图解】

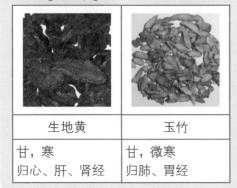	
生地黄	玉竹
甘，寒 归心、肝、肾经	甘，微寒 归肺、胃经

【制法】　上药加水煎煮3次，滤汁去渣，合并滤液，加热浓缩为膏，加蜂蜜收膏即成。

【功效】　养阴益胃。

【用法】　每次15~20g，每日2次，两餐之间用温开水冲服。

（4）肝阴虚症

【症候】　头痛，眩晕，耳鸣，目干畏光，视物不明，急躁易怒，或肢体麻木，筋惕肉瞤，面潮红，舌质光红少津，脉细数无力。

【治法】　滋养肝阴。

膏方：补肝汤加减

【来源】　明·张三锡《医学六要》卷七。

【组成】　当归150g、白芍150g、熟地黄150g、川芎90g、炙甘草90g、木瓜90g、酸枣仁90g。

【图解】

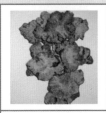 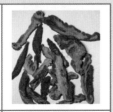

川芎	木瓜
辛，温 归肝、胆、心包经	酸，温 归肝、脾经

【制法】　上药加水煎煮 3 次，滤汁去渣，合并滤液，加热浓缩为膏，加蜂蜜收膏即成。

【功效】　暖肝补虚。

【用法】　每次 15～20g，每日 2 次，两餐之间用温开水冲服。

（5）肾阴虚症

【症候】　腰酸，遗精，两足痿弱，眩晕，耳鸣，甚则耳聋，口干，咽痛，颧红，舌质光红少津，脉细数无力。

【治法】　滋补肾阴。

膏方一：地黄膏

【来源】　清·潘楫《医灯续焰》卷六劳极脉证第五十一。

【组成】　生地黄 300g、茜草 150g。

【图解】

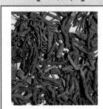

茜草
苦，寒 归肝经

【制法】　生地黄捣取汁；茜草加水五大碗，煎绞取汁，去滓再煎二、三次取汁。合二汁，缓火煎如膏。

【功效】　补肾水真阴，填髓固精，生血乌发。

【用法】　以瓶盛之，每日空心温酒服半汤匙。

膏方二：坤髓膏

【来源】　清·顾靖远《顾松园医镜》卷十一虚劳。"补中填骨髓，润肺泽肌肤，安五脏，平三焦，续绝伤，益气力，除消渴，宁咳嗽，久服增年，虚损更宜。此补精、填髓、润肺、宁嗽之剂，诚简便之良方，虚损之神药也"。

【组成】　黄牛脊髓（腿髓全用弥佳，去筋膜，捣烂）、山药（蒸，研细）、炼白蜜各300g。

【图解】

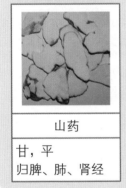

山药
甘，平 归脾、肺、肾经

【制法】　牛脊髓、山药共同捣匀，放入瓷器内，隔水煮1小时。去滓取汁，加入白蜜各300克成膏。

【功效】　补精、填髓、润肺、宁嗽。主治精髓亏虚，肢体痿弱，肌肉瘦削，皮肤松弛，腰膝酸软，遗精盗汗，精血亏虚，皮肤干燥，肺肾亏虚，咳嗽日久不愈，虚劳羸瘦，命门火衰，下元亏损，面色苍白，目眩耳鸣，畏寒肢冷，夜尿频多等。

【用法】　成人每日服一汤匙，约30g；用少量开水烊化后服用。

4）阳虚

（1）心阳虚症

【症候】 心悸，自汗，神倦嗜卧，心胸憋闷疼痛，形寒肢冷，面色苍白，舌质胖嫩，边有齿印，苔淡白而润，脉细微、沉迟或虚大。

【治法】 益气温阳。

膏方：保元膏

【来源】 明·魏直《博爱心鉴》。

【组成】 人参180g、黄芪540g、甘草120g、肉桂120g。

【功效】 温补心阳，活血通络。

【制法】 上药加水煎煮3次，滤汁去渣，合并滤液，加热浓缩为膏，加蜂蜜收膏即成。

【用法】 每日1次，每晨以沸水冲饮一汤匙。

（2）脾阳虚症

【症候】 面色萎黄，食少，形寒，神倦乏力，少气懒言，大便溏薄，肠鸣腹痛，每因受寒或饮食不慎而加剧。舌质胖嫩，边有齿印，苔淡白而润，脉细微、沉迟或虚大。

【治法】 温中健脾。

膏方：附子理中汤加减

【来源】 南宋·陈言《三因极一病症方论》卷二。

【组成】 人参150g、白术270g、干姜135g、制附片（先煎）135g、炙甘草135g。

【功效】 温阳补脾。

【制法】 加水煎煮3次，滤汁去渣，合并滤液，加热浓缩为膏，加木糖醇收膏即成。

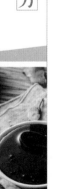

【用法】 每次 15 ~ 20g，每日 2 次，两餐之间用温开水冲服。

【注意事项】 制附片有毒，剂量不宜过大，不宜长期使用；湿热者不宜使用。

（3）肾阳虚症

【症候】 腰背酸痛，遗精，阳痿，多尿或不禁，面色苍白，畏寒肢冷，下利清谷或五更腹泻，舌质胖嫩，边有齿印，苔淡白而润，脉细微、沉迟或虚大。

【治法】 温阳补肾。

膏方一：右归丸加减

【来源】 张景岳《景岳全书》。

【组成】 熟地 250g、山药 120g、枸杞子 120g、菟丝子 120g、杜仲 120g、鹿角胶 120g、山茱萸 90g、当归 90g、制附片（先煎）60g、肉桂 60g。

【图解】

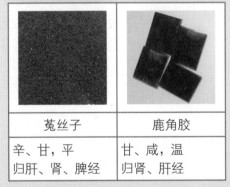

菟丝子	鹿角胶
辛、甘，平 归肝、肾、脾经	甘、咸，温 归肾、肝经

【制法】 上药除鹿角胶外加水煎煮 3 次，滤汁去渣，合并滤液，加入鹿角胶加热浓缩为膏，加蜂蜜 500g 收膏即成。

【功效】 温补肾阳，填精补血。

【用法】 每次 15 ~ 20g，每日 2 次，两餐之间用温开水冲服。

【注意事项】 阳痿遗精属湿热下注或阴虚火旺者禁用；附子

有毒，剂量不宜过大，不宜长期使用；服药期间，忌辛辣、海鲜、烟酒等刺激之物。

膏方二：脂桃膏

【来源】 清·徐文弼《寿世传真》修养宜护持药物第八："补骨脂属火，坚固元阳，暖丹田，入命门补相火。（肾虚则命门火衰，不能熏蒸，致脾胃虚寒，迟于运化，饮食减少，故补命门相火即是补脾胃也）核桃肉属木，温肺化痰，补气养血，通命门，助肾火，合故纸有木火相生之妙，能使精气内充。昔郑相国生平不服他药，只此一方久服，后容颜如少，须发转黑。"

【组成】 补骨脂100g（拣净，黄酒浸一夕，蒸熟晒干，为末，又名破故纸）、核桃肉200g（温水泡去皮，捣如泥）、蜂蜜200g（白者更佳）。

【图解】

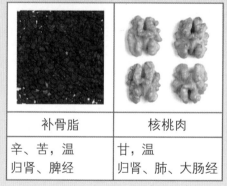

补骨脂	核桃肉
辛、苦，温 归肾、脾经	甘，温 归肾、肺、大肠经

【制法】 将补骨脂100g和核桃肉200g捣成泥，加入蜂蜜搅匀成膏。

【功效】 温脾补肾，黑发。

【用法】 成人每日服一汤匙，约30g；用少量开水烊化后服用。

膏方三：加味苍术膏

【来源】 明·李梴《医学入门》外集·卷六："通达诸身关节，流注遍体毛窍，养精养气养神，久服精满气盈，暖丹田，减相火，男子精冷绝阳，妇人胞冷不孕，发白转黑，齿落更生。苍术气极雄壮，通行脾肾二经，古云：若欲长生，须服山精，即此是也。"

【组成】 苍术1000g（捣如泥，入大锅内，用水2桶，以文武火煮至10余碗，取出绢滤，入瓷罐内）、人参200g、生地黄300g、熟地黄300g、黄柏300g、远志300g、杜仲300g、川芎、核桃仁300g、川椒300g、补骨脂300g、当归300g、旱莲草300g、姜汁200g、食盐100g、白蜜500g。

【图解】

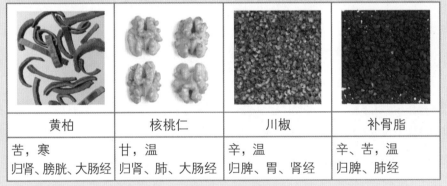

黄柏	核桃仁	川椒	补骨脂
苦，寒 归肾、膀胱、大肠经	甘，温 归肾、肺、大肠经	辛，温 归脾、胃、肾经	辛，苦，温 归脾、肺经

【制法】 将药材饮片切碎，水浸后煎煮，纱布滤去药渣，如此3遍，将所滤汁液混匀，加热浓缩，下入姜汁、食盐、蜂蜜，搅拌均匀，慢火浓缩至稠膏。

【功效】 补火助阳，益气养精。主治男子精冷绝阳，妇人胞冷不孕。

【用法】 每日早晚各一次，每次10g，用白开水化服。

第十六节 腰 痛

腰痛是临床上常见病、多发病。腰痛又称"腰脊痛"，是指因内伤、外感或挫闪导致腰部气血运行不畅，或失于濡养，引起腰脊或脊旁部位疼痛为主要症状的一种病症。亦可兼见其他诸多部位不适，以胸部、背部、胁部、腹部、脊部、尻、股、小腿及脚部兼见不适为常见。临床上腰痛病症型可分为肾虚腰痛、寒湿腰痛、湿热腰痛、瘀血腰痛。腰痛病位在腰，与肾密切相关，初发多属实证，可因感受寒湿、湿热等外邪以及跌仆外伤等引起，病久多以肾虚最为常见。无论外感内伤，总以肾虚为本，跌扑挫闪或寒湿、湿热之邪为其诱因。

腰痛一症在古代文献早有论述。《素问·脉要精微论》指出"腰者，肾之府，转摇不能，肾将惫矣"，说明了肾虚腰痛的特点。《丹溪心法·腰痛》指出腰痛病因有"湿热、肾虚、瘀血、挫闪、痰积"，并强调了肾虚的作用。对于腰痛的治疗，清代李用粹在《证治汇补·腰痛》中指出："治惟补肾为先，而后随邪之所见者以施治，标急则治标，本急则治本，初痛宜疏邪滞，理经隧，久痛宜补真元，养血气。"明确提出治疗腰痛应以补肾为先，同时结合标本先后缓急的治疗原则以具体施治。

西医学认为，腰痛是指因先天性疾病、急慢性软组织损伤、急慢性炎症、退变性疾病、肿瘤侵犯、代谢障碍等原因和原因尚未完全明了的疾病如强直性脊柱炎等引起的以腰部疼痛为主要症状的疾病。西医学从解剖学的角度，按腰部组织结构特点，由外到内，包括皮肤、皮下组织、肌肉、韧带、脊柱、肋骨、脊髓和脊膜等病变，均能够引起腰痛。内脏疾病亦可引起腰背痛：常见的泌尿系统疾病，

如肾盂肾炎、肾结石、肾结核、肾下垂、肾炎、肾积水、肾积脓、泌尿道感染等疾病均可引起腰痛。

经正规检查后，腰痛病因诊断清楚、明确的患者，除坚持原本治疗外，根据具体情况可适当配合膏方调理。临床上也常见一些病人因腰痛于医院就诊，但各项检查指标可能完全正常，或仅仅是某些指标处于"边缘状态"，并无指向性的疾病提示。西医对此往往无药可治，中医膏方调理的优势得以彰显。凡以腰痛为主要症状者，经中医辨证论治均可用膏方调理。

需要注明的是，本节所讨论的腰痛病膏方调理，仅限于因肾虚引起的以腰痛为主要表现的内科病症，外科、妇科、儿科以及内科的其他病症（如腹痛、霍乱等）所引发的腰痛，不在本节讨论范围内。为确保疗效及使用安全性，请在医生指导下服用膏方。

1. 临床表现

（1）症状：肾虚腰痛常见于中老年人和体质虚弱之人，临床中轻者仅限于腰部疼痛，重者可出现腰部功能障碍，如身躯转侧不利，甚至发生僵直等。急性腰痛，病程较短，轻微活动即可引起一侧或两侧腰部疼痛加重，脊柱旁常有明显的按压痛；慢性腰痛，病程较长，缠绵难愈，腰部多隐痛或酸痛。常因体位不当，劳累过度，天气变化等因素而加重。

腰痛又有虚实不同，但以虚证为多，表现为酸软重痛或隐隐作痛，绵绵不已，喜揉喜按，腰膝无力，劳则痛甚，卧则减轻等症候。偏肾阳虚者可伴见腰间冷痛，手足不温，面色㿠白或黧黑，便溏溺清，阳痿早泄，宫寒不孕等症状；偏肾阴虚者可伴见头晕耳鸣，口咽干燥，男子阳强易举，女子经少或经闭等症状。

（2）体征：肾脏疾病引起的腰痛一般分为两种：肾绞痛和普通腰痛。前者主要是由于结石等阻塞输尿管，导致输尿管痉挛、肾盂急性扩张引发剧烈疼痛，单侧常见，疼痛可向会阴部放射。患者多表现为辗转反侧，试图找到相对舒服的体位，但却不能，多伴有恶心、呕吐、大汗等症状，可伴有膀胱刺激征，绞痛缓解后多有血尿。体检可发现输尿管走行部位压痛。

普通腰痛是指除肾绞痛以外的肾脏内科疾病（如肾脏炎症等）引发的腰痛，其特点是：多为钝痛、胀痛，疼痛一般不剧烈，多为双侧腰痛，活动、体位（如弯腰、转身）与腰痛没有关系；肾区一般没有压痛，多有叩痛。

当肾脏和尿路疾病，尤其是炎性疾病时，可在一些部位出现压痛点，如季肋点、上输尿管点、中输尿管点、肋脊点、肋腰点。季肋点压痛提示肾脏病变。输尿管有结石、化脓性或结核性炎症时，在上或中输尿管点出现压痛。肋脊点和肋腰点是肾脏一些炎症性疾病如肾盂肾炎、肾结核或肾脓肿等常出现压痛的部位。如炎症深隐于肾实质内，可无压痛而仅有叩击痛。

2. 理化检查

腰痛是一种多病因疾病，病情较为复杂，进行一些相关检查有助于对疾病的诊断和鉴别。如进行血常规、抗溶血性链球菌 "O"、红细胞沉降率、类风湿因子等检查，有助于风湿和类风湿等疾病的诊断；拍摄腰椎、骶髂关节 X 线片或 CT 片有助于腰椎病变的诊断；部分内脏疾病也可引起腰痛，血、尿检查和泌尿系统影像学检查，有助于泌尿系统疾病的诊断；妇科检查也可排除妇科疾病引起的腰痛。

3. 辨证膏方

腰为肾之外府，由肾之精气所溉，腰部有恙，其病本在肾，故腰痛的根源就在于肾气失衡。诸如《杂病源流犀烛·腰脐病源流》所言："腰痛，精气虚而邪客病也。"且肾与膀胱相表里，足太阳经过之，此外，任、督、冲、带诸脉，亦布其间，所以腰痛病变亦与诸经脉相关。

肾虚腰痛多起病隐匿，腰部酸痛，病程缠绵，常伴有脏腑症状。其发病的主因是素体禀赋不足，或久病体虚，或劳役负重，或年老精血衰竭，或房劳过度以致肾脏精血亏损。腰府失养，则见腰痛。诚如《景岳全书·杂证谟·腰痛》言："腰痛之虚证十居八九，但

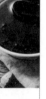

察其既无表邪，又无湿热，而或以年衰，或以劳苦，或以酒色斫丧，或七情忧郁所致者，则悉属真阴虚证。"

（1）肾阳虚症

【症候】 腰部隐隐作痛，酸软无力，缠绵不愈，局部发凉，喜温喜按，遇劳更甚，卧则减轻，常反复发作，少腹拘急，面色㿠白，肢冷畏寒。舌质淡，脉沉细无力。

【治法】 温肾壮阳。

膏方一：右归丸加减

【来源】 张景岳《景岳全书》。

【组成】 熟地黄720g、山药360g、枸杞子360g、菟丝子360g、杜仲360g、鹿角胶360g、山茱萸270g、当归270g、制附片（先煎）90g、肉桂90g。

【图解】

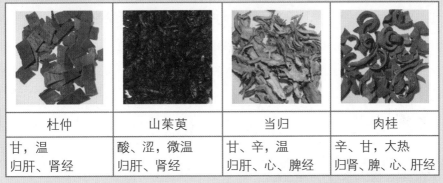

杜仲	山茱萸	当归	肉桂
甘，温 归肝、肾经	酸、涩，微温 归肝、肾经	甘、辛，温 归肝、心、脾经	辛、甘，大热 归肾、脾、心、肝经

【制法】 上药除鹿角胶外加水煎煮3次，滤汁去渣，合并滤液，加入鹿角胶加热浓缩为膏，加蜂蜜500g收膏即成。

【功效】 温补肾阳，填精益髓。

【用法】 每次10～15g，每日2次，两餐之间用温开水冲服。

【注意事项】 孕妇慎用；证夹湿浊见苔腻者，不宜服用；附片有毒，请勿过量食用，宜先煎、久煎，若出现舌体发麻请及时到医院就诊。

膏方二：补髓丹加减

【来源】 王璆《是斋百一选方》。

【组成】 杜仲（去粗皮，炒黑色）1200g、补骨脂 1200g（用芝麻 600g 同炒，候芝麻黑色、无声为度，筛去芝麻），鹿角胶 240g、没药 120g（另研）、核桃仁 400g。

【图解】

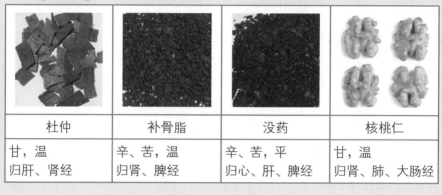

杜仲	补骨脂	没药	核桃仁
甘，温 归肝、肾经	辛、苦，温 归肾、脾经	辛、苦，平 归心、肝、脾经	甘，温 归肾、肺、大肠经

【制法】 上药除鹿角胶外加水煎煮 3 次，滤汁去渣，合并滤液，加入鹿角胶加热浓缩为膏，加蜂蜜 500g 收膏即成。

【功效】 补髓生精，和血顺气。

【用法】 每次 15～20g，每日 2 次，两餐之间用温开水冲服。

【注意事项】 孕妇慎用；阴虚或素有阳热者，不宜服用。

膏方三：金匮肾气丸加减

【来源】 张仲景《金匮要略》。

【组成】 熟地 720g、山药 360g、山茱萸 360g、泽泻 270g、茯苓 270g、牡丹皮 270g、肉桂 90g、制附片（先煎）90g。

【图解】

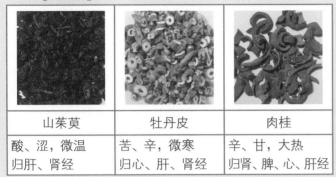

山茱萸	牡丹皮	肉桂
酸、涩，微温 归肝、肾经	苦、辛，微寒 归心、肝、肾经	辛、甘，大热 归肾、脾、心、肝经

【制法】　加水煎煮3次，滤汁去渣，合并滤液，加热浓缩为膏，加蜂蜜500g收膏即成。

【功效】　补肾助阳。

【用法】　每次10～15g，每日2次，两餐之间用温开水冲服。

【注意事项】　孕妇慎用；阴虚火旺之遗精滑泄者，不宜服用；制附片有毒，请勿过量食用，宜先煎，久煎若出现舌体发麻请及时到医院就诊。

膏方四：壮本丹加减

【来源】　龚信《古今医鉴》。

【组成】　杜仲1000g、肉苁蓉400g、巴戟天400g、补骨脂1000g、小茴香320g、青盐120g。

【图解】

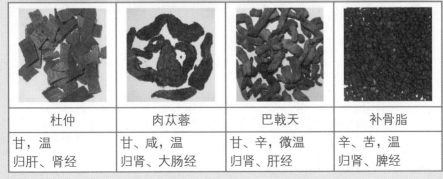

杜仲	肉苁蓉	巴戟天	补骨脂
甘，温 归肝、肾经	甘、咸，温 归肾、大肠经	甘、辛，微温 归肾、肝经	辛、苦，温 归肾、脾经

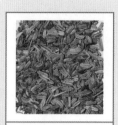

小茴香
辛，温 归肝、肾、脾、胃经

【制法】 加水煎煮 3 次，滤汁去渣，合并滤液，加热浓缩为膏，加蜂蜜 500g 收膏即成。

【功效】 壮筋骨，补元气，利大小便，养丹田。

【用法】 每次 10~15g，每日 2 次，两餐之间用温开水冲服。

【注意事项】 孕妇、阴虚体质者慎用。

膏方五：独活寄生汤加减

【来源】 孙思邈《备急千金要方》。

【组成】 独活 375g、桑寄生 250g、杜仲 375g、牛膝 250g、细辛 30g、秦艽 250g、茯苓 250g、肉桂 75g、防风 250g、川芎 250g、党参 250g、甘草 150g、当归 250g、白芍 250g、熟地 250g。

【图解】

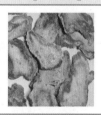	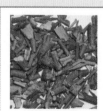	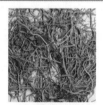	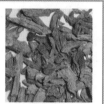
独活	桑寄生	细辛	秦艽
辛、苦，微温 归肾、膀胱经	苦、甘，平 归肝、肾经	辛，温 归心、肺、肾经	辛、苦，平 归胃、肝、胆经

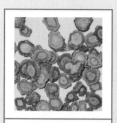

防风
辛、甘,微温 归膀胱、肝、脾经

【制法】　加水煎煮3次,滤汁去渣,合并滤液,加热浓缩为膏,加蜂蜜500g收膏即成。

【功效】　养血舒筋,祛风除湿,补益肝肾。

【用法】　每次10~15g,每日2次,两餐之间用温开水冲服。

【注意事项】　孕妇慎用;湿热痹证者忌用;细辛有毒,剂量不宜过大,宜先煎、久煎,不宜长期使用。

膏方六：肾阳虚型膏

【来源】　周德生《中医膏方临床应用指南》。

【组成】　菟丝子450g、杜仲225g、山茱萸225g、熟地黄225g、山药225g、枸杞子225g、制何首乌45g、桑寄生225g、淫羊藿225g、仙茅90g、当归75g、龟板胶300g、鹿角胶300g、阿胶300g。

【图解】

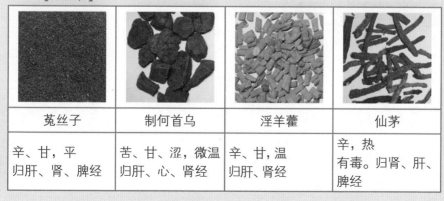

菟丝子	制何首乌	淫羊藿	仙茅
辛、甘,平 归肝、肾、脾经	苦、甘、涩,微温 归肝、心、肾经	辛、甘,温 归肝、肾经	辛,热 有毒。归肾、肝、脾经

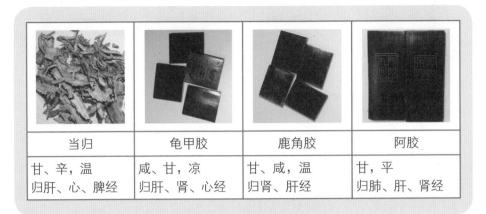

当归	龟甲胶	鹿角胶	阿胶
甘、辛，温 归肝、心、脾经	咸、甘，凉 归肝、肾、心经	甘、咸，温 归肾、肝经	甘，平 归肺、肝、肾经

【制法】 上药除阿胶、鹿角胶、龟板胶外，余药加水煎煮3次，滤汁去渣，合并滤液，加热浓缩成清膏，再将阿胶、鹿角胶、龟板胶加适量黄酒浸泡后，隔水炖烊，冲入清膏和匀；然后加蜂蜜500g，文火煎煮，滴水为度，收膏即成。

【功效】 补肾阳，强腰肾。

【用法】 每次15～20g，每日2次，两餐之间用温开水冲服。

【注意事项】 孕妇、阴虚体质者慎用；仙茅有毒，宜先煎不宜大剂量、长期使用。

（2）肾阴虚症

【症候】 腰部隐隐作痛，酸软无力，缠绵不愈，心烦少寐，口燥咽干，面色潮红，手足心热。舌红少苔，脉弦细数。

【治法】 滋补肾阴，濡养筋脉。

膏方一：左归丸加减

【来源】 张景岳《景岳全书》。

【组成】 熟地720g、山药360g、山茱萸360g、枸杞子360g、牛膝360g、菟丝子360g、鹿角胶300g、龟甲胶300g。

【制法】 上药除鹿角胶、龟甲胶外加水煎煮3次，滤汁去渣，合并滤液，加入鹿角胶、龟甲胶加热浓缩为膏，加蜂蜜500g收膏即成。

【功效】　滋阴补肾，填精益髓。

【用法】　每次 15 ~ 20g，每日 2 次，两餐之间用温开水冲服。

【注意事项】　孕妇慎用；阳虚者、腹泻者不宜使用。

膏方二：六味地黄丸加减

【来源】　钱乙《小儿药证直决》。

【组成】　熟地黄 1080g、山茱萸 540g、山药 540g、泽泻 405g、牡丹皮 405g、茯苓 405g。

【制法】　上药加水煎煮 3 次，滤汁去渣，合并滤液，加热浓缩为膏，加蜂蜜 500g 收膏即成。

【功效】　滋阴补肾。

【用法】　每次 10 ~ 15g，每日 2 次，两餐之间用温开水冲服。

【注意事项】　孕妇慎用；阳虚者、腹泻者不宜使用。

膏方三：补虚利腰汤加减

【来源】　陈士铎《辨证录》。

【组成】　熟地 600g、杜仲 360g、补骨脂 240g、白术 360g、龟甲胶 360g、山茱萸 360g、牡丹皮 200g、牛膝 240g、当归 240g。

【图解】

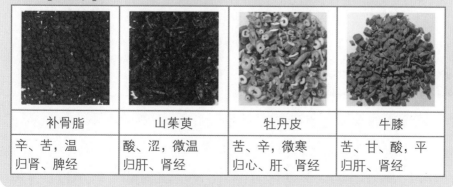

补骨脂	山茱萸	牡丹皮	牛膝
辛、苦，温 归肾、脾经	酸、涩，微温 归肝、肾经	苦、辛，微寒 归心、肝、肾经	苦、甘、酸，平 归肝、肾经

【制法】　上药除龟甲胶外加水煎煮 3 次，滤汁去渣，合并滤液，

加入龟甲胶加热浓缩为膏，加蜂蜜 500g 收膏即成。

【功效】　补气血，利腰肾。

【用法】　每次 10～15g，每日 2 次，两餐之间用温开水冲服。

【注意事项】　孕妇慎用；阳虚者、腹泻者不宜使用。

膏方四：健腰丹加减

【来源】　陈士铎《石室秘录》。

【组成】　熟地 800g、山茱萸 600g、五味子 240g、麦冬 480g、白术 800g、杜仲 800g。

【图解】

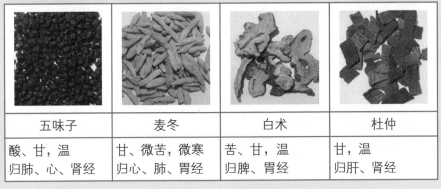

五味子	麦冬	白术	杜仲
酸、甘，温 归肺、心、肾经	甘、微苦，微寒 归心、肺、胃经	苦、甘，温 归脾、胃经	甘，温 归肝、肾经

【制法】　上药加水煎煮 3 次，滤汁去渣，合并滤液，加热浓缩为膏，加蜂蜜 500g 收膏即成。

【用法】　每次 10～15g，每日 2 次，两餐之间用温开水冲服。

【注意事项】　孕妇慎用；阳虚者、腹泻者不宜使用。

膏方五：慢性腰痛膏方

【来源】　汪文娟等《中医膏方指南》。

【组成】　熟地 300g、山茱萸 225g、山药 300g、核桃肉 150g、杜仲 225g、牛膝 225g、补骨脂 225g、桑寄生 225g、狗脊 225g、五加皮 225g、续断 150g、千年健 225g、当归 150g、白芍

中医
肾脏病证
调养膏方

225g、阿胶 300g。

【图解】

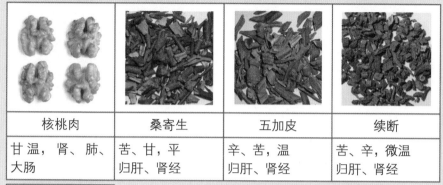

核桃肉	桑寄生	五加皮	续断
甘温，肾、肺、大肠	苦、甘、平 归肝、肾经	辛、苦，温 归肝、肾经	苦、辛，微温 归肝、肾经

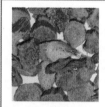 千年健
苦、辛，温 归肝、肾经

【制法】 上药除阿胶外，余药加水煎煮3次，滤汁去渣，合并滤液，加热浓缩为清膏，再将阿胶加适量黄酒浸泡后隔水炖烊，冲入清膏和匀，最后加蜂蜜500g收膏即成。

【功效】 补肾滋阴，强腰益髓。

【用法】 每次 15～20g，每日 2 次，两餐之间用温开水冲服。

【注意事项】 孕妇慎用；腹泻者不宜使用。

膏方六：补虚固肾膏加减

【来源】 周德生《中医膏方临床应用指南》。

【组成】 补骨脂 300g、山药 400g、茯苓 300g、山茱萸 300g、当归 200g、杜仲 200g、萆薢 200g、核桃仁 300g、丹皮 200g、牛膝

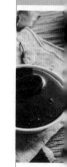

300g、熟地500g、砂仁160g、小茴香160g、黄柏200g。

【图解】

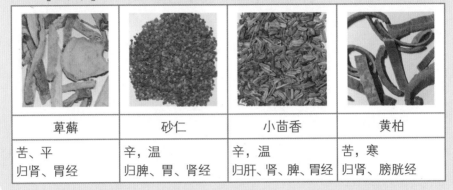

草薢	砂仁	小茴香	黄柏
苦、平 归肾、胃经	辛，温 归脾、胃、肾经	辛，温 归肝、肾、脾、胃经	苦，寒 归肾、膀胱经

【制法】　上药加水煎煮3次，滤汁去渣，合并滤液，加热浓缩为膏，加蜂蜜500g收膏即成。

【功效】　补虚固肾。

【用法】　每次15～20g，每日2次，两餐之间用温开水冲服。

【注意事项】　孕妇慎用；阳虚者、腹泻者不宜使用。

第十七节　不孕、不育

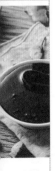

　　不孕不育（infertility）是指夫妇婚后同居2年以上，性生活正常，未采取任何避孕措施，女方不能妊娠者。习惯上，将由于女性的生理、心理或病理因素所致的不孕，称为女子不孕；而将由于男性因素所致配偶不孕者，称为男子不育。临床上把从未能受孕者称为原发性不孕，中医学称为"全不产""无子"；把曾经孕育但又超过2年以上未受孕者称为继发性不孕，中医学称为"断绪"。而男子不育中医学称为"不男"。

一、不孕

1. 临床表现

婚后夫妇同居2年以上，性生活正常，男方生殖功能正常，未避孕而不受孕；或曾有孕产史，继又间隔2年以上不避孕而未孕。常伴有月经失调、带下异常等症。

2. 理化检查

（1）卵巢功能检查：了解卵巢有无排卵及黄体功能状态。如基础体温、B超监测排卵、阴道脱落细胞检查、宫颈黏液检查、子宫内膜活检、女性激素测定等。

（2）输卵管通畅试验：常用输卵管通液术、子宫输卵管碘液造影及B超下输卵管过氧化氢等显影术。

（3）免疫因素检查：如抗精子抗体、抗内膜抗体、抗心磷脂抗体。

（4）宫腔镜检查：怀疑有宫腔或宫内膜病变时，可做宫腔镜检查。

（5）腹腔镜检查：上述检查均未见异常，或输卵管造影有粘连等，可做腹腔镜检查，可发现术前未发现的病变，如子宫内膜异位症等。

（6）当怀疑垂体病变时，如催乳素反复升高或伴有乳头溢乳，应作头颅CT、MRI检查，排除垂体病变引起的不孕。

3. 辨证膏方

不孕的病因病机复杂，临证时要突出辨证论治，正如张景岳所言"种子之方本无定轨，因人而药各有所宜"。辨证要点在于辨明脏腑，气血，冲任，胞宫的寒、热、虚、实。治疗应以补肾气、益精血、养冲任、调月经为总原则，使经调病除，则胎孕可成。

（1）肾阴亏虚症

【症候】 婚久不孕，月经常提前，经量少或月经停闭，经色较鲜红，或行经时间延长甚则崩漏；形体消瘦，头晕耳鸣，腰膝酸软，五心烦热，失眠多梦。舌质稍红，苔少，脉细或细数。

【治法】 滋肾养阴，调补冲任。

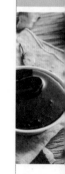

膏方一：养精种玉汤加减

【来源】 傅青主《傅青主女科》："此方之用，不特补血而纯于填精，精满则子宫易于摄精，血足则子宫易于容物，皆有子之道也。"

【组成】 熟地黄 300g、当归 200g、白芍 150g、山茱萸 150g。

【制法】 加水煎煮 3 次，滤汁去渣，合并滤液，加热浓缩为膏，加蜂蜜 500g 收膏即成。

【功效】 滋阴养血，补肾调经。

【用法】 每次 15～20g，每日 2 次，两餐之间用温开水冲服。

【注意事项】 忌辛辣刺激食物，阳虚者、腹泻者不宜使用。

膏方二：左归丸加减

【来源】 张景岳《景岳全书》："凡精髓内亏，津液枯涸等证，俱速宜壮水之主，以培左肾之元阴，而精血自充矣。宜此方主之。"

【组成】 熟地黄 300g、山药 200g、山茱萸 200g、枸杞 200g、川牛膝 150g、菟丝子 200g、鹿角胶 150g、龟甲胶 150g。

【图解】

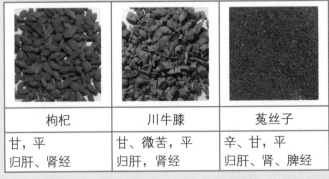

枸杞	川牛膝	菟丝子
甘，平 归肝、肾经	甘、微苦，平 归肝，肾经	辛、甘，平 归肝、肾、脾经

【制法】 上药除鹿角胶、龟甲胶外加水煎煮 3 次，滤汁去渣，合并滤液，加入鹿角胶、龟甲胶加热浓缩为膏，加蜂蜜 500g 收膏即成。

【功效】　滋阴补肾。

【用法】　每次 15～20g，每日 2 次，两餐之间用温开水冲服。

【注意事项】　忌辛辣刺激食物，阳虚者、腹泻者不宜使用。

膏方三：知柏地黄丸加减

【来源】　吴昆《医方考》。

【组成】　知母 150g、黄柏 150g、熟地黄 300g、山药 300g、山茱萸 300g、牡丹皮 200g、茯苓 200g、泽泻 100g。

【图解】

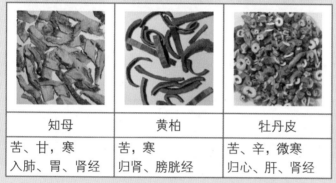

知母	黄柏	牡丹皮
苦、甘，寒 入肺、胃、肾经	苦，寒 归肾、膀胱经	苦、辛，微寒 归心、肝、肾经

【制法】　加水煎煮 3 次，滤汁去渣，合并滤液，加热浓缩为膏，加蜂蜜 500g 收膏即成。

【功效】　滋阴补肾，清热泻火。

【用法】　每次 15～20g，每日 2 次，两餐之间用温开水冲服。

【注意事项】　忌辛辣刺激食物，阳虚者、腹泻者不宜使用。

（2）肾阳不足症

【症候】　婚久不孕，月经迟发，或月经后推，或停闭不行，经色淡，性欲淡漠，带下量多，清稀如水；腰膝酸软，小便清长，手足不温，畏寒喜暖。舌质淡，苔白，脉沉细尺弱。

【治法】　温肾暖宫，调补冲任。

膏方一：温胞饮加减

【来源】 傅青主《傅青主女科》："胞胎之寒凉，乃心肾二火之衰微也。故治胞胎者，必须补心肾二火而后可。方用温胞饮。"

【组成】 白术150g、巴戟天200g、人参（另煎）100g、杜仲150g、菟丝子200g、山药150g、芡实300g、肉桂150g、制附片（先煎、久煎）100g、补骨脂150g。

【图解】

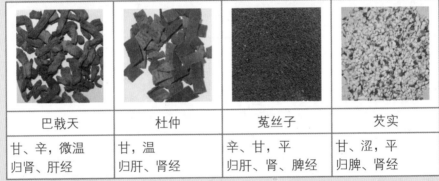

巴戟天	杜仲	菟丝子	芡实
甘、辛，微温 归肾、肝经	甘，温 归肝、肾经	辛、甘，平 归肝、肾、脾经	甘、涩，平 归脾、肾经

补骨脂
辛、苦，温 归肾、脾经

【制法】 上药制附片先煎久煎，除人参外，其余药加水煎煮3次，滤汁去渣，人参另煎，合并滤液，加热浓缩为膏，加蜂蜜500g收膏即成。

【功效】 温肾暖宫。

【用法】 每次15～20g，每日2次，两餐之间用温开水冲服。

【注意事项】 附片有毒，煎煮时间应适当延长，若出现舌体发麻请及时到医院就诊。忌生冷食物，有实热者不宜使用。

膏方二：温肾丸加减

【来源】　李梴《医学入门》。

【组成】　巴戟天 200g、当归 100g、鹿茸 100g、益智仁 100g、杜仲 150g、生地黄 150g、熟地黄 150g、茯神 150g、山药 150g、菟丝子 200g、远志 100g、蛇床子 100g、续断 150g、山茱萸 150g。

【图解】

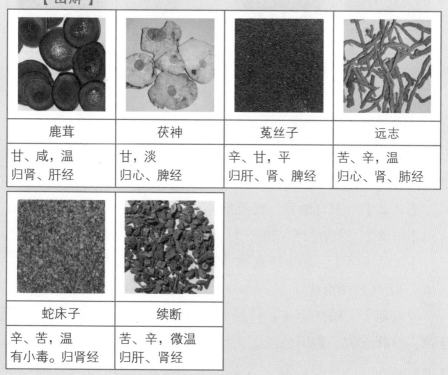

鹿茸	茯神	菟丝子	远志
甘、咸，温 归肾、肝经	甘，淡 归心、脾经	辛、甘，平 归肝、肾、脾经	苦、辛，温 归心、肾、肺经

蛇床子	续断
辛、苦，温 有小毒。归肾经	苦、辛，微温 归肝、肾经

【制法】　加水煎煮 3 次，滤汁去渣，合并滤液，加热浓缩为膏，加蜂蜜 500g 收膏即成。

【功效】　温肾助阳，益精养血。

【用法】　每次 15～20g，每日 2 次，两餐之间用温开水冲服。

【注意事项】　忌生冷食物，有实热者不宜使用。

303

膏方三：艾附暖宫丸加减

【来源】 沈金鳌《沈氏尊生书》。

【组成】 艾叶150g、香附100g、当归150g、生地150g、白芍150g、川芎100g、黄芪150g、肉桂200g、吴茱萸100g、续断150g。

【图解】

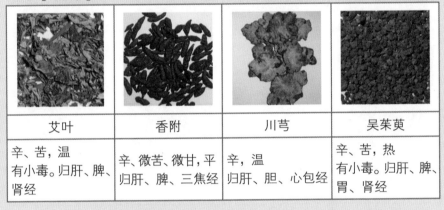

艾叶	香附	川芎	吴茱萸
辛、苦，温 有小毒。归肝、脾、肾经	辛、微苦、微甘，平 归肝、脾、三焦经	辛，温 归肝、胆、心包经	辛、苦，热 有小毒。归肝、脾、胃、肾经

【制法】 加水煎煮3次，滤汁去渣，合并滤液，加热浓缩为膏，加蜂蜜500g收膏即成。

【功效】 温肾暖宫，温经散寒。

【用法】 每次15～20g，每日2次，两餐之间用温开水冲服。

【注意事项】 忌生冷食物，有实热者不宜使用。

（3）气血两虚症

【症候】 婚久不孕，月经后推，量少色淡；形体瘦弱，面色萎黄，神疲乏力，唇甲色淡，头晕目眩，失眠健忘。舌淡，苔薄，脉细弱。

【治法】 益气养血，调补冲任。

膏方一：加味四物汤加减

【来源】 武之望《济阴纲目》："治血气两虚不孕。"

【组成】 当归200g、白芍200g、肉苁蓉150g、熟地黄

200g、白术 150g、茯苓 150g、人参（另煎）100g、川芎 100g。

【图解】

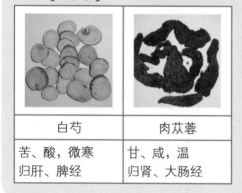

白芍	肉苁蓉
苦、酸，微寒 归肝、脾经	甘、咸，温 归肾、大肠经

【制法】　上药除人参外加水煎煮 3 次，滤汁去渣，人参另煎，合并滤液，加热浓缩为膏，加蜂蜜 500g 收膏即成。

【功效】　健脾益气，养血调经。

【用法】　每次 15～20g，每日 2 次，两餐之间用温开水冲服。

膏方二：八珍益母丸加减

【来源】　张景岳《景岳全书》："治血气两虚，脾胃并弱，饮食少思，四肢无力，月经不调，或腰酸腹胀，或断或续，赤白带下，身作寒热，罔不获效。服一月之后即可受胎。"

【组成】　益母草 200g、人参（另煎）100g、白术 150g、茯苓 150g、炙甘草 100g、当归 200g、川芎 100g、白芍 200g、熟地黄 200g。

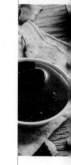

【图解】

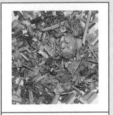

益母草

苦、辛,微寒。归肝、心包、膀胱经

【制法】 上药除人参外加水煎煮 3 次,滤汁去渣,人参另煎,合并滤液,加热浓缩为膏,加蜂蜜 500g 收膏即成。

【功效】 益气补血,调经种子。

【用法】 每次 15~20g,每日 2 次,两餐之间用温开水冲服。

膏方三: 毓麟珠加减

【来源】 张景岳《景岳全书》:"治妇人气血俱虚,经脉不调,或断续,或带浊,或腹痛,或腰酸,或饮食不甘,瘦弱不孕,服一、二斤即可受胎。凡种子诸方,无以加此。"

【组成】 人参(另煎)100g、白术 150g、茯苓 150g、白芍 200g、川芎 100g、炙甘草 100g、当归 200g、熟地黄 200g、菟丝子 200g、杜仲 150g、鹿角霜(先煎)100g、花椒 100g。

【图解】

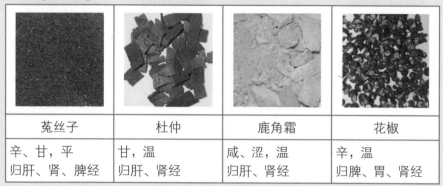

菟丝子	杜仲	鹿角霜	花椒
辛、甘、平 归肝、肾、脾经	甘，温 归肝、肾经	咸、涩，温 归肝、肾经	辛，温 归脾、胃、肾经

【制法】　上药鹿角霜先煎，除人参外，其余药加水煎煮3次，滤汁去渣，人参另煎，合并滤液，加热浓缩为膏，加蜂蜜500g收膏即成。

【功效】　补气养血，调经种子。

【用法】　每次15～20g，每日2次，两餐之间用温开水冲服。

【注意事项】　忌生冷食物，有实热者不宜使用。

膏方四：归脾汤加减

【来源】　薛己《正体类要》。

【组成】　当归200g、白术150g、茯苓150g、黄芪200g、龙眼肉200g、远志100g、酸枣仁100g、人参（另煎）100g、木香100g、炙甘草100g。

【图解】

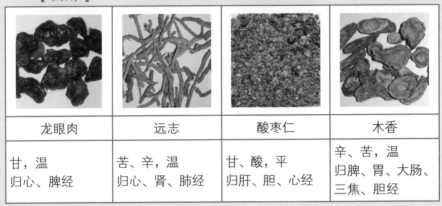

龙眼肉	远志	酸枣仁	木香
甘，温 归心、脾经	苦、辛，温 归心、肾、肺经	甘、酸，平 归肝、胆、心经	辛、苦，温 归脾、胃、大肠、 三焦、胆经

【制法】　上药除人参外加水煎煮3次，滤汁去渣，人参另煎，合并滤液，加热浓缩为膏，加蜂蜜500g收膏即成。

【功效】　益气养血，安神调经。

【用法】　每次15~20g，每日2次，两餐之间用温开水冲服。

（4）肝郁气滞症

【症候】　婚久不孕，月经或先或后，经量多少不一，或经来腹痛；或经前烦躁易怒，胸胁乳房胀痛，情志抑郁，善太息。舌黯红，苔薄白，脉弦细。

【治法】　疏肝解郁，理气调经。

膏方一：开郁种玉汤加减

【来源】　傅青主《傅青主女科》："治法必解四经之郁，以开胞胎之门，则几矣。方用开郁种玉汤。"

【组成】　白芍200g、香附200g、当归200g、白术150g、牡丹皮100g、茯苓150g、天花粉150g。

【图解】

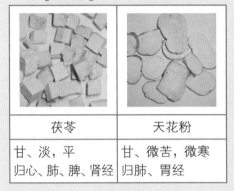

茯苓	天花粉
甘、淡，平 归心、肺、脾、肾经	甘、微苦，微寒 归肺、胃经

【制法】　加水煎煮3次，滤汁去渣，合并滤液，加热浓缩为膏，加蜂蜜500g收膏即成。

【功效】　疏肝健脾，理气解郁。

【用法】　每次15～20g，每日2次，两餐之间用温开水冲服。

膏方二：逍遥散加减

【来源】　吴道源《女科切要》："解郁调经。"

【组成】　柴胡150g、当归200g、白芍200g、茯苓150g、白术150g、甘草100g、薄荷150g、牡丹皮100g、栀子100g。

【图解】

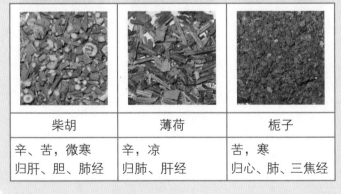

柴胡	薄荷	栀子
辛、苦，微寒 归肝、胆、肺经	辛，凉 归肺、肝经	苦，寒 归心、肺、三焦经

【制法】　加水煎煮3次，滤汁去渣，合并滤液，加热浓缩为膏，

加蜂蜜 500g 收膏即成。

【功效】　解郁调经，疏肝清热。

【用法】　每次 15～20g，每日 2 次，两餐之间用温开水冲服。

（5）瘀阻胞宫症

【症候】　婚久不孕，月经多推后，量少，经色紫黯，有血块；经行不畅，少腹疼痛连及腰骶，痛有定处，隐痛、刺痛；或痛经，块出痛减，或少腹部扪及包块。舌质紫暗或舌边有瘀点，苔薄白，脉沉细涩。

【治法】　活血化瘀，调理冲任。

膏方一：少腹逐瘀汤加减

【来源】　王清任《医林改错》："此方种子如神，每经初见之日吃起，一连吃五付，不过四月必成胎。……此方去疾、种子、安胎，尽善尽美，真良善方也。"

【组成】　小茴香 100g、干姜 100g、延胡索 150g、没药 150g、当归 200g、川芎 150g、肉桂 150g、赤芍 150g、蒲黄 150g、五灵脂 100g。

【图解】

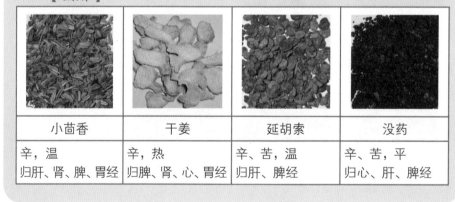

小茴香	干姜	延胡索	没药
辛，温 归肝、肾、脾、胃经	辛，热 归脾、肾、心、胃经	辛、苦，温 归肝、脾经	辛、苦，平 归心、肝、脾经

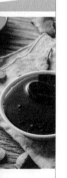

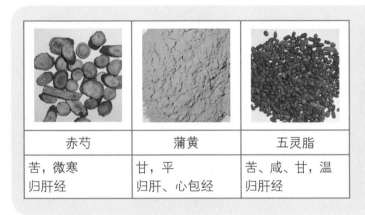

赤芍	蒲黄	五灵脂
苦，微寒 归肝经	甘，平 归肝、心包经	苦、咸、甘，温 归肝经

【制法】　加水煎煮3次，滤汁去渣，合并滤液，加热浓缩为膏，加蜂蜜500g收膏即成。

【功效】　活血化瘀，温经止痛。

【用法】　每次15～20g，每日2次，两餐之间用温开水冲服。

膏方二：膈下逐瘀汤加减

【来源】　王清任《医林改错》。

【组成】　五灵脂100g、川芎150g、牡丹皮100g、赤芍200g、乌药100g、延胡索150g、甘草100g、当归200g、桃仁150g、红花150g、香附150g、枳壳100g。

【图解】

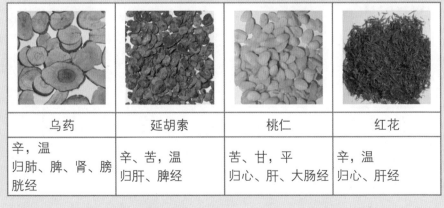

乌药	延胡索	桃仁	红花
辛，温 归肺、脾、肾、膀胱经	辛、苦，温 归肝、脾经	苦、甘，平 归心、肝、大肠经	辛，温 归心、肝经

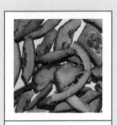

枳壳
苦、辛、酸，微寒 归脾、胃经

【制法】 加水煎煮3次，滤汁去渣，合并滤液，加热浓缩为膏，加蜂蜜500g收膏即成。

【功效】 活血化瘀，行气止痛。

【用法】 每次15~20g，每日2次，两餐之间用温开水冲服。

膏方三：调经种玉汤加减

【来源】 万全《万氏女科》。

【组成】 当归200g、吴茱萸100g、川芎150g、香附150g、熟地黄150g、白芍150g、茯苓150g、牡丹皮100g、延胡索150g、陈皮100g。

【图解】

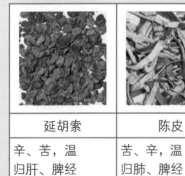

延胡索	陈皮
辛、苦，温 归肝、脾经	苦、辛，温 归肺、脾经

【制法】 加水煎煮3次，滤汁去渣，合并滤液，加热浓缩为膏，

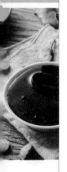

加蜂蜜 500g 收膏即成。

【功效】 活血化瘀，调经种子。

【用法】 每次 15～20g，每日 2 次，两餐之间用温开水冲服。

（6）痰湿内阻症

【症候】 婚久不孕，形体逐渐肥胖，月经推后，量少色淡或呈粉红色，带下清稀，量多色白，胸脘痞闷，倦怠乏力，食少纳呆。舌淡胖，苔白腻，脉滑。

【治法】 燥湿化痰，理气调经。

膏方一：苍附导痰丸加减

【来源】 万全《广嗣纪要》。

【组成】 苍术 200g、香附 200g、茯苓 200g、法半夏 150g、陈皮 150g、川芎 100g、胆南星 150g、枳壳 150g、生姜 100g、神曲 100g、滑石 100g。

【图解】

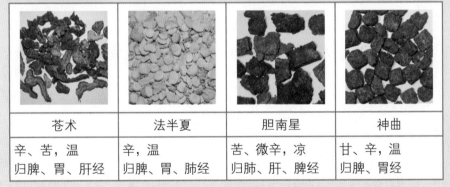

苍术	法半夏	胆南星	神曲
辛、苦，温 归脾、胃、肝经	辛，温 归脾、胃、肺经	苦、微辛，凉 归肺、肝、脾经	甘、辛，温 归脾、胃经

【制法】 加水煎煮 3 次，滤汁去渣，合并滤液，加热浓缩为膏，加蜂蜜 500g 收膏即成。

【功效】 燥湿化痰，行气调经。

【用法】 每次 15～20g，每日 2 次，两餐之间用温开水冲服。

膏方二：启宫丸加减

【来源】　汪昂《医方集解》。

【组成】　法半夏 150g、白术 200g、香附 150g、神曲 100g、茯苓 200g、橘红 150g、川芎 150g、甘草 100g。

【图解】

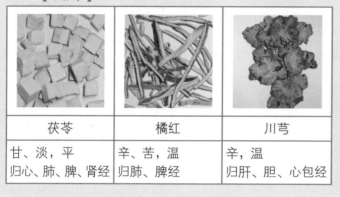

茯苓	橘红	川芎
甘、淡，平 归心、肺、脾、肾经	辛、苦，温 归肺、脾经	辛，温 归肝、胆、心包经

【制作】　加水煎煮 3 次，滤汁去渣，合并滤液，加热浓缩为膏，加蜂蜜 500g 收膏即成。

【功效】　燥湿化痰，行气活血。

【用法】　每次 15 ～ 20g，每日 2 次，两餐之间用温开水冲服。

二、不育

1. 临床表现

婚后夫妇同居 2 年以上，性生活正常，未避孕而由于男方原因致女方不受孕。本病包括两种类型，一是因精子生成、成熟的障碍而精液质量低下；二是附属性腺的功能异常而精液液化异常。

2. 理化检查

（1）精液分析：是不育必查项目，检查内容包括色、量、液化时间、酸碱度、精子计数、活动力、存活率及形态等。

（2）体外异种受精试验：常规精液分析完全正常，有时也不能完全代表精子的受精能力，体外异种受精试验可弥补其不足，对判定男子生育能力很有价值。

（3）精子穿透试验：包括性交后试验、精子毛细管穿透试验、精子宫颈黏液玻片穿透法试验。

（4）前列腺液检查：有炎症时白细胞数目增加，甚或见成堆脓细胞，卵磷脂颗粒显著减少。

（5）内分泌检查：主要测血浆睾酮水平、人体绒毛膜促性腺激素刺激试验、促性腺激素释放激素刺激试验等，了解下丘脑–垂体–睾丸轴的功能。

（6）免疫学检查：通过精子凝集试验或制动试验检测血清或精浆中的精子凝集抗体或制动抗体。

3. 辨证膏方

中医学认为不育与肾、心、肝、脾等脏有关，而其中与肾脏关系最为密切，故治疗多从肾论治。温肾助阳、滋肾养阴是治疗不育的主要大法，但用药不宜过于偏执，温阳者，当于阴中求阳；养阴者，当于阳中求阴，同时兼以补气、活血、化瘀、利湿之法。在药物治疗同时，当需注意精神和饮食起居的调节，以及性生活节制。正如叶天士《秘本种子金丹》强调"男当养其精，而节其欲，使阳道之常健"。

（1）肾阴亏虚症

【症候】 婚久不育，精液不液化或死精过多，或精子过少，畸形精子过多，性欲强烈；腰膝酸软，头晕耳鸣，五心烦热。舌红少苔，脉细数。

【治法】 滋阴补肾，生精种子。

膏方：滋阴种子丸加减

【来源】 岳甫嘉《医学正印·男科》。

【组成】 知母150g、天冬200g、麦冬200g、黄柏150g、熟地黄200g、桑葚200g、菟丝子200g、生地黄200g、制何首乌200g、山药150g、牛膝150g、黄精200g、五味子100g、茯苓150g、枸杞150g、柏子仁100g。

【图解】

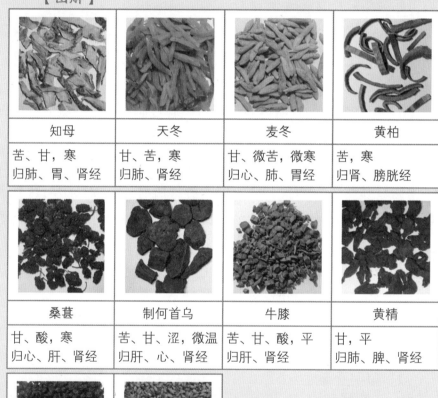

知母	天冬	麦冬	黄柏
苦、甘，寒 归肺、胃、肾经	甘、苦，寒 归肺、肾经	甘、微苦，微寒 归心、肺、胃经	苦，寒 归肾、膀胱经
桑葚	制何首乌	牛膝	黄精
甘、酸，寒 归心、肝、肾经	苦、甘、涩，微温 归肝、心、肾经	苦、甘、酸，平 归肝、肾经	甘，平 归肺、脾、肾经
五味子	柏子仁		
酸、甘，温 归肺、心、肾经	甘，平 归心、肾、大肠经		

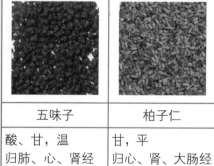

【制法】　加水煎煮3次,滤汁去渣,合并滤液,加热浓缩为膏,加蜂蜜300g收膏即成。

【功效】　滋阴补肾,清热泻火。

【用法】　每次15～20g,每日2次,两餐之间用温开水冲服。

【注意事项】　忌辛辣刺激食物,阳虚者、腹泻者不宜使用。

膏方二:知柏地黄丸加减(参见不孕肾阴亏虚证膏方三)

（2）肾阳虚衰症

【症候】　婚久不育,精清精冷,性欲减退,阳痿早泄,精子数少,活力弱;腰膝酸软,面色晄白,畏寒喜温,小便清长,夜尿频多。舌淡胖,苔白,脉沉细弱。

【治法】　温阳补肾,生精种子。

膏方一：赞育丹加减

【来源】　张景岳《景岳全书》:"治阳痿精衰,虚寒无子等证妙方。"

【组成】　熟地黄150g、白术150g、当归150g、枸杞150g、杜仲150g、仙茅150g、巴戟天200g、山茱萸150g、淫羊藿200g、肉苁蓉150g、韭菜子150g、蛇床子100g、制附片(先煎、久煎)100g、肉桂150g。

【图解】

仙茅	淫羊藿	韭菜子	蛇床子
辛,热 有毒。归肾、肝、脾经	辛、甘,温 归肝、肾经	辛、甘,温 归肝、肾经	辛、苦,温 有小毒。归肾经

【制法】　上药制附片先煎久煎，其余药加水煎煮3次，滤汁去渣，合并滤液，加热浓缩为膏，加蜂蜜500g收膏即成。

【功效】　温肾壮阳。

【用法】　每次15～20g，每日2次，两餐之间用温开水冲服。

【注意事项】　附片有毒，煎煮时间应适当延长，若出现舌体发麻请及时到医院就诊。忌生冷食物，有实热者不宜使用。

膏方二：人参鹿角膏加减

【来源】　郑泽《墨宝斋集验方》。

【组成】　人参120g、鹿角胶120g。

【图解】

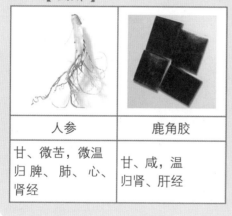

人参	鹿角胶
甘、微苦，微温归脾、肺、心、肾经	甘、咸，温归肾、肝经

【制法】　人参切片，入铜锅，或砂锅亦可，用水煮，去渣，又将鹿角胶熬化，同人参膏和匀，以瓷瓶贮之，入好白蜜120g，铜锅隔水煮，候膏滴水成珠为度。

【功效】　温肾助阳，益精养血。

【用法】　每次15～20g，每日2次，两餐之间用温开水冲服。

膏方三：苍术膏加减

【来源】　张时彻《摄生众妙方》。

【组成】　苍术5000g（熬膏）、人参120g、生地黄120g、熟地黄 120g、黄柏 120g、远志 120g、杜仲 120g、川芎 120g、核桃仁 120g、花椒 120g、补骨脂 120g、大青盐 60g、当归 120g、墨旱莲 300g、蜂蜜 1000g、姜汁 120g。

【图解】

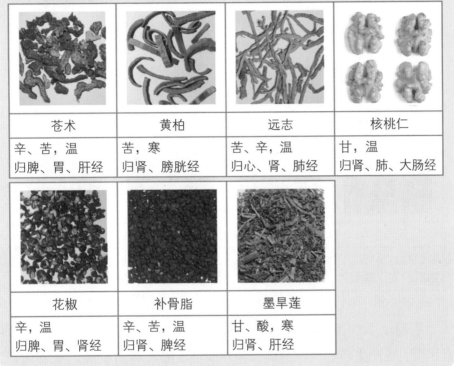

苍术	黄柏	远志	核桃仁
辛、苦，温 归脾、胃、肝经	苦，寒 归肾、膀胱经	苦、辛，温 归心、肾、肺经	甘，温 归肾、肺、大肠经

花椒	补骨脂	墨旱莲
辛，温 归脾、胃、肾经	辛、苦，温 归肾、脾经	甘、酸，寒 归肾、肝经

【制法】 苍术熬膏，余药并入苍术膏，瓷罐内封固，大锅水煮。

【功效】 温肾助阳，存精固气。

【用法】 每次 15～20g，每日 2 次，两餐之间用温开水冲服。

【注意事项】 忌生冷食物，有实热者不宜使用。

（3）气血两虚症

【症候】 婚久不育，精液量少，精子数少，活动力差；少气懒言，形瘦面黄，心悸失眠，头晕眼花，纳呆便溏。舌淡苔薄，脉沉细无力。

【治法】 补气养血，益精种子。

膏方一：毓麟珠加减

【来源】　叶天士《秘本种子金丹》。

【组成】　人参（另煎）100g、白术150g、茯苓150g、白芍150g、川芎100g、炙甘草100g、当归200g、熟地200g、菟丝子200g、杜仲150g、鹿角霜（先煎）100g、花椒100g、山药150g、枸杞150g、核桃仁150g、巴戟天150g、鹿角胶100g、山茱萸150g。

【图解】

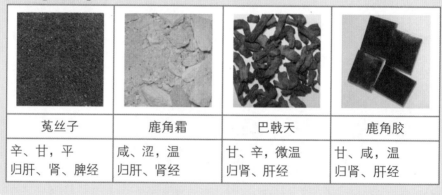

菟丝子	鹿角霜	巴戟天	鹿角胶
辛、甘，平 归肝、肾、脾经	咸、涩，温 归肝、肾经	甘、辛，微温 归肾、肝经	甘、咸，温 归肾、肝经

【制法】　上药鹿角霜先煎，除人参、鹿角胶外，余药加水煎煮3次，滤汁去渣，人参另煎，合并滤液，加入鹿角胶加热浓缩为膏，加蜂蜜300g收膏即成。

【功效】　补气养血，温肾种子。

【用法】　每次15～20g，每日2次，两餐之间用温开水冲服。

【注意事项】　忌生冷食物，有实热者不宜使用。

膏方二：龟鹿二仙胶加减

【来源】　王三才《医便》。

【组成】　鹿角胶150g、龟板胶150g、人参100g、枸杞200g。

【图解】

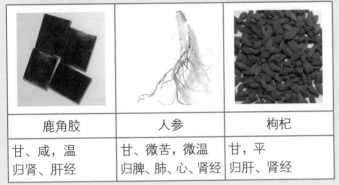

鹿角胶	人参	枸杞
甘、咸，温 归肾、肝经	甘、微苦，微温 归脾、肺、心、肾经	甘，平 归肝、肾经

【制法】　上药枸杞加水煎煮3次，滤汁去渣，人参另煎，合并滤液，加入鹿角胶、龟甲胶加热浓缩为膏，加蜂蜜500g收膏即成。

【功效】　补益气血，生精种子。

【用法】　每次15～20g，每日2次，两餐之间用温开水冲服。

（4）肝郁气滞症

【症候】　婚久不育，睾丸坠胀而痛，精索静脉曲张，阳痿或射精不畅，死精子较多；胸胁胀痛，胸闷善太息，或烦躁易怒。舌黯，苔薄白，脉沉弦。

【治法】　疏肝理气，开郁种子。

膏方：忘忧散加减

【来源】　陈士铎《辨证录》："自然木火相通，心肾相合，可以久战以消愁，可以尽欢以取乐，宜男之道，亦不外于是矣。方用忘忧散。"

【组成】　白术150g、茯神150g、远志150g、柴胡150g、郁金150g、白芍200g、当归150g、巴戟天150g、陈皮100g、白芥子100g、神曲100g、麦冬150g、牡丹皮100g。

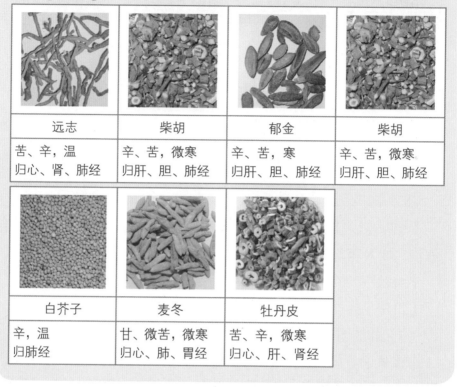

【图解】

远志	柴胡	郁金	柴胡
苦、辛，温 归心、肾、肺经	辛、苦，微寒 归肝、胆、肺经	辛、苦，寒 归肝、胆、肺经	辛、苦，微寒 归肝、胆、肺经

白芥子	麦冬	牡丹皮
辛，温 归肺经	甘、微苦，微寒 归心、肺、胃经	苦、辛，微寒 归心、肝、肾经

【制法】　加水煎煮3次，滤汁去渣，合并滤液，加热浓缩为膏，加蜂蜜500g收膏即成。

【功效】　疏肝解郁，补肾种子。

【用法】　每次15~20g，每日2次，两餐之间用温开水冲服。

膏方二：开郁种玉汤加减（参见不孕肝郁气滞证膏方一）

（5）瘀血阻络症

【症候】　婚久不育，形体壮实，肌肉丰满，无腰膝酸软，饮食睡眠正常，但性交时少腹部有憋胀感而无精液射出，性交后阳强不倒。舌质红，根部有瘀斑、瘀点，苔薄白，脉细涩。

【治法】　活血逐瘀，行气通络。

中医
肾脏病证
调养膏方

膏方：血府逐瘀汤加减

【来源】 王清任《医林改错》。

【组成】 五灵脂100g、川芎150g、牡丹皮100g、赤芍150g、乌药100g、延胡索150g、甘草100g、当归200g、桃仁150g、红花150g、香附150g、枳壳150g。

【图解】

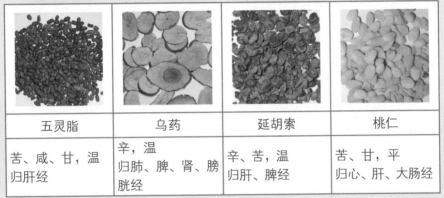

五灵脂	乌药	延胡索	桃仁
苦、咸、甘，温 归肝经	辛，温 归肺、脾、肾、膀胱经	辛、苦，温 归肝、脾经	苦、甘，平 归心、肝、大肠经

【制法】 加水煎煮3次，滤汁去渣，合并滤液，加热浓缩为膏，加蜂蜜500g收膏即成。

【功效】 活血化瘀，行气止痛。

【用法】 每次15～20g，每日2次，两餐之间用温开水冲服。

（6）痰湿内蕴症

【症候】 婚久不育，精液黏稠不化、性欲淡漠或射精障碍；形体肥胖，神疲气短，肢体困倦。舌质淡胖边有齿痕，苔白腻，脉沉细。

【治法】 燥湿化痰，健脾行气。

膏方：苍附导痰丸加减（参见不孕痰湿内阻证膏方一）

（7）肝经湿热症

【症候】 婚久不育，死精过多、睾丸胀痛、灼热红肿、射精疼痛或血精；小便短赤、口苦咽干、时溢白浊。舌红苔黄腻，脉弦数或滑数。

【治法】 疏肝利胆，清泄湿热。

因膏方多滋腻，常投以补益之品，对于湿热之邪恐会造成"闭门留寇"之嫌，故此肝经湿热证不建议服用膏方。

第十八节 阳痿、早泄

阳痿、早泄是临床常见的以男性勃起功能障碍、射精功能异常为主要表现的男性性功能障碍性疾病，二者常相伴出现。阳痿是指性交时阴茎不能勃起，或勃起不坚，或虽能勃起，但不能维持正常性交者，中医学称之为"阴痿""筋痿""宗筋弛纵"。《素问·五常致大论》曰："气大衰而不起不用。"早泄是指性交时阴茎勃起正常，未接触外阴或刚接触外阴，或阴茎刚进入阴道便发生射精，中医学称之为"鸡精"。《沈氏尊生书》曰："未交即泄，或乍交即泄。"本病病因复杂,除器质性病变及全身其他疾病导致外,还多与内分泌、精神及心理因素等有关。

1. 临床表现

（1）症状：男子性交时，阴茎不能勃起或勃起不坚，不能维持正常性交生活；或阴茎勃起正常,性交时未接触外阴或刚接触外阴，或阴茎刚进入阴道便发生射精。除此之外，患者常伴有性欲低下，神疲乏力，头晕耳鸣，健忘，腰膝酸软，情绪焦虑，甚至小便不畅，滴沥不尽等症状。

（2）体征：功能性阳痿多因精神、心理因素所致，故无特殊体征。器质性阳痿包括神经性、血管性和内分泌性等,患者体征随病因的不同而有所不同，除全身基础体格检查外,还需突出乳房、睾丸、生殖器及神经系统方面的检查，如阴茎、睾丸的大小、形态，有无硬结等，有无腹部、阴茎、下肢动脉瘤等，有无阴茎、会阴感觉神经功能异常等。早泄一般无特殊体征，若有外生殖器炎症，可见局部红肿。

2. 理化检查

（1）血生化检查：血常规、尿常规、前列腺液常规、精液常规、肝肾功能、血糖、血脂等，可无明显异常。有下尿路炎症时，尿常规可见脓细胞。

（2）激素测定：血清睾酮、FSH、LH、PRL、雌二醇等，了解有无性腺功能低下。

（3）特殊检查：夜间阴茎勃起试验（NPT）、阴茎勃起硬度测试，阴茎肱动脉血压指数（PBI）、阴茎海绵体注射血管活性药物试验（ICI）、彩色双功能超声检查（CDU）、阴茎海绵体测压（CM）、海绵体活检、阴茎生物感觉阈值测定、阴茎背神经体性感觉诱发电位测定等。

3. 辨证膏方

阳痿主要为肝、肾、心、脾受损，气血阴阳亏虚，阴络失荣；或肝郁湿阻，经络失畅致宗筋不用而成。早泄则多由肾失封藏，精关不固而成，病位在肾，与心脾相关。二者多正虚邪实，虚实夹杂，临证运用膏方调理时，需辨明虚实，标实者需区别气滞、湿热；本虚者应辨气血阴阳虚损之差别、病变脏腑之不同；虚实夹杂者，需标本兼顾。此外，还需根据患者体质及具体症状选择适当膏方调理，慎用补涩，忌苦寒太过，以防恋邪或伤及脾胃。

一、阳痿

（1）阴虚火旺型

【症候】　阴茎能勃起，但临势即软，伴手足心热易汗出，口渴喜饮，腰膝酸软，舌红，苔少，脉细数。多见于青壮年男性。

【治法】　滋阴降火，补肾填精。

膏方一

【来源】 《中医膏方指南》。

【组成】 生、熟地黄（各）100g，山茱萸100g、菟丝子100g、茯苓100g、枸杞子100g、五味子600g、金樱子100g、牡丹皮100g、天花粉100g、川断100g、桑寄生100g、黑芝麻150g、核桃肉250g、鳖甲胶300g。

【图解】

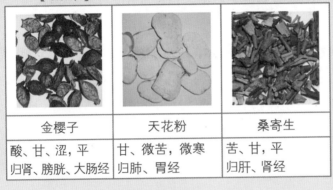

金樱子	天花粉	桑寄生
酸、甘、涩，平 归肾、膀胱、大肠经	甘、微苦，微寒 归肺、胃经	苦、甘，平 归肝、肾经

【制法】 上药加水煎煮3次，滤汁去渣，合并滤液，加热浓缩为清膏，再将鳖甲胶300g加适量黄酒浸泡后隔水炖烊，黑芝麻150g、胡桃肉250g研碎后，冲入清膏和匀，最后加蜂蜜500g，收膏即成。

【功效】 滋阴降火，补肾填精。

【用法】 每次15～30g，每日2次，早晚开水冲服一汤匙。

【注意事项】 不宜与川乌、草乌、制草乌、附子同用。如遇外感伤风、内伤食滞时，停服，病愈后，继续服用。服膏期内，忌食辛辣刺激食物。

膏方二：左归丸加减

【来源】 《中国膏方学》。

【组成】 生、熟地黄（各）250g，山茱萸100g、枸杞子120g、菊花90g、沙苑子90g、桑寄生90g、怀牛膝90g、芡实

90g、莲肉 90g、炒知母 90g、炒黄柏 90g、五味子 90g、山药 120g、金樱子 90g、女贞子 120g、牡丹皮 60g、赤芍药 90g、白芍药 90g、茯苓 120g、陈皮 60g、泽泻 90g、莲子心 45g。

【图解】

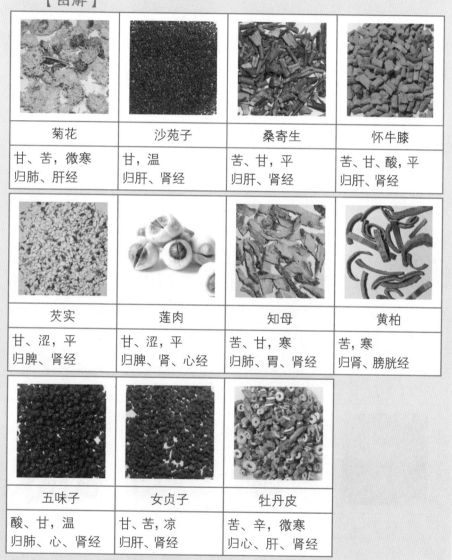

菊花	沙苑子	桑寄生	怀牛膝
甘、苦，微寒 归肺、肝经	甘，温 归肝、肾经	苦、甘，平 归肝、肾经	苦、甘、酸，平 归肝、肾经

芡实	莲肉	知母	黄柏
甘、涩，平 归脾、肾经	甘、涩，平 归脾、肾、心经	苦、甘，寒 归肺、胃、肾经	苦，寒 归肾、膀胱经

五味子	女贞子	牡丹皮
酸、甘，温 归肺、心、肾经	甘、苦，凉 归肝、肾经	苦、辛，微寒 归心、肝、肾经

【制法】 上药加水煎煮 3 次，滤汁去渣，合并滤液，加入鳖甲胶 60g、龟板胶 90g、鹿角胶 90g、冰糖 250g，收膏即成。

【功效】　滋阴补肾，填精益髓。

【用法】　每次 15 ~ 30g，每日 2 次，早晚开水冲服一汤匙。

【注意事项】　不宜与藜芦同用。如遇外感伤风、内伤食滞时，停服，病愈后，继续服用。服膏期内，忌食辛辣刺激食物。

（2）命门火衰型

【症候】　阳事不举，精液清冷，面色㿠白，阴囊湿冷，头晕耳鸣，精神萎靡，腰膝酸软，舌淡红，苔薄白，脉沉细尺弱。

【治法】　温补肾阳，填精益髓。

膏方一

【来源】　颜乾麟《实用膏方》。

【组成】　吉林人参 90g（另煎冲）、淡附片 120g、川桂枝 60g、大熟地 300g、杜细辛 90g、杭白芍 120g、全当归 90g、川芎 90g、净萸肉 90g、淮山药 120g、枸杞子 90g、杜仲 90g、巴戟天 90g、淫羊藿 150g、鹿角 90g、龟板 90g、菟丝子 90g、五味子 90g、骨碎补 90g、石菖蒲 90g、蜈蚣 15 条、炙甘草 60g、王不留行 90g、紫丹参 150g、苍术 90g、白术 90g、怀牛膝 60g、炙黄芪 300g、玉竹 150g、大枣 90g、广陈皮 90g。

【图解】

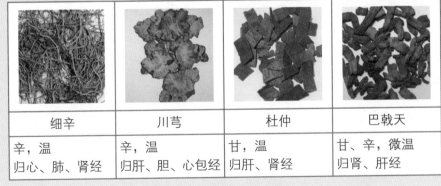

细辛	川芎	杜仲	巴戟天
辛，温 归心、肺、肾经	辛，温 归肝、胆、心包经	甘，温 归肝、肾经	甘、辛，微温 归肾、肝经

中医 肾脏病证 调养膏方

淫羊藿	鹿角	龟板	菟丝子
辛、甘，温 归肝、肾经	咸，温 归肾、肝经	咸、甘，微寒 归肝、肾、心经	辛、甘，平 归肝、肾、脾经
五味子	骨碎补	石菖蒲	蜈蚣
酸、甘，温 归肺、心、肾经	苦，温 归肝、肾经	辛、苦，温 归心、胃经	辛，温 有毒。归肝经
石菖蒲	王不留行	苍术	白术
辛、苦，温 归心、胃经	苦，平 归肝、胃经	辛、苦，温 归脾、胃、肝经	苦、甘，温 归脾、胃经
怀牛膝	炙黄芪	玉竹	大枣
苦、甘、酸，平 归肝、肾经	甘，温 归肺、脾经	甘，微寒 归肺、胃经	甘，温 归脾、胃、心经

【制法】 上药煎取浓汁，文火熬糊，入鹿角胶90g、龟板胶90g，蜂蜜500g，熔化收膏。

【功效】 温补肾阳，补肾填精。

【用法】 每日1次，清晨以沸水冲饮一汤匙。

【注意事项】 附片、蜈蚣有毒，不宜大剂量、长期服用；不宜与藜芦、半夏、瓜蒌、瓜蒌子、瓜蒌皮、天花粉、川贝母、浙贝母、平贝母、伊贝母、白蔹、白及同用。

膏方二

【来源】 严苍山《严苍山先生医案》。

【组成】 炙黄芪60g、甜冬术90g、潞党参60g、当归身90g、酒白芍60g、生地黄120g、熟地黄120g、炒川芎60g、炙甘草30g、炒杜仲90g、炒菟丝子90g、肉苁蓉30g、川牛膝60g、怀牛膝60g、淫羊藿90g、制首乌30g、桑葚子60g、五味子60g、潼沙苑90g、川断肉90g、天冬60g、麦冬60g、芡实90g、巴戟肉90g、锁阳60g、枸杞子60g、淮山药90g、补骨脂90g、白茯苓90g、泽泻90g、秦艽90g、桑枝90g、五加皮60g、菖蒲30g、桑寄生90g、制狗脊90g、淮小麦120g、磁石120g、陈皮45g、山萸肉45g、胡桃肉90g、桂圆肉90g、红枣90g。

【制法】 上药浓煎3次，去渣取汁，再加鹿角胶（陈酒烊化）60g、龟板胶90g（陈酒烊化）、驴皮胶90g（陈酒烊化）、蜂蜜500g，熔化收膏。

【功效】 补肾壮阳，填精益髓。

【用法】 每日1次，清晨以沸水冲饮一汤匙。

【注意事项】 如遇外感伤风、内伤食滞时，停服，病愈后，继续服用。服膏期内，忌食一切辛辣及生冷食物。

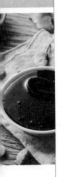

膏方三

【来源】 来源于《中医膏方指南》。

【组成】 熟地黄150g、枸杞子100g、锁阳100g、仙茅120g、淫羊藿120g、阳起石120g、山茱萸100g、淮山药150g、巴戟天100g、五味子100g、石菖蒲60g、肉苁蓉100g、菟丝子100g、楮实子100g。（鹿角胶100g、黑芝麻150g、胡桃肉250g、阿胶100g）。

【图解】

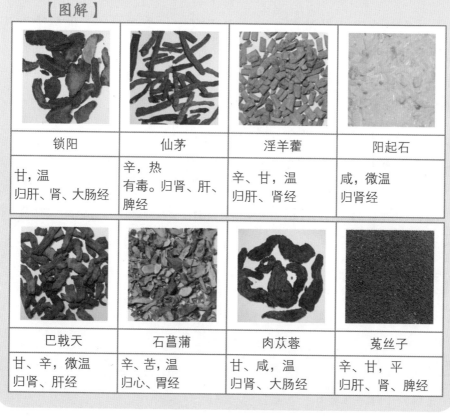

锁阳	仙茅	淫羊藿	阳起石
甘，温 归肝、肾、大肠经	辛，热 有毒。归肾、肝、脾经	辛、甘，温 归肝、肾经	咸，微温 归肾经

巴戟天	石菖蒲	肉苁蓉	菟丝子
甘、辛，微温 归肾、肝经	辛、苦，温 归心、胃经	甘、咸，温 归肾、大肠经	辛、甘，平 归肝、肾、脾经

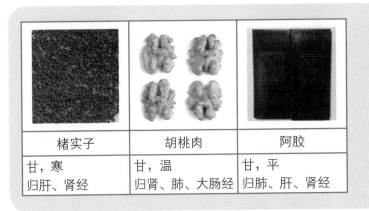

楮实子	胡桃肉	阿胶
甘，寒 归肝、肾经	甘，温 归肾、肺、大肠经	甘，平 归肺、肝、肾经

【制法】 上药浓煎 3 次，去渣取汁，合并滤液，加热浓缩为清膏，再将阿胶 100g、鹿角胶 100g 加适量黄酒浸泡后隔水炖烊，黑芝麻 150g、胡桃肉 250g 研碎后，冲入清膏和匀，最后加蜂蜜 500g，收膏即成。

【功效】 补肾壮阳，填精益髓。

【用法】 每次 15～30g，每日 2 次，以开水冲饮一汤匙。

【注意事项】 仙茅有毒，不宜大剂量、长期服用；如遇外感伤风、内伤食滞时，停服，病愈后，继续服用。服膏期内，忌食一切辛辣及生冷食物。

膏方四：右归丸加减

【来源】 《景岳全书》。

【组成】 （原方）熟地黄 12g、淮山药 12g、山茱萸 9g、枸杞子 12g、杜仲 12g、附子 6g、菟丝子 12g、肉桂 6g、全当归 9g、鹿角胶（烊冲）12g。

现临床制膏时考虑附子有毒，常不用此药，余药常用剂量为：熟地黄 240g、淮山药 240g、山茱萸 180g、枸杞子 240g、杜仲 240g、菟丝子 240g、肉桂 120g、全当归 180g、鹿角胶（烊冲）240g。

【图解】

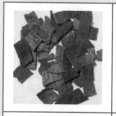	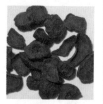		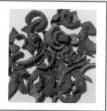
杜仲	附子	菟丝子	肉桂
甘，温 归肝、肾经	辛、甘，大热 有毒。归心、肾、脾经	辛、甘，平 归肝、肾、脾经	辛、甘，大热 归肾、脾、心、肝经

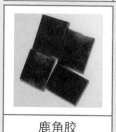
鹿角胶
甘、咸、温 归肾、肝经

【制法】 上药浓煎3次，去渣取汁，合并滤液，加热浓缩为膏，加蜂蜜500g，收膏即成。

【功效】 温补肾阳，补益精血。

【用法】 每次15～30g，每日2次，以开水冲饮一汤匙。

【注意事项】 附子有毒，不宜大剂量、长期服用，有实热证者不宜使用；不宜与半夏、瓜蒌、瓜蒌子、瓜蒌皮、天花粉、川贝母、浙贝母、平贝母、伊贝母、白蔹、白及同用。

膏方五：赞育丹加减

【来源】 来源于《景岳全书》卷五十一。

【组成】 熟地黄250g（蒸、捣）、白术（用冬术）250g、当归 180g、枸杞子 180g、杜仲（酒炒）120g、仙茅（酒蒸）120g、巴戟肉（甘草汤炒）120g、山茱萸 120g、淫羊藿 120g、肉苁蓉 120g、韭菜子 120g、蛇床子 60g、制附子 60g、肉桂 60g。

【图解】

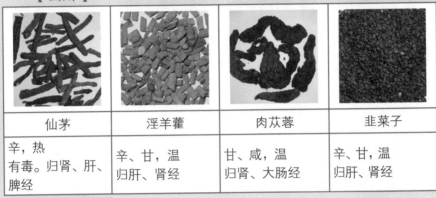

仙茅	淫羊藿	肉苁蓉	韭菜子
辛，热 有毒。归肾、肝、脾经	辛、甘，温 归肝、肾经	甘、咸，温 归肾、大肠经	辛、甘，温 归肝、肾经

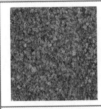

蛇床子
辛、苦，温 有小毒。归肾经

【制法】　上药研末，加蜂蜜 500g，熔化收膏即成。

【功效】　补益气血，培元赞育。

【用法】　每次 15～30g，每日 2 次，以开水冲饮一汤匙。

【注意事项】　附子、仙茅、蛇床子有毒，不宜大剂量、长期服用，有实热证者不宜使用；不宜与半夏、瓜蒌、瓜蒌子、瓜蒌皮、天花粉、川贝母、浙贝母、平贝母、伊贝母、白蔹、白芨同用。

膏方六：鹿胎膏

【来源】 来源于《北京市中药成方选集》。

【组成】 鹿胎 1 具、党参（去芦）7500g、黄芪 5000g、鹿肉 50000g、生地黄 2500g、当归 2500g、紫河车 5 具，熟地黄 2500g、升麻 600g、龙眼肉 1200g。

【图解】

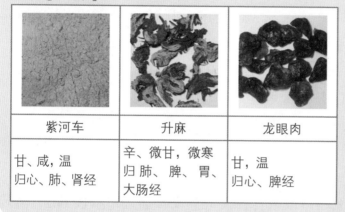

紫河车	升麻	龙眼肉
甘、咸，温 归心、肺、肾经	辛、微甘，微寒 归肺、脾、胃、大肠经	甘，温 归心、脾经

【制法】 上药浓煎 3 次，去渣取汁，合并滤液，用文火煎熬，浓缩至膏状，以不渗纸为度，再加鹿角胶 5000g、蜂蜜 500g，收膏即成。

【功效】 益肾填精，补益气血。

【用法】 每次 15 ~ 30g，每日 2 次，以开水冲饮一汤匙。

【注意事项】 对异型蛋白过敏者慎用；如遇外感伤风、内伤食滞时，停服，病愈后，继续服用。服膏期内，忌食一切辛辣及生冷食物。

（3）心脾两虚型

【症候】 阳痿不举，面色萎黄，心悸健忘，失眠多梦，食少纳呆，腹胀便溏，倦怠乏力，舌淡，苔薄白，脉细弱。

【治法】 健脾益气，补血养心。

【来源】 国医大师颜德馨《颜德馨膏方精华》。

【组成】 吉林人参（另煎冲）90g、生蒲黄（包）90g、决明子300g、西洋参（另煎冲）90g、怀牛膝90g、酸枣仁150g、柴胡90g、桃仁90g、炙远志90g、紫丹参150g、茯苓90g、黄芪300g、川芎90g、金狗脊90g、胎盘30g、当归90g、柏子仁90g、珍珠母300g、净赤芍90g、火麻仁90g、紫贝齿200g、炒枳壳60g、青皮45g、陈皮45g、川连30g、玉桔梗60g、苍术90g、白术90g、生山楂150g、清炙草45g、泽兰90g、虎杖150g、熟地黄180g、生地黄180g、黄芩90g、泽泻90g、炒白芍90g、灵芝90g、净萸肉90g、川断90g、杜仲90g、太子参150g、粉丹皮90g、肥玉竹120g、炒川柏90g。

【制法】 上药煎取浓汁，文火熬糊，加入龟板胶60g、清阿胶60g，烊化，再入白蜜250g、冰糖250g，熔化收膏。

【功效】 补益心脾，益气养血。

【用法】 每日1次，清晨以沸水冲饮一汤匙。

【注意事项】 不宜与藜芦、五灵脂同用；对异型蛋白过敏者慎用。服膏期内，忌食一切辛辣及生冷食物。

【来源】 《中医膏方指南》。

【组成】 党参200g、黄芪250g、白术200g、茯神100g、酸枣仁100g、柏子仁100g、龙眼肉50g、木香100g、炙甘草30g、炒当归100g、炙远志100g。

【图解】

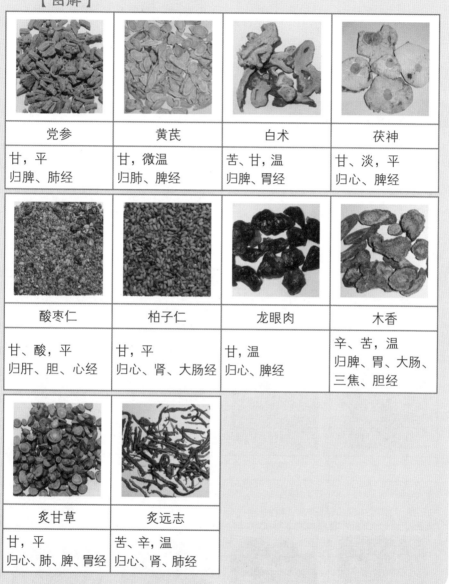

党参	黄芪	白术	茯神
甘，平 归脾、肺经	甘，微温 归肺、脾经	苦、甘，温 归脾、胃经	甘、淡，平 归心、脾经
酸枣仁	柏子仁	龙眼肉	木香
甘、酸，平 归肝、胆、心经	甘，平 归心、肾、大肠经	甘，温 归心、脾经	辛、苦，温 归脾、胃、大肠、三焦、胆经
炙甘草	炙远志		
甘，平 归心、肺、脾、胃经	苦、辛，温 归心、肾、肺经		

【制法】 上药加水煎煮 3 次，滤汁去渣，合并滤液，加热浓缩为清膏，再将阿胶 200g 加适量黄酒浸泡后隔水炖烊，黑芝麻 150g、胡桃肉 250g 研碎后，冲入清膏和匀，最后加蜂蜜 500g，收膏即成。

【功效】 健脾益气，补血养心。

【用法】 每次 15～30g，每日 2 次，用开水调服。

【注意事项】 如遇外感伤风、内伤食滞时，停服，病愈后，继续服用。服膏期内，忌食一切辛辣及生冷食物。

膏方三：归脾汤加减

【来源】 严用和《济生方》。

【组成】 （原方）党参 9g、黄芪 9g、白术 9g、茯苓 9g、酸枣仁 9g、龙眼肉 6g、木香 1.5g、全当归 6g、远志 3g、炙甘草 1.5g、生姜片 2 片，红枣 3 枚。

现临床制膏时常用剂量为：党参 180g、黄芪 180g、白术 180g、茯苓 180g、酸枣仁 180g、龙眼肉 120g、木香 30g、炙甘草 30g、全当归 120g、炙远志 60g。

【图解】

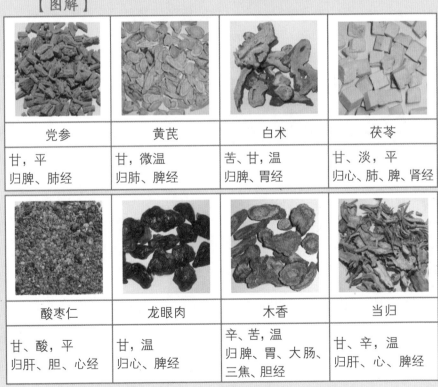

党参	黄芪	白术	茯苓
甘，平 归脾、肺经	甘，微温 归肺、脾经	苦、甘，温 归脾、胃经	甘、淡，平 归心、肺、脾、肾经

酸枣仁	龙眼肉	木香	当归
甘、酸，平 归肝、胆、心经	甘，温 归心、脾经	辛、苦，温 归脾、胃、大肠、三焦、胆经	甘、辛，温 归肝、心、脾经

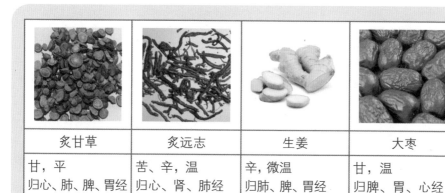

炙甘草	炙远志	生姜	大枣
甘，平 归心、肺、脾、胃经	苦、辛，温 归心、肾、肺经	辛，微温 归肺、脾、胃经	甘，温 归脾、胃、心经

【制法】　上药加水煎煮 3 次，滤汁去渣，合并滤液，加热浓缩为清膏，再将阿胶 200g 加适量黄酒浸泡后隔水炖烊，最后加蜂蜜 500g，收膏即成。

【功效】　补益心脾，益气养血。

【用法】　每次 15～30g，每日 2 次，用开水调服。

【注意事项】　如遇外感伤风、内伤食滞时，停服，病愈后，继续服用。服膏期内，忌食一切辛辣及生冷食物。

（4）心肾不足型

【症候】　阳痿不振，心悸易惊，胆怯多虑，夜寐不安，舌淡，苔白，脉细弱。多有性交受惊吓史。

【治法】　益肾填精，养心安神。

膏方一

【来源】　董漱六《秦伯未先生膏方选集》。

【组成】　吉林人参 30g（另炖汁，冲入收膏）、潞党参 90g、炙黄芪 90g、甜冬术 90g、生、熟地黄（各）90g（砂仁 24g 同炒），制首乌 90g、山萸肉 90g、淮山药 90g、北沙参 90g、天冬 90g、麦冬 90g、甘枸杞 90g、淡苁蓉 45g、女贞子 90g、菟丝饼 90g、淫羊藿 90g、巴戟肉 90g、桑葚肉 90g、大丹参 90g、云苓神（各）90g、淮小麦 150g、炙甘草 50g、川雅连 15g、淡吴萸 24g、焦六曲 90g、制香附 45g、高良姜 30g、白蔻仁 24g、宋半夏 90g、江枳壳 50g、香谷芽 120g、湘莲肉 120g、核桃仁 120g、大红枣 120g。

【制法】　上味水浸一宿，浓煎 3 次，滤汁去渣，加驴皮胶 180g，龟鹿二仙胶 120g（上胶陈酒烊化），煎熬，再加入金樱子膏 180g，白纹冰糖 500g，文火收膏，以滴水为度。

【功效】　滋肾健脾，益气和中。

【用法】　每日 2 次，早晚开水冲服一大汤匙。

【注意事项】　半夏有毒，不宜大量、长期服用；不宜与藜芦、川乌、草乌、制草乌、附子同用。如遇外感伤风、内伤食滞时，停服，病愈后，继续服用。

膏方二

【来源】　《中医膏方指南》。

【组成】　桂枝 60g、龙骨 300g、牡蛎 300g、炙甘草 50g、白芍药 100g、党参 200g、熟地黄 150g、淮山药 150g、巴戟天 100g、山茱萸 150g、石菖蒲 100g、炙远志 60g、菟丝子 150g、当归 100g、茯神 100g、柴胡 10g。

【图解】

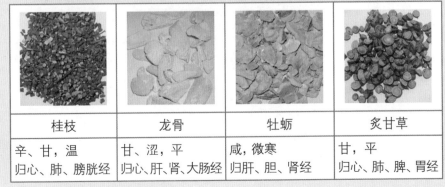

桂枝	龙骨	牡蛎	炙甘草
辛、甘，温 归心、肺、膀胱经	甘、涩，平 归心、肝、肾、大肠经	咸，微寒 归肝、胆、肾经	甘，平 归心、肺、脾、胃经

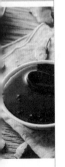

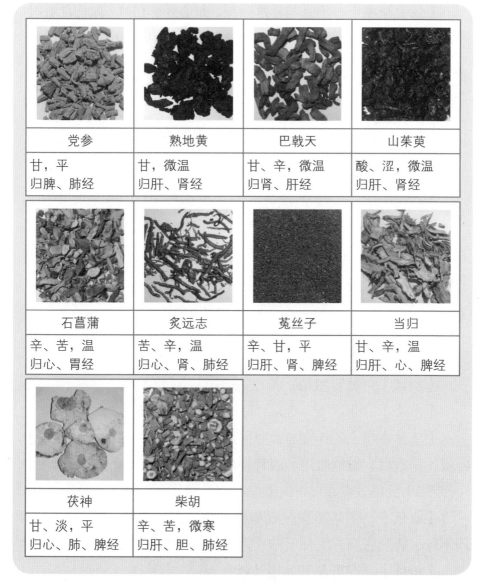

党参	熟地黄	巴戟天	山茱萸
甘，平 归脾、肺经	甘，微温 归肝、肾经	甘、辛，微温 归肾、肝经	酸、涩，微温 归肝、肾经

石菖蒲	炙远志	菟丝子	当归
辛、苦，温 归心、胃经	苦、辛，温 归心、肾、肺经	辛、甘，平 归肝、肾、脾经	甘、辛，温 归肝、心、脾经

茯神	柴胡
甘、淡，平 归心、肺、脾经	辛、苦，微寒 归肝、胆、肺经

【制法】 上药加水煎煮 3 次，滤汁去渣，合并滤液，加热浓缩为清膏，再将阿胶 200g 加适量黄酒浸泡后隔水炖烊，黑芝麻 150g、胡桃肉 250g 研碎后，冲入清膏和匀，最后加蜂蜜 500g，收膏即成。

【功效】 益肾宁心，安神定志。

【用法】 每日 2 次，每次 15～30g，早晚开水冲服一汤匙。

【注意事项】　不宜与藜芦同用，如遇外感伤风、内伤食滞时，停服，病愈后，继续服用。服膏期内，忌食一切辛辣及生冷食物。

膏方三

【来源】　胡建华《中医膏方经验选》。

【组成】　大熟地200g、山萸肉150g、淮山药150g、枸杞子150g、淫羊藿150g、淡苁蓉150g、制首乌30g、厚杜仲150g、炙黄芪200g、潞党参200g、白术150g、炙甘草150g、淮小麦300g、大枣100g、全当归150g、紫丹参150g、旱莲草150g、珍珠母300g、石菖蒲100g、炙远志80g、金樱子150g、白芡实150g、春砂仁80g、陈皮150g、佛手干100g。

【制法】　上药加水煎煮3次，滤汁去渣，合并滤液，再加入阿胶120g、鹿角胶80g、冰糖500g，熔化收膏。

【功效】　补肾填精，养心安神。

【用法】　每次15～30g，每日2次，早晚开水冲服一汤匙。

【注意事项】　不宜与藜芦同用，如遇外感伤风、内伤食滞时，停服，病愈后，继续服用。服膏期内，忌食一切辛辣及生冷食物。

（5）肝郁气滞型

【症候】　阴茎不举，或举而不坚，情绪抑郁，性欲减退，胸闷不舒，胁肋胀痛，大便干结，舌红，苔薄白，脉弦。

【治法】　疏肝解郁，培补肾元。

膏方一

【来源】　国医大师颜德馨《颜德馨膏方精华》。

【组成】　柴胡90g、韭菜子90g、大熟地300g、紫石英（先煎）300g、蛇床子90g、京赤芍90g、川断90g、杜仲90g、当归90g、川芎90g、炒枳壳60g、桔梗60g、怀牛膝60g、红花

90g、桃仁90g、生甘草45g、生蒲黄90g、巴戟天90g、淡苁蓉90g、细辛45g、仙茅90g、小茴香24g、吴茱萸15g、上肉桂15g、紫霄花90g、天生术90g、枸杞子90g、净萸肉90g、淫羊藿150g、生晒参90g、潞党参150g、紫丹参150g、灵芝90g、湘莲肉90g、云苓90g、鹿角片90g、黄芪300g。

【图解】

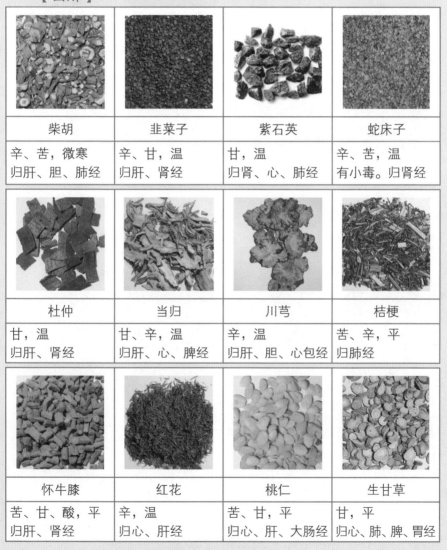

柴胡	韭菜子	紫石英	蛇床子
辛、苦，微寒 归肝、胆、肺经	辛、甘，温 归肝、肾经	甘，温 归肾、心、肺经	辛、苦，温 有小毒。归肾经
杜仲	当归	川芎	桔梗
甘，温 归肝、肾经	甘、辛，温 归肝、心、脾经	辛，温 归肝、胆、心包经	苦、辛，平 归肺经
怀牛膝	红花	桃仁	生甘草
苦、甘、酸，平 归肝、肾经	辛，温 归心、肝经	苦、甘，平 归心、肝、大肠经	甘，平 归心、肺、脾、胃经

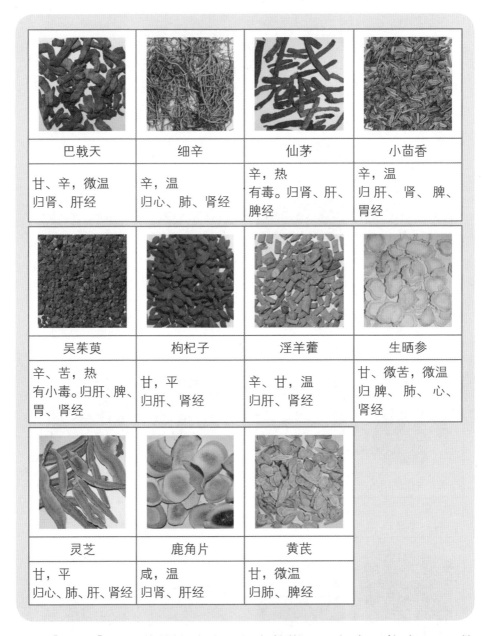

巴戟天	细辛	仙茅	小茴香
甘、辛，微温 归肾、肝经	辛，温 归心、肺、肾经	辛，热 有毒。归肾、肝、脾经	辛，温 归肝、肾、脾、胃经
吴茱萸	枸杞子	淫羊藿	生晒参
辛、苦，热 有小毒。归肝、脾、胃、肾经	甘，平 归肝、肾经	辛、甘，温 归肝、肾经	甘、微苦，微温 归脾、肺、心、肾经
灵芝	鹿角片	黄芪	
甘，平 归心、肺、肝、肾经	咸，温 归肾、肝经	甘，微温 归肺、脾经	

【制法】　上药煎取浓汁，文火熬糊，入龟鹿二仙胶 90g、鳖甲胶 90g，烊化，再入白文冰糖 500g，熔化收膏。

【功效】　疏肝解郁，益肾通阳。

【用法】　每日 1 次，清晨以沸水冲饮一汤匙。

【注意事项】　蛇床子、仙茅、吴茱萸有毒，不宜大剂量、长期使用；有实热证者不宜使用；不宜与藜芦同用。

膏方二

【来源】　《中医膏方指南》。

【组成】　升麻 60g、柴胡 60g、白芍药 100g、白术 150g、川芎 60g、香附 100g、娑罗子 120g、橘叶 60g、制首乌 30g、枸杞子 100g、肉苁蓉 100g、巴戟天 100g、枳壳 60g。

【图解】

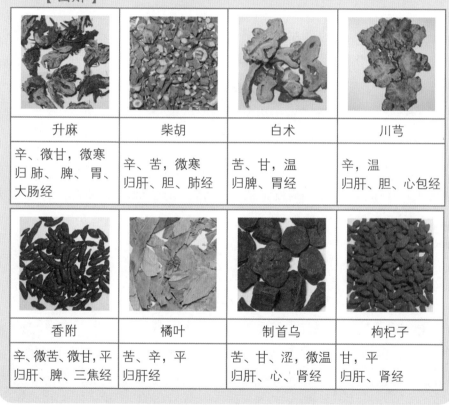

升麻	柴胡	白术	川芎
辛、微甘，微寒 归肺、脾、胃、大肠经	辛、苦，微寒 归肝、胆、肺经	苦、甘，温 归脾、胃经	辛，温 归肝、胆、心包经

香附	橘叶	制首乌	枸杞子
辛、微苦、微甘，平 归肝、脾、三焦经	苦、辛，平 归肝经	苦、甘、涩，微温 归肝、心、肾经	甘，平 归肝、肾经

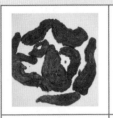	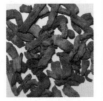	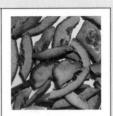
肉苁蓉	巴戟天	枳壳
甘、咸，温 归肾、大肠经	甘、辛，微温 归肾、肝经	苦、辛、酸，微寒 归脾、胃经

【制法】　上药加水煎煮 3 次，滤汁去渣，合并滤液，加热浓缩为清膏，再将阿胶 200g 加适量黄酒浸泡后隔水炖烊，黑芝麻 150g 研碎后，冲入清膏和匀，最后加蜂蜜 500g，收膏即成。

【功效】　疏肝解郁，培补肾元。

【用法】　每次 15～30g，每日 2 次，早晚开水冲服一汤匙。

【注意事项】　如遇外感伤风、内伤食滞时，停服，病愈后，继续服用。服膏期内，调畅情志，忌食一切辛辣刺激食物。

膏方三

【来源】　丁甘仁膏方医案。

【组成】　别直参（另煎汁）30g、潞党参 120g、清炙草 15g、清炙黄芪 90g、抱茯神 90g、淮山药 90g、炒于术 45g、明天冬 90g、山萸肉 90g、当归身 60g、大白芍 60g、甘杞子 90g、厚杜仲 90g、川断肉 90g、杜狗脊 90g、左牡蛎 120g、芡实 90g、生地黄 90g、熟地黄 90g、制黄精 90g、覆盆子 90g、菟丝子 60g、肥玉竹 90g、半夏 45g、砂壳 24g、橘白 30g、红枣 120g、莲子（去心）120g。

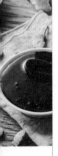

【制法】　上药加水煎煮 4 次，取极浓汁。加清阿胶 45g、鹿角胶 45g、龟板胶 45g，均用适量黄酒浸泡后隔水炖烊，最后加冰糖

250g，收膏即成。

【功效】 益肾柔肝，固摄精关。

【用法】 每次 15～30g，每日 2 次，早晚开水冲服一汤匙。

【注意事项】 半夏有毒，不宜大量、长期服用；不宜与藜芦同用。如遇外感伤风、内伤食滞时，停服，病愈后，继续服用。服膏期内，忌食一切辛辣刺激食物。

（6）湿热下注型

【症候】 阳事不兴，痿软不举，阴囊潮湿，肢体困倦，腰膝酸软，口干或苦，小便黄赤，大便黏腻，舌红，苔黄腻，脉象弦滑。

【治法】 补泻兼施，清热利湿。

膏方一

【来源】 《中国膏方学》。

【组成】 六味地黄丸合八正散加减。

苍术、白术各90g，厚朴90g、陈皮60g、生地黄150g、山茱萸90g、山药150g、茯苓120g、羌活90g、砂仁、寇仁各（后下）30g，黄柏90g、瞿麦90g、草薢90g、生、熟薏苡仁各120g、牛膝90g、滑石（包煎）90g、车前子（包煎）120g、泽泻90g、生甘草30g。

【图解】

苍术	白术	厚朴	陈皮
辛、苦，温 归脾、胃、肝经	苦、甘，温 归脾、胃经	苦、辛，温 归脾、胃、肺、大肠经	苦、辛，温 归肺、脾经

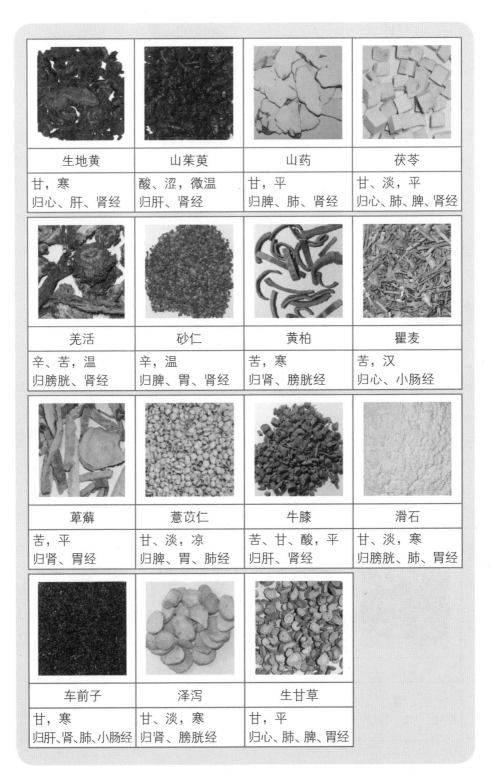

生地黄	山茱萸	山药	茯苓
甘，寒 归心、肝、肾经	酸、涩，微温 归肝、肾经	甘，平 归脾、肺、肾经	甘、淡，平 归心、肺、脾、肾经
羌活	砂仁	黄柏	瞿麦
辛、苦，温 归膀胱、肾经	辛，温 归脾、胃、肾经	苦，寒 归肾、膀胱经	苦，汉 归心、小肠经
萆薢	薏苡仁	牛膝	滑石
苦，平 归肾、胃经	甘、淡，凉 归脾、胃、肺经	苦、甘、酸，平 归肝、肾经	甘、淡，寒 归膀胱、肺、胃经
车前子	泽泻	生甘草	
甘，寒 归肝、肾、肺、小肠经	甘、淡，寒 归肾、膀胱经	甘，平 归心、肺、脾、胃经	

【制法】　上药共煎，去渣浓缩取汁，加入白文冰糖500g，收膏即成。

【功效】　补肾填精，清热利湿。

【用法】　每日1次，清晨以沸水冲饮一汤匙。

【注意事项】　脾虚泄泻者慎用；若湿热实邪较重，不可滥用膏滋，应以汤剂清热利湿为先，然后根据患者体质及具体症状选择适当膏方调理。

膏方二

【来源】　《中医膏方指南》。

【组成】　柴胡60g、茯苓150g、泽泻100g、薏苡仁150g、黄柏60g、当归100g、防己100g、萆薢100g、车前子120g、苍术60g。

【图解】

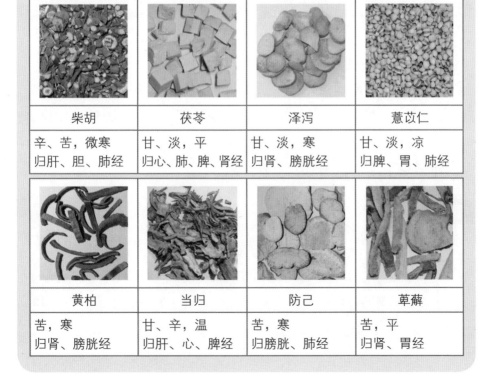

柴胡	茯苓	泽泻	薏苡仁
辛、苦，微寒 归肝、胆、肺经	甘、淡，平 归心、肺、脾、肾经	甘、淡，寒 归肾、膀胱经	甘、淡，凉 归脾、胃、肺经
黄柏	当归	防己	萆薢
苦，寒 归肾、膀胱经	甘、辛，温 归肝、心、脾经	苦，寒 归膀胱、肺经	苦，平 归肾、胃经

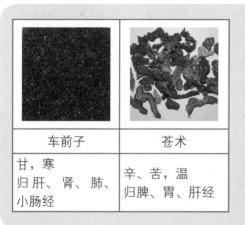

车前子	苍术
甘，寒 归肝、肾、肺、小肠经	辛、苦，温 归脾、胃、肝经

【制法】　上药加水煎煮3次，滤汁去渣，合并滤液，加热浓缩为清膏，最后加蜂蜜500g，收膏即成。

【功效】　清热利湿。

【用法】　每次15～30g，每日2次，早晚开水冲服一汤匙。

【注意事项】　脾虚泄泻者慎用；若湿热实邪较重，不可滥用膏滋，应以汤剂清热利湿为先，然后根据患者体质及具体症状选择适当膏方调理。

（7）血脉瘀滞型

【症候】　见临房不举、或举坚时短、阴囊坠胀，时有疼痛，腰膝酸软，舌暗红或有瘀点，苔少，脉弦尺弱。多见于血管性阳痿者，或因跌打损伤，负重过度，强力行房等。

【治法】　活血通脉，益肾兴阳。

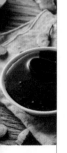

膏方

【来源】　《中医膏方指南》。

【组成】　当归尾100g、赤芍药100g、桃仁100g、川芎60g、苏木100g、牡丹皮100g、丹参100g、枳壳60g、全瓜蒌100g、槟榔花100g、柴胡60g、制大黄60g、红花60g。

【图解】

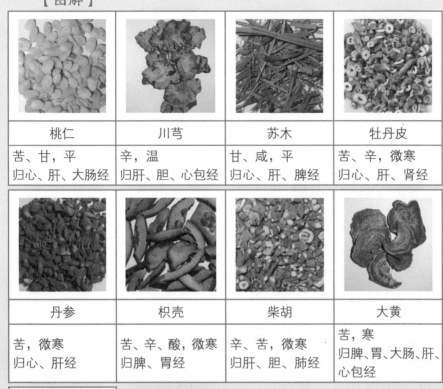

桃仁	川芎	苏木	牡丹皮
苦、甘，平 归心、肝、大肠经	辛，温 归肝、胆、心包经	甘、咸，平 归心、肝、脾经	苦、辛，微寒 归心、肝、肾经
丹参	枳壳	柴胡	大黄
苦，微寒 归心、肝经	苦、辛、酸，微寒 归脾、胃经	辛、苦，微寒 归肝、胆、肺经	苦，寒 归脾、胃、大肠、肝、心包经

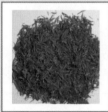

红花
辛，温 归心、肝经

　　【制法】　　上药加水煎煮 3 次，滤汁去渣，合并滤液，加热浓缩为清膏，最后加蜂蜜 500g，收膏即成。

　　【功效】　　理气活血，益肾兴阳。

　　【用法】　　每次 15～30g，每日 2 次，早晚开水冲服一汤匙。

　　【注意事项】　　不宜与藜芦、川乌、草乌、制草乌、附子同用；

脾虚泄泻者不宜服用。服膏期内，忌食辛辣刺激及生冷食物。

二、早泄

（1）肾气不固型

【症候】　早泄，性欲冷淡，面色㿠白，腰膝酸软，舌淡，苔白，脉沉弱。

【治法】　益肾兴阳，补肾固摄。

膏方一：龟鹿二仙膏

【来源】　吴昆《医方考·虚损劳瘵门》："主精极者，梦泄遗精，瘦削少气，目视不明，此方主之。"

【组成】　鹿角（血取者，5000g）、龟甲胶（2500g）、枸杞子（1500g）、人参（750g），上件用铅坛如法熬胶，初服酒化2.5g，渐加至15g，空心下。

【图解】

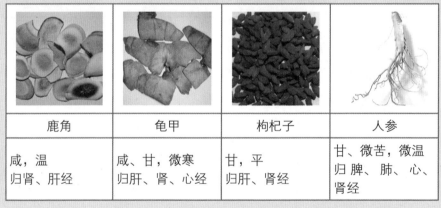

鹿角	龟甲	枸杞子	人参
咸，温 归肾、肝经	咸、甘，微寒 归肝、肾、心经	甘，平 归肝、肾经	甘、微苦，微温 归脾、肺、心、肾经

【制法】　现临床多用龟甲、鹿角各250g，枸杞子100g，党参50g（药典标准为龟甲、鹿角各250g，枸杞子94g，党参47g），加水煎煮3次，滤汁去渣，合并滤液，加热浓缩为膏，加蜂蜜500g，收膏即成。

【功效】　益气壮阳，补肾填精。

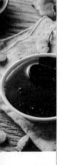

中医
肾脏病证
调养膏方

【用法】 每次 15~20g，每日 3 次，晨起空腹，取膏用温酒化开服下，不饮酒者用开水化服。

【注意事项】 不宜与藜芦、五灵脂同用。

膏方二

【来源】 来源于《秦伯未先生膏方选集》。

【组成】 上党参 120g、清炙黄芪 120g、蒸於术 45g、淮山药 90g、炙远志 45g、炒枣仁 90g、当归身 45g、大白芍 45g、川桂枝 9g、新会皮 45g、仙半夏 45g、北秫米 90g、大芡实 120g、女贞子 90g、黑芝麻 90g、炒熟地 120g（砂仁 24g 拌）、山萸肉 45g、制黄精 90g、补骨脂 45g、锁阳片 45g、桑螵蛸 45g、炒杜仲 90g、炒川断 90g、煅龙牡（各）150g、云茯苓 90g、枸杞 60g、白莲须 30g、核桃仁 120g。

【制法】 上药浓煎两次，去渣取汁，合并滤液，加驴皮胶 120g、线鱼胶 60g、龟鹿二仙胶 60g（上胶陈酒烊化），用文火煎熬，再入金樱子膏 180g、冰糖 500g，文火收膏，以滴水为度。

【功效】 培元固本，益肾兴阳。

【用法】 每次 15~30g，每日 2 次，以开水冲饮一汤匙。

【注意事项】 半夏有毒，不宜大量、长期服用。服膏期内，忌食一切辛辣及生冷食物。

（2）心脾两虚型

【症候】 早泄，神疲乏力，面色少华，心悸怔忡，食少纳呆，腹胀便溏，舌淡，苔薄白，脉细弱。

【治法】 健脾益气，补血养心。

膏方可参照阳痿心脾两虚型所用膏方。

（3）阴虚火旺型

【症候】 早泄，性欲亢进，头晕目眩，五心烦热，腰膝酸软，

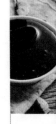

时有遗精，舌红，少苔，脉细数。

【治法】 滋阴降火，补肾填精。

膏方可参照阳痿阴虚火旺型所用膏方。

（4）湿热下注型

【症候】 早泄，阴茎易举，阴囊潮湿，瘙痒坠胀，小便赤涩，舌红，苔黄腻，脉弦滑。

【治法】 补泻兼施，清热利湿。

此型湿热实邪较重者，暂不宜服用膏方，应以汤剂清热利湿为先，然后根据患者体质及具体症状选择适当膏方调理，膏方可参照阳痿湿热下注型所用膏方。

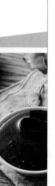

第十九节 脱 发

脱发症是以头发大片脱落或稀疏为主要表现的一种病症，也是皮肤科中的常见病，多发病，属于中医"斑秃""油风"等病范围。在临床上，脱发可分为斑秃、脂溢性脱发、老年性脱发、化疗性脱发等类型，并以斑秃和脂溢性脱发的发病率最高，且最为常见。随着社会的高速发展，人们在工作和学习中的压力越来越大，加之复杂多样的饮食文化，造成脱发性疾病发病率逐渐上升，发病年龄逐渐减小，故现代医学和中医学对此的研究也是越来越受到重视。中医在辨证论治的基础上运用膏方来治疗不同证型的脱发性疾病，固本求源，疗效显著，并且服用方便，毒副作用小，不易复发，而日益受到广大患者的推崇。

传统医学认为，头发可以反映机体的生理状况，而疾病状态下则可出现多种病变表现，因此通过诊察头发的形态、光泽等的变化又可推测机体的气血盛衰、脏腑虚实等。中国古代对此已有充分的认识。如《望诊遵经》在论述头发望诊时指出："经血气盛，则美而长；气多血少，则美而短；气少血多，则少而恶；气血俱少，则其处不生；气血俱热，则黄而赤；气血俱衰，则白而落；察其经络之部位，可知其血气之盛衰。"又云："病久而发落者，精血虚；病风而发落者，血液燥；润泽者，血气未竭，故生；枯槁者，血气已竭，故死；若夫发直如麻者，小肠绝；发结如穗者，小儿疳；面无血色，头发堕落者，血极之证；面色不变，头发逆上者，痫病之证；汗出发润，喘不休者，肺先绝；齿长骨枯，发无泽者，骨先死。此皆诊发之目也。"

1. 临床表现

（1）斑秃：多为局限性斑片状秃发，多见于青壮年，男女发病率无明显差异，常突然发生，多无自觉症状，呈局限性非疤痕性、炎症性的圆形或椭圆形斑片状脱发，大小不一，界限明显，少数患者病情较严重，可出现全秃或普秃。

（2）脂溢性脱发：又称"雄激素源性脱发"，多见于青壮年男性，主要表现为初起前额及两侧秃发，逐渐对称向头顶部延伸，毛发纤细稀少，自觉瘙痒，并伴有头皮皮脂分泌旺盛。

2. 中西医治疗现状

研究表明，目前临床常用的脱发治疗药物包括 A 酸、阿托品、糖皮质激素等，但患者若长期使用西药进行治疗，毒副作用较大，对其身心均造成一定伤害，已引起广大医务工作者高度重视。而中医辨证治疗脱发具有悠久的历史，效果显著，且毒副作用较少，无明显药物依赖性，成为临床治疗脱发疾病的主要方法。

3. 辨证膏方

中医治疗脱发历史源远流长，中医认为"发为血之余，发为肾之主"，头发稀疏或干枯不荣多为精血、肝肾不足之证。《诸病源候论·毛发病诸侯》强调"若血盛则荣于须发，故须发美；若血气衰弱，经脉虚竭，不能荣润，故须发秃落……若血气虚则肾气弱，则骨髓枯竭，故发变白也"，明确指出毛发正常生长需肾气强盛，亦需精血濡养，提出脱发主要病机为肝肾不足，气血虚衰，治疗上总体以补益肝肾、气血为本。

一、斑秃

斑秃：又称"油风、鬼剃头"，中医学认为，斑秃是因肝肾亏虚、精血不足，精血无以随气上营皮肤，以致腠理不固，毛孔张开，风邪乘虚而入，而风盛血燥，发失所养，故发枯而脱。此外，情志不遂、气血失调也与本病的发生有着密切的关系。临床上将斑秃辨证分型为：

（1）血虚风燥型

【临床表现】 突然脱发，起病急，发展快，头发常大把成片脱落，毛发根空，毛发干枯，无光泽，皮肤干燥鳞屑，偶有头皮瘙痒，痒如虫行或伴头部发热，皮肤光亮等为主要表现。伴有面色无华或萎黄，口干舌燥，唇色、爪甲淡白，形体消瘦，头晕眼花，心悸失眠，手足发麻，大便秘结。部分患者伴有头皮烘热，心烦易怒，急躁不安。个别患者还会发生眉毛、胡须脱落的现象，舌质微绛，苔薄黄，脉弦数。

【治法】 清热凉血，滋养肝肾。

膏方：神应养真丹加减

【来源】 时世瑞《疡科捷径》。

【组成】 熟地黄1000g、当归500g、白芍500g、天麻500g、菟丝子500g、木瓜350g、羌活180g、川芎180g。

中医
肾脏病证
调养膏方

【图解】

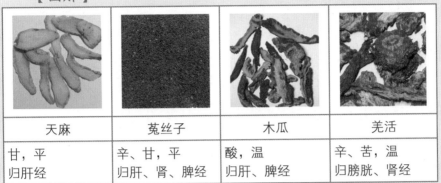

天麻	菟丝子	木瓜	羌活
甘，平 归肝经	辛、甘，平 归肝、肾、脾经	酸，温 归肝、脾经	辛、苦，温 归膀胱、肾经

【制法】　上药加水煎煮 3 次，滤汁去渣，合并滤液，加热浓缩为清膏，再加蜂蜜 500g 收膏即成。

【功效】　养血祛风，养血生发。

【用法】　每次 15～20g，每日 2 次，早晚空腹，用温开水调服。

（2）气血亏虚型

【临床表现】　头发逐渐减少成片状，伴面色淡白或萎黄，唇甲淡白，神疲乏力，少气懒言，自汗，身热虚烦，口干，心悸失眠，两目干涩，或肢体肌肉麻木，舌质淡，舌体瘦薄，或舌面有裂纹，苔少，脉虚细无力。

【治法】　补益气血，养血生发。

膏方：八珍汤加减

【来源】　薛己《正体类要》。

【组成】　当归 600g、川芎 300g、熟地黄 900g、白芍 480g、人参 180g、炙甘草 300g、茯苓 480g、白术 600g。

【制法】　上药加水煎煮 3 次，滤汁去渣，合并滤液，加热浓缩为清膏，再加蜂蜜 500g 收膏即成。

【功效】　补益气血，养血生发。

357

【用法】 每次15～20g，每日2次，早晚空腹，用温开水调服。

（3）肝肾不足型

【临床表现】 患者年龄多在40岁以上，平素头发焦黄或花白，发病时头发常以均匀的方式大片脱落，病情严重时还会相继出现阴毛、腋毛脱落。常伴有面色苍白，肢冷畏寒，或伴腰膝酸软，头昏耳鸣，视物不清，记忆力减退，舌淡红苔薄白，脉沉细。

【治法】 补肝益肾，滋养精血。

膏方一：养血生发膏加减

【来源】 《集验中成药》。

【组成】 制何首乌60g、全当归300g、生地黄300g、白芍药300g、菟丝子400g、熟地黄400g、黑芝麻400g、麦门冬240g、天麻240g、茯苓200g、甘草200g。

【图解】

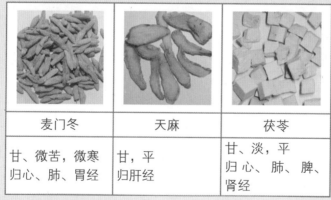

麦门冬	天麻	茯苓
甘、微苦，微寒 归心、肺、胃经	甘，平 归肝经	甘、淡，平 归心、肺、脾、肾经

【制法】 上药除黑芝麻研末外，余药加水煎煮3次，滤汁去渣，合并滤液，加热浓缩为清膏，再加蜂蜜500g，将黑芝麻末，一并加入清膏中拌匀收膏即成。

【功效】 滋补肝肾，养血生发。

【用法】 每次15～20g，每日2次，早晚空腹，用温开水调服。

膏方二：七宝美髯丹加减

【来源】 《积善堂方》。

【组成】 制何首乌30g，茯苓180g，牛膝180g，当归230g，熟地黄180g，枸杞子150g，女贞子270g，桑葚270g，菟丝子230g，侧柏叶150g，丹参230g，黄芪230g，黄芩180g。

【图解】

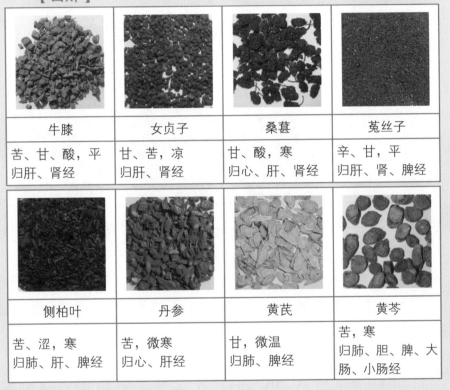

牛膝	女贞子	桑葚	菟丝子
苦、甘、酸，平 归肝、肾经	甘、苦，凉 归肝、肾经	甘、酸，寒 归心、肝、肾经	辛、甘，平 归肝、肾、脾经

侧柏叶	丹参	黄芪	黄芩
苦、涩，寒 归肺、肝、脾经	苦，微寒 归心、肝经	甘，微温 归肺、脾经	苦，寒 归肺、胆、脾、大肠、小肠经

【制法】 上药加水煎煮3次，滤汁去渣，合并滤液，加热浓缩为清膏，再加蜂蜜500g收膏即成。

【功效】 补肾固精，乌发壮骨。

【用法】 每次15～20g，每日2次，早晚空腹，用温开水冲服。

（4）血瘀毛窍型

【临床表现】 脱发前，先有头痛或头皮刺痛等自觉症状，继而头皮呈斑块脱落，日久则出现全秃一类的严重脱发，多数患者伴有多梦，或烦热难以入睡等全身症状，舌质暗红或挟有瘀点，苔少，脉沉涩。

【治法】　活血化瘀，疏通经络。

膏方：通窍活血汤加减

【来源】　王清任《医林改错》。

【组成】　赤芍 450g，川芎 450g，桃仁 230g，红花 230g，丹参 230g，熟地黄 600g，制何首乌 50g，合欢皮 450g。

【图解】

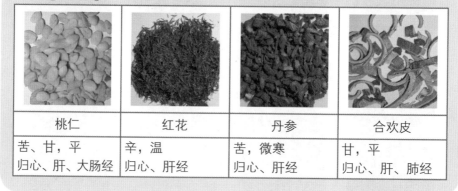

桃仁	红花	丹参	合欢皮
苦、甘，平 归心、肝、大肠经	辛，温 归心、肝经	苦，微寒 归心、肝经	甘，平 归心、肝、肺经

【制法】　上药加水煎煮 3 次，滤汁去渣，合并滤液，加热浓缩为清膏，再加蜂蜜 500g 收膏即成。

【功效】　活血化瘀，疏通经络，养血生发。

【用法】　每次 15～20g，每日 2 次，早晚空腹，用温白开水冲服。

二、脂溢性脱发

中医称脂溢性脱发又为"蛀发癣、发蛀脱发"。中医认为，脂溢性脱发或因先天肝肾不足，发失所养而落；或因素体血热，血热生风，瘀阻毛窍；或因饮食不节，脾失运化，湿热内蕴，上蒸颠顶，侵蚀发根，气血不畅而致毛发脱落。

（1）血热风燥型

【临床表现】 头发干燥枯黄，缺少光泽。发质细软，稀疏脱落，头屑灰白干燥，细碎易脱落，头皮灼痒，有时有烘热感。舌质红，苔黄腻或略干燥，脉细数或弦数。

【治法】 清热凉血，祛风润燥。

膏方一：凉血生发膏加减

【来源】 汪文娟等《中医膏方指南》。

【组成】 生地黄300g、白茅根300g、白薇150g、地骨皮300g、桑白皮200g、牡丹皮150g、玄参150g、生石膏300g、知母100g、牛蒡子100g、荆芥100g、防风100g、升麻50g、金银花150g、侧柏叶150g。

【图解】

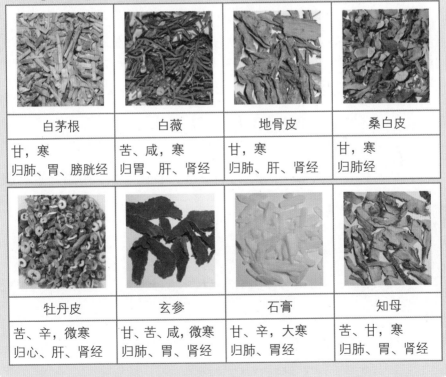

白茅根	白薇	地骨皮	桑白皮
甘，寒 归肺、胃、膀胱经	苦、咸，寒 归胃、肝、肾经	甘，寒 归肺、肝、肾经	甘，寒 归肺经
牡丹皮	玄参	石膏	知母
苦、辛，微寒 归心、肝、肾经	甘、苦、咸，微寒 归肺、胃、肾经	甘、辛，大寒 归肺、胃经	苦、甘，寒 归肺、胃、肾经

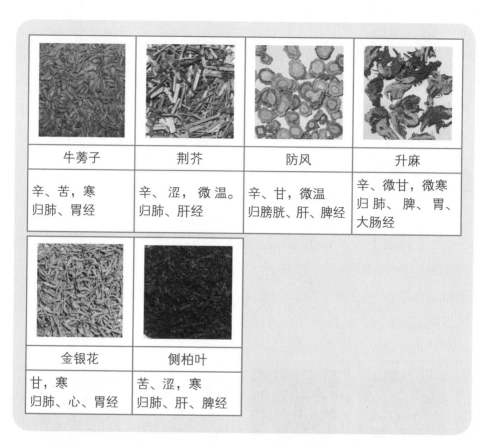

牛蒡子	荆芥	防风	升麻
辛、苦，寒 归肺、胃经	辛、涩，微温。 归肺、肝经	辛、甘，微温 归膀胱、肝、脾经	辛、微甘，微寒 归肺、脾、胃、 大肠经

金银花	侧柏叶
甘，寒 归肺、心、胃经	苦、涩，寒 归肺、肝、脾经

【制法】 上药加水煎煮 3 次，滤汁去渣，合并滤液，加热浓缩为清膏，再加蜂蜜 500g 收膏即成。

【功效】 清泻肺胃，凉血降火，疏散风热。

【用法】 每次 15～20g，每日 2 次，早晚空腹，用温开水调服。

膏方二：二仙膏

【来源】 龚信《古今医鉴》。

【组成】 侧柏叶 480g、当归 240g。

【图解】

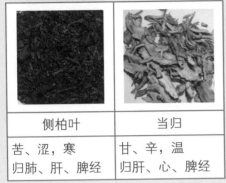

侧柏叶	当归
苦、涩，寒 归肺、肝、脾经	甘、辛，温 归肝、心、脾经

【制法】 上药加入适量清水烧开后转小火煎煮，浓煎取 2 ~ 3 次汁（去滓）。加入蜂蜜 500g，熬至稠厚，冷却后装入瓶内。

【功效】 清热凉血，补血活血。

【用法】 每次 15 ~ 20g，每日 2 次，早晚空腹，用温开水调服。

（2）湿热内蕴型

【临床表现】 头发油脂较多，头发油腻光亮，粘连成缕，头屑多而油腻，色黄，病人平素多有喜食肥甘厚味的饮食习惯，舌质红，苔黄腻，脉滑数。

【治法】 清热祛湿，健脾生发。

膏方：利湿化浊膏加减

【来源】 汪文娟等《中医膏方指南》。

【组成】 白术 150g、茯苓 200g、猪苓 150g、萆薢 200g、车前子 300g、泽泻 100g、白鲜皮 150g、薏苡仁 300g、陈皮 60g、法半夏 90g、山楂 150g、丹参 150g、川芎 60g。

【图解】

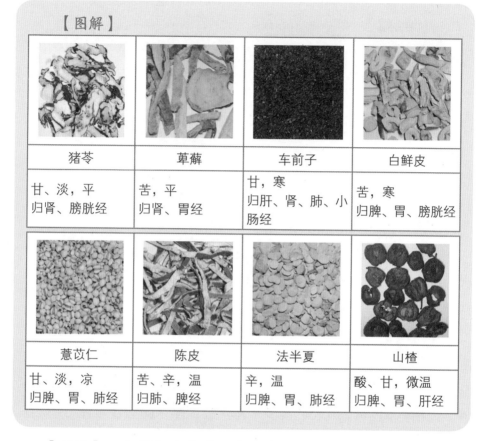

猪苓	萆薢	车前子	白鲜皮
甘、淡，平 归肾、膀胱经	苦，平 归肾、胃经	甘，寒 归肝、肾、肺、小肠经	苦，寒 归脾、胃、膀胱经

薏苡仁	陈皮	法半夏	山楂
甘、淡，凉 归脾、胃、肺经	苦、辛，温 归肺、脾经	辛，温 归脾、胃、肺经	酸、甘，微温 归脾、胃、肝经

【制法】　上药加水煎煮 3 次，滤汁去渣，合并滤液，加热浓缩为清膏，再加蜂蜜 500g 收膏即成。

【功效】　化湿利浊，活血化痰。

【用法】　每次 15～20g，每日 2 次，早晚空腹，用温开水调服。

（3）肝肾亏虚型

【临床表现】　多有家族史，先天头发细软，脱落后头皮光滑，日久无新发长出，伴腰酸健忘，耳鸣，听力下降，夜尿频多，舌质淡，苔少，脉沉细。

【治法】　补益肝肾，养发乌发。

膏方：还精膏加减

【来源】 董宿《奇效良方》。

【组成】 枸杞子 300g、覆盆子 300g、巴戟天 300g、生地黄 300g、制何首乌 30g、地骨皮 300g、续断 300g、牛膝 300g、菊花 300g、车前子 300g、远志 300g、白术 300g、石菖蒲 300g、菟丝子 600g。

【图解】

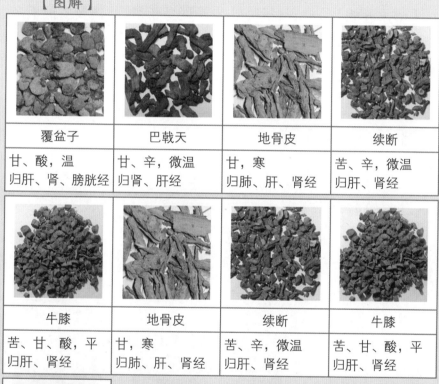

覆盆子	巴戟天	地骨皮	续断
甘、酸，温 归肝、肾、膀胱经	甘、辛，微温 归肾、肝经	甘，寒 归肺、肝、肾经	苦、辛，微温 归肝、肾经
牛膝	地骨皮	续断	牛膝
苦、甘、酸，平 归肝、肾经	甘，寒 归肺、肝、肾经	苦、辛，微温 归肝、肾经	苦、甘、酸，平 归肝、肾经

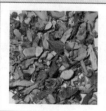

石菖蒲
辛、苦，温 归心、胃经

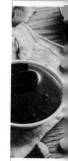

【制法】　将以上药物酌予碎断，加水浸泡2小时，加热煎煮，每隔1小时许滤取煎液1次，加水再煎，共取煎液3次。然后合并煎液，以文火加热慢煎，直至煎液呈稠浊状时，加用蜂蜜500g，改用武火，熬炼至滴水成珠为度。离火，冷却，瓶装备用。

【功效】　补益肝肾，乌发生发，强体魄，壮筋骨。

【用法】　每次15～20g，每日2次，两餐之间，用温开水冲服。

（4）气虚血瘀型

【临床表现】　病程较长，头发干燥易断裂，皮屑及发油不多，伴面色晦暗，肌肤甲错或甲色暗，胀痛或刺痛不适，舌质淡暗或有瘀斑，苔白腻，脉细涩。

【治法】　补气，活血，通络。

膏方：补阳还五汤加减

【来源】　王清任《医林改错》。

【组成】　黄芪450g、川芎300g、赤芍300g、制何首乌30g、黄精300g、浮小麦300g、桃仁150g、升麻150g、炙甘草150g、红花100g、当归50g、大枣200g。

【图解】

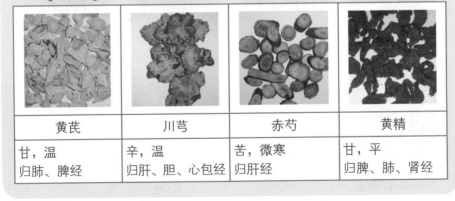

黄芪	川芎	赤芍	黄精
甘，温 归肺、脾经	辛，温 归肝、胆、心包经	苦，微寒 归肝经	甘，平 归脾、肺、肾经

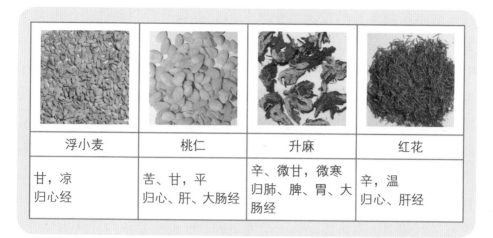

浮小麦	桃仁	升麻	红花
甘，凉 归心经	苦、甘，平 归心、肝、大肠经	辛、微甘，微寒 归肺、脾、胃、大肠经	辛，温 归心、肝经

【制法】　上药加水煎煮 3 次，滤汁去渣，合并滤液，加热浓缩为清膏，再加蜂蜜 500g，收膏即成。

【功效】　益气生发，补血活血，调畅气机。

【用法】　每次 15～20g，每日 2 次，早晚空腹，用温开水调服。

第二十节　白　　发

中国人的头发以乌黑为美，满头浓密乌黑而润泽的秀发能给人以朝气蓬勃、奋发向上的感觉，可使人容光焕发而倍增风采。但秀发并非人人皆有，随着时代的发展，白发症的发生率在现代人群中与日俱增。白发主要表现为头发全部或部分地变白，可分为先天性和后天性两种，其中老年性白发为生理现象，是衰老的表现之一，而须发早白则是病理现象，常常对人们的生活、工作及心理上造成了很多不良影响。大部分的人会想到染发，但染发对身体健康有着很大的影响，染发剂不仅不能从根本上使发质改变，而且还可能诱发多种疾病，如接触性皮炎、白血病、骨质疏松甚至癌变等。目前西医对本病尚无特效疗法，中医药治疗本病有着明显优势，本文主要介绍病理情况下白发的膏方治疗。

中医认为肾主骨，生髓、藏精、其华在发；肝藏血，发为血之余；毛发的生长源于气血的濡养。头面为诸阳脉之会，人体气血上聚头部，使毛发得以正常生长。若气血不能上荣头部，则可导致头发变白，正如《诸病源候论·白发候》所说："若血气虚，则肾气弱；肾气弱，则骨髓枯竭，故发变白也。"本病的病因主要有三，即血热偏盛、情志烦劳和精虚血弱。血热偏盛：由于年轻人素体阳气偏盛，火热之邪易耗阴血，致血虚燥热，毛发失养，而致头发早白。情志烦劳：因精神紧张、忧愁焦虑过度，劳伤心脾；或精神抑郁，肝气不舒，致使脾失健运，气血生化无源，或气滞血瘀，发失所荣而致须发变白。精血虚弱：肾藏精，精血互生，肾虚精亏而不能化生气血，使阴血不足，毛发失养而变白。总之，本病与肾、脾、肝三脏关系密切，以肝肾亏虚，阴血不足为主要病因，以气血不能荣养毛发为主要病机。

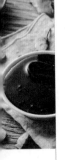

1. 临床表现

早年性白发。头发，尤其鬓发中出现稀疏白发或成片白发，或满头（包括眉毛、胡须）头发黑白并见，或白发居多，或发黄、发枯等。

2. 辨证膏方

本病为本虚标实，正虚为本，邪实为标。本病与肾、脾、肝三脏关系密切，以肝肾亏虚，阴血不足为主要病因，以气血不能荣养毛发为主要病机。临床辨证分类以正虚为主，治疗多采用扶正与祛邪兼顾，标本同治。

（1）肝肾亏虚、精血不足症

【症候】 身体虚弱，精力不足，健忘少寐，心悸失眠，头晕目眩，少气懒言，精神倦怠，须发早白，发脱齿摇，畏寒肢冷，脉细弱，舌净少苔。

【治法】 健脾益肾，补气养血，乌发须发。

膏方一：验方益寿膏加减

【来源】　王峻等《延年益寿精方选》。

【组成】　党参180g、丹参360g、当归180g、赤芍180g、白芍180g、大枣180g、柏子仁180g、熟地黄180g、制何首乌90g、制黄精180g、巴戟天90g、杜仲90g、山药90g、砂仁90g、黄连90g、广木香90g、续断90g、黄芪180g、白茅根180g、鹿角胶、三七粉各适量。

【图解】

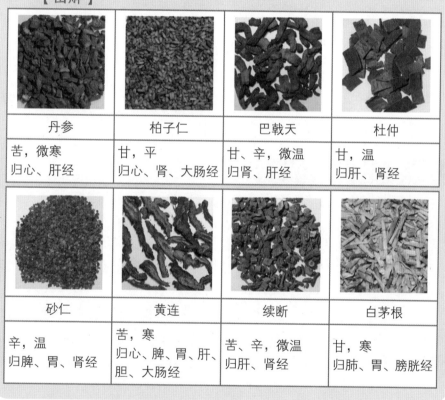

丹参	柏子仁	巴戟天	杜仲
苦，微寒 归心、肝经	甘，平 归心、肾、大肠经	甘、辛，微温 归肾、肝经	甘，温 归肝、肾经
砂仁	黄连	续断	白茅根
辛，温 归脾、胃、肾经	苦，寒 归心、脾、胃、肝、胆、大肠经	苦、辛，微温 归肝、肾经	甘，寒 归肺、胃、膀胱经

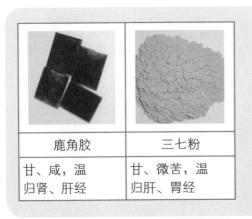

鹿角胶	三七粉
甘、咸，温 归肾、肝经	甘、微苦，温 归肝、胃经

【制法】 上药前 19 味共煎汁去渣，浓缩后加蜂蜜 1000g，收膏时加入鹿角胶、三七粉，搅匀即成。

【功效】 乌发须发。

【用法】 每次 15 ~ 20g，每日 2 次，早晚空腹，用温开水冲服。

【注意事项】 腹泻者不宜使用。

膏方二：长春益寿丹加减

【来源】 陈可冀《慈禧光绪医方选议》。

【组成】 天门冬 120g、麦门冬 120g、熟地黄 120g、山茱萸 120g、牛膝 120g、生地黄 120g、杜仲 120g、山药 120g、茯苓 120g、人参 120g、木香 120g、柏子仁 120g、五味子 120g、巴戟天 120g、川椒 60g、泽泻 60g、石菖蒲 60g、远志 60g、菟丝子 240g、肉苁蓉 240g、枸杞子 90g、覆盆子 90g、地骨皮 90g。

【图解】

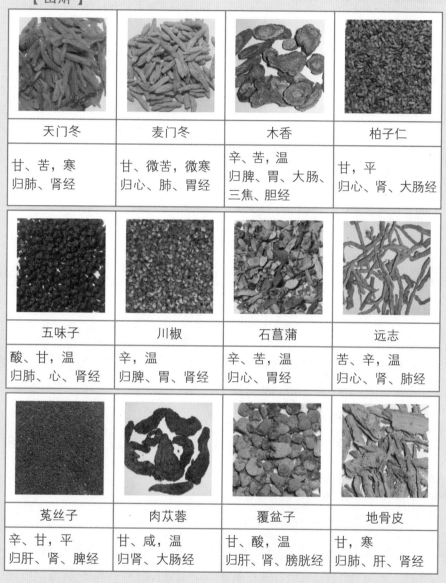

天门冬	麦门冬	木香	柏子仁
甘、苦，寒 归肺、肾经	甘、微苦，微寒 归心、肺、胃经	辛、苦，温 归脾、胃、大肠、 三焦、胆经	甘，平 归心、肾、大肠经
五味子	川椒	石菖蒲	远志
酸、甘，温 归肺、心、肾经	辛，温 归脾、胃、肾经	辛、苦，温 归心、胃经	苦、辛，温 归心、肾、肺经
菟丝子	肉苁蓉	覆盆子	地骨皮
辛、甘，平 归肝、肾、脾经	甘、咸，温 归肾、大肠经	甘、酸，温 归肝、肾、膀胱经	甘，寒 归肺、肝、肾经

【制法】　上药加水煎煮 3 次，滤汁去渣，合并滤液，加热浓缩为清膏，再加蜂蜜 500g 收膏即成。

【功效】　补气养血，滋阴填精，益智安神，乌发须发。

【用法】　每次 15~20g，每日 2 次，早晚空腹，用温开水冲服。

【来源】　陈直《寿亲养老新书》。

【组成】　生地黄 300g、熟地黄 300g、牛膝 300g、枸杞子 300g、山药 300g、肉苁蓉 300g、川椒 600g、制何首乌 30g、藁本 600g、黑豆 1000g。

【图解】

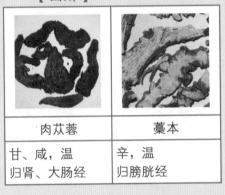

肉苁蓉	藁本
甘、咸，温 归肾、大肠经	辛，温 归膀胱经

【制法】　上药加水煎煮 3 次，滤汁去渣，合并滤液，加热浓缩为清膏，再加蜂蜜 500g 收膏即成。

【功效】　滋补肝肾，乌发益智。

【用法】　每次 15~20g，每日 2 次，早晚空腹，用温开水冲服。

膏方四：益精乌发膏加减

【来源】　汪文娟等《中医膏方指南》。

【组成】　制何首乌 50g、茯苓 300g、当归 150g、枸杞子 200g、菟丝子 150g、牛膝 150g、女贞子 300g、黑芝麻 150g、核桃仁 150g、补骨脂 60g、川芎 150g、阿胶 200g。

【图解】

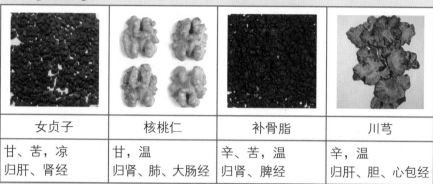

女贞子	核桃仁	补骨脂	川芎
甘、苦，凉 归肝、肾经	甘，温 归肾、肺、大肠经	辛、苦，温 归肾、脾经	辛，温 归肝、胆、心包经

阿胶
甘，平 归肺、肝、肾经

【制法】　上药除阿胶外，余药加水煎煮 3 次，滤汁去渣，合并滤液，加热浓缩为清膏，再将阿胶加适量黄酒浸泡后隔水炖烊，冲入清膏和匀，然后加蜂蜜 500g 收膏即成。

【功效】　滋补肝肾，乌发益智。

【用法】　每次 15～20g，每日 2 次，早晚空腹，用温开水冲服。

膏方五：桑麻乌发膏加减

【来源】　晋襄《临床验方集》。

【组成】　黑芝麻 1000g、桑葚 2000g、制何首乌 100g、熟地黄 1000g。

【图解】

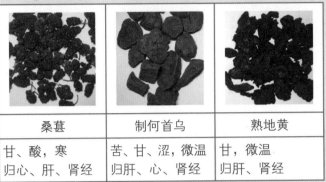

桑葚	制何首乌	熟地黄
甘、酸，寒 归心、肝、肾经	苦、甘、涩，微温 归肝、心、肾经	甘，微温 归肝、肾经

【制法】 上药除黑芝麻外，余药加水煎煮 3 次，滤汁去渣，合并滤液，加热浓缩为清膏，再将黑芝麻捣碎煎二三沸，然后加 500g 蜂蜜，收膏即成。

【功效】 滋阴养血，乌须黑发，养发护发。

【用法】 每次 15～20g，每日 2 次，早晚空腹，用温开水冲服。

膏方六：秀发丸加减

【来源】 孙思邈《备急千金要方》。

【组成】 黑芝麻 2000g、大枣 600g。

【制法】 上药加水煎煮 3 次，滤汁去渣，合并滤液，加热浓缩为清膏，再加蜂蜜 500g 收膏即成。

【功效】 滋补肝肾，黑发润发。

【用法】 每次 15～20g，每日 2 次，早晚空腹，用温开水冲服。

（2）肝郁化火症

【症候】 多以青壮年为主，头发由焦黄变花白，病变多以头顶或前额开始，逐渐蔓延扩大，伴有精神抑郁，烦躁易怒，头部烘热，舌红苔黄，脉弦数。

【功效】 清热解郁，凉血活血，养血乌发。

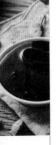

【来源】 汪文娟等《中医膏方指南》。

【组成】 丹参 200g、当归 60g、合欢皮 150g、生地黄 300g、栀子 90g、郁金 90g、柴胡 60g、牡丹皮 150g、地骨皮 300g、制何首乌 40g、女贞子 300g、旱莲草 300g、茯苓 150g、远志 60g、甘草 30g。

【图解】

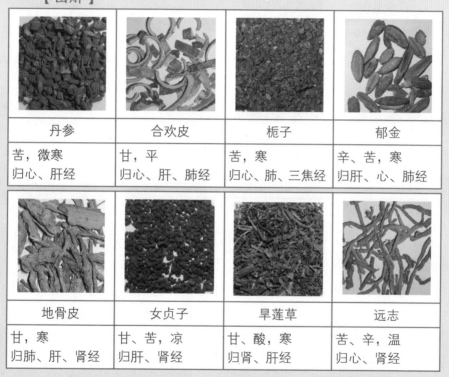

丹参	合欢皮	栀子	郁金
苦，微寒 归心、肝经	甘，平 归心、肝、肺经	苦，寒 归心、肺、三焦经	辛、苦，寒 归肝、心、肺经

地骨皮	女贞子	旱莲草	远志
甘，寒 归肺、肝、肾经	甘、苦，凉 归肝、肾经	甘、酸，寒 归肾、肝经	苦、辛，温 归心、肾经

【制法】 上药加水煎煮 3 次，滤汁去渣，合并滤液，加热浓缩为清膏，再加蜂蜜 500g 收膏即成。

【功效】 清热解郁，凉血活血，养血乌发，益心安神。

【用法】 每次 15～20g，每日 2 次，早晚空腹，用温开水冲服。

（3）血热风燥型

【症候】 头发干燥枯黄，或黄白相间，甚则须发全白，头皮瘙痒，伴干燥头屑，头发缺少光泽，伴有面色无华或萎黄，口干舌燥，唇色、爪甲淡白，舌质红，苔薄黄，脉细数或弦数。

【功效】 清热滋阴，凉血行血，乌须黑发。

膏方：乌发膏加减

【来源】 赵佶敕《圣济总录》。

【组成】 茜草 480g，生地黄 1440g。

【图解】

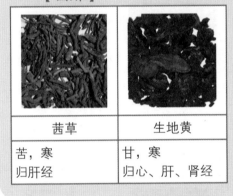

茜草	生地黄
苦，寒 归肝经	甘，寒 归心、肝、肾经

【制法】 上药加水煎煮 3 次，滤汁去渣，合并滤液，加热浓缩为清膏，再加蜂蜜 500g 收膏即成。

【功效】 清热滋阴，凉血行血，乌须黑发。

【用法】 每次 15～20g，每日 2 次，早晚空腹，用温开水冲服。

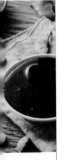

中医
肾脏病证
调养膏方

参 考 文 献

[1] 杨勇，吴敏，王初 . 膏方的沿革、制备及应用 [J]. 中医杂志，2009，50（11）：1053.

[2] 王庆其 . 中医膏方与治未病 [J]. 中成药，2009，31（1）：附 2- 附 3.

[3] 唐博祥，姚叙莹，朱洧仪，等 . 中药膏方临床应用概况 [J]. 中医药导报，2011，17（4）：125-127.

[4] 孙骐 . 膏方的临床应用 [J]. 中国实用医药，2008，3（14）：132-133.

[5] 潘鸿贞，黄秋云，赵蕾 . 浅谈膏方制作 [J]. 海峡药学，2009，21（8）：30-32.

[6] 孙彩华，钱松洋 . 中医膏方的组成与制作 [J]. 传统医药，2009，18（22）：72-73.

[7] 谢崇义，凤俊蓉 . 我院中药膏方配制工艺及临床应用注意事项 [J]. 现代中西医结合杂志，2007，16（29）：4281-4282.

[8] 郑敏霞，丰素娟 . 膏滋药的制备和创新 [J]. 浙江中医药大学学报，2008，32（5）：679.

[9] 李秀月，代民涛，郑小伟 . 夏季膏方治未病初探 [J]. 河南中医，2011，31（2）：153-154.

[10] 林红，沈敏鹤，阮善明，等 . 小议古籍膏方治未病 [J]. 甘肃中医，2011，24（6）：5-7.

[11] 唐博祥，姚叙莹，朱洧仪，等 . 中药膏方临床应用概况 [J]. 中医药导报，2011，17（4）：125-128.

[12] 顾国龙，张梓岗 . 论膏方在当今调治中的思路 [J]. 时珍国医国药，2007，18（10）：2556-2557.

[13] 程志清 . 膏方的临床应用 [J]. 浙江中西医结合杂志，2010，20（2）：67-69，75.